浙江省卫生高层次创新人才培养工程资助项目
浙江省新世纪 151 人才工程重点层次资助项目

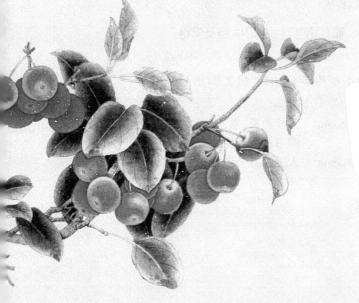

U0392118

四季养生谚语

第2版

许沈华 编著

人民卫生出版社

图书在版编目（CIP）数据

四季养生谚语 / 许沈华编著 . —2 版 . —北京：人民卫生
出版社，2017

ISBN 978-7-117-25141-9

I.①四… II.①许… III.①养生（中医）–普及读物
IV.①R212-49

中国版本图书馆 CIP 数据核字（2017）第 220426 号

人卫智网	www.ipmph.com	医学教育、学术、考试、健康，购书智慧智能综合服务平台
人卫官网	www.pmph.com	人卫官方资讯发布平台

四季养生谚语
（第 2 版）

编　　著：许沈华
出版发行：人民卫生出版社（中继线 010-59780011）
地　　址：北京市朝阳区潘家园南里 19 号
邮　　编：100021
E - mail：pmph @ pmph.com
购书热线：010-59787592　010-59787584　010-65264830
印　　刷：北京盛通商印快线网络科技有限公司
经　　销：新华书店
开　　本：710×1000　1/16　印张：20
字　　数：306 千字
版　　次：2012 年 12 月第 1 版　　2017 年 10 月第 2 版
　　　　　2022 年 6 月第 2 版第 3 次印刷（总第 4 次印刷）
标准书号：ISBN 978-7-117-25141-9/R·25142
定　　价：48.00 元
打击盗版举报电话：010-59787491　E-mail：WQ @ pmph.com
（凡属印装质量问题请与本社市场营销中心联系退换）

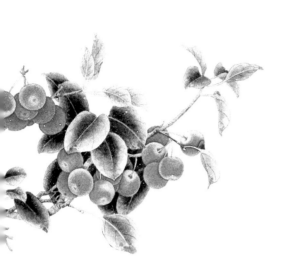

　　许沈华研究员的《四季养生谚语》经充实内容修订后再版了，在阅读日渐电子化、碎片化、快餐化的当今，可喜可贺！

　　我和许沈华虽然都是中国科普作协和浙江省科普作协的资深会员，由于处于不同的行业，认识时间并不长。她属医药委，我属文艺委，虽早知她名，但我和她深交，是缘于前些年作为《浙江科协》的责任编辑，应邀参加省科普作协医药委的年会。由于《浙江科协》有"科学养生"专栏，并且这个专栏有个不成文的规定，稿件最好是由从事医疗工作的有正高或副高职称的医学专家所写，以提高专栏内容的权威性和科学性，因此，我便趁机向她约稿。她写的科学养生稿件，读者反映较好，我编起来也很顺手，常在《浙江科协》上刊登，并且经常被评上优秀稿。

　　许沈华不仅是医学研究员，而且是个热衷于向广大群众传播她所掌握医学知识、特别是科学养生知识的公益人士，除出书外，她还建了一个邮箱群，几乎每天都向邮箱群里发送一篇科学养生知识稿，过年过节也不休息，甚至有时需出差，她就在出差前多收集一些，提前发出并告知她的读者。我觉得，她非常重视这项义务工作，并当作一项责任，似乎一天不发，就会感觉对不起大家。我常为她的这种执着的热情所感动。这些稿件，有的是她自己写的，有的是她通过各种渠道搜集来的。我大学里学的虽然不是医药卫生专业，但由于读高中时学工、学农、学医，也曾到卫生院跟医生实习门诊，加上从小喜欢科普知识，特别是医学养生知识，因此，对许沈华发过来的养生稿件每篇都认真地看，重要的就保存下来。由于她是专业从事医学研究的，她所发的科学养生稿都通过她的审阅，有价值的才发，因此，对她发来的内容我特别重视，并且直接从中受到了益处。

确实，科学养生知识具有医药所不具备的作用。科学养生大多是通过食物来进行的，一般不会有副作用，并且具有良好的预防疾病作用。5000多年前我国第一部医书《黄帝内经》就提出"圣人不治已病治未病"，有病早防，让一个人不生病是最高明的医术。所以中医有"上医治未病，中医治欲病，下医治已病"说法。许多研究都证明一个人身体的健康受到饮食习惯、生活方式、居住环境、心理状态等多个因素的影响，因此一个人生病了，也需要从这四个方面配合，进行综合治疗。原卫生部部长陈竺曾经提出，未来医生须会开两张处方，一张是药方，另一张是膳食营养处方。如果医生懂得较多的科学养生知识，治病效果一定会事半功倍。

《四季养生谚语》能受到众多读者的欢迎，我想一个重要因素是许沈华既是一位医学研究员，又懂得较多科学养生知识，已提前达到专家提出的既懂医又懂养生学的要求，她写的《四季养生谚语》，每篇都以谚语为篇首来提示及概括整篇内容，谚语都是从群众中来、经过提炼加工又高于原始的形式在书中出现，保留着通俗、易懂、朗朗上口、便于记忆等特点，科学性、针对性、通俗性、趣味性兼长；其次是根据春夏秋冬四季来安排组织材料，便于读者根据时令变化，从中找到相应的养生手段和方法。书中不仅有养生理论的阐述，而且更多地提出了具体的做法，所提出的方法，大众日常很容易付之实施。虽然是以中医理论为养生基础，但读来令人兴趣盎然、不忍释卷。

现代社会，人们越来越重视科学养生保健，这类科学知识已具有越来越重要的社会地位，甚至影响到一个行业的发展。某类食品对人体健康的潜在影响，是客观存在的，并不会因某些人的反对而消失；当然也有可能随着科学研究的进一步深入，人们对某一类食品又有了新的认识，会修改原有的结论，如鸡蛋胆固醇会造成血管硬化这一结论，目前就已作了修正。

读一读许沈华研究员的《四季养生谚语》，一定会给你带来快乐和益处。

中国科普作家协会六届理事

浙江省科普作家协会常务理事兼科学文艺委员主任

浙江省作家协会报告文学作家、高级经济师　卢曙火

2017 年 6 月 28 日

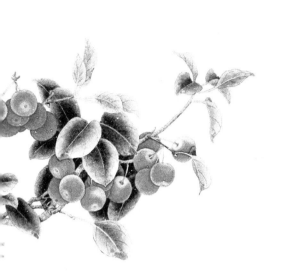

　　许沈华同志让我为她的新著《四季养生谚语》写个序，藉此说几句与书、读者、作者有关的话，权作代序。

　　2003年的一场"非典"，让国人认识了现任中华医学会会长的钟南山院士，并从他身上看到了一种医生和科学家既满腔热情又实事求是的意志品质，其在抗击非典战斗中的领军风范，感动了中国、感动了世界。然而近年来，保健养生图书在我国却出现了异常的持续"发烧"状态，甚至发展到张悟本、李一等骗子的粉墨登场且大行其道，使伪科学发展到极致，也使伪保健养生图书成为出版界的"重灾区"。在这种非常时期，凡是有道义、有责任的科普作家自然要拍案而起、正本清源，用优秀的科普作品取代伪科学来奉献给人民大众。中国科普作家、现任浙江省肿瘤研究所顾问、研究员，中国病理生理学会理事、浙江省生理科学会副理事长，国家自然科学基金课题网上评议专家许沈华同志，即是科普队伍里的先锋人物。

　　作为科学家，她从事肿瘤细胞生物学和实验病理学研究。在国内率先建成人大肠癌体外细胞系和高转移人卵巢癌体外细胞系，并深入进行生物学特性研究；先后负责和参加完成国家、省、厅级课题18项，获得浙江省科技进步奖和省医药卫生创新奖17项；在国内外公开杂志发表文章182篇，其中获浙江省优秀论文奖 64 篇。这位肿瘤实验病理专家，1993 年获全国先进女职工称号，1996 年获国务院颁发的国家政府特殊津贴，1997 年获浙江省和全国巾帼建功标兵称号，1998 年获全国三八红旗手荣誉称号。

众所周知，影响全民科学素质的因素是多方面的，而科学家没有充分发挥其传播作用不能不说是其中一个方面。我们的科学家大多精于研究而讷于表达，甚至还有人认为科普作品是给大众阅读的，不如学术论文有价值而不屑于动笔。其实，一篇科普作品或一本科普书籍，其写作难度并不亚于一篇学术论文，"深入不易，浅出更难"，已为实践证明是真理。

20 世纪 60 年代，《十万个为什么》丛书成为科普创作的精品而风靡世界，提高了几代人的科学文化素质。时至今日，由中国科普作家协会组织创作的《当代中国科普精品书系》已经陆续出版，其中《老年人十万个怎么办》丛书是其中之一，"昔有'十万个为什么'为少儿启蒙，今有'十万个怎么办'为老人解难"，而许沈华同志正是该套丛书的副总主编。在此之前，许沈华同志已在人民卫生出版社出版了《认识基因》《我与癌症斗争的经历》，在浙江科学技术出版社出版了《癌症浅谈》；其中《认识基因》一书被评为浙江省优秀科普作品，并修订再版，好评如潮。

科普创作与学术论文写作有明显区别，它既无定式，也无模式可循。它不仅需要科学性、知识性，更要有趣味性，内容要深入浅出，文笔要引人入胜，插图要浅显易懂。人民卫生出版社出版的《四季养生谚语》，可谓是科普创作与时俱进的成功范例，企望引起科普界和出版界的关注，更希望受到广大读者的喜爱。

中国科普作家协会副秘书长

中国管理科学研究院客座教授　方路

2012 年 6 月 26 日

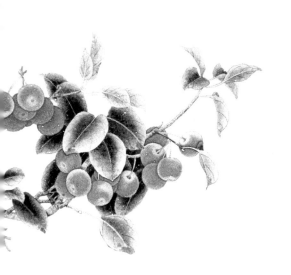

《四季养生谚语》图书于 2012 年 12 月出版后受到广大读者的喜爱。

该书部分内容在中国病理生理学会和上海自由基学会网站刊登，获得非常高的点击率。在 2015 年 11 月中国病理生理学会第十届全国代表大会暨学术会议上，吴立玲理事长在总结报告中表扬学会网站对科普宣传获得非常高的点击率，认为该书对提高国民的科学文化素质起到了很好促进作用；同时本人再次当选为第十届理事。

在当当网购书的读者评价："这本书真的很好，是我在书店看到后又来网站买的，觉得家里有老人的，可以推荐给他们看看，真的很不错。我已经很久没有在网上买到这种特别想推荐给亲朋好友的书了。"

宁波职业技术学院宋前流教授，将本书部分内容制作成多媒体教材和微信在网络上广泛传播，好多国内知名大学的老教授及在异国他乡的华人看到都很欣赏，说是靠谱的养生保健知识，学到了简便易行、顺应四时的养生方法，获益匪浅。

胡蜀平教授来信说："书成为我旅途最温馨的读物，我深信你书中的寄语一定会让读者感动不已！"。李祺福教授来信说："书写得很有您的独到创见，让这些前人流传下来的养生谚语有了充分的科学阐述，确是一本很有学术价值和普及价值的科普专著。我把这本书放在床头，以便随时翻阅学习。"

该书被评为"2013 年度浙江省医学科普作品优秀奖"，2015 年被浙江省科普作协评为"科普作品优秀奖"。

本书承蒙广大朋友的喜爱，对我来说是极大的鞭策和鼓舞，教育我必须以更高的责任感与信心，本着古为今用的指导思想，并尽力为实现这一美好愿望，来收集更多更好的养生谚语加以解读，进一步满腔热情地为大家健身康体、延年益寿和多作奉献服务，为了使古为今用获得较好的效果，本书在内容上力求科学化，文字上力求通俗化，写作上力求趣味化，收集范围上力求广泛性、知识性。书中还引用了不少名人的诗词、名言和逸事，以及一些俗人、俗语和俗事，能让所有的高朋好友们都能雅俗共赏均有收获。再版增添部分新内容，在饮食方面主要增加了蜂蜜、菠菜、莴笋、鸭子、猪蹄、鹧鸪、蟹、海带、小米、马铃薯、荞麦、燕麦等内容，丰富了食疗在养生保健中作用，更多地体现了药补不如食补的意义。

在个人卫生保健方面增加了"常洗衣服常洗澡，常晒被褥疾病少"、"伏天汗不流，病来急白头"、"若要身体壮，饭菜嚼成浆"、"每餐留一口，活到九十九"、"常灸足三里，胜吃老母鸡"、"饭后一支烟，害处大无边"，说明生活中应该养成良好的生活习惯，才能使人少得疾病，健康长寿！

在运动养生方面增加了"常在花间走，活到九十九"，阐述了赏花养性、养花健身、赠花传情、食花保健是幸福生活和延年益寿的良方；"糊成纸鸢一线牵，凭借春风上青天"带给您的是放飞希望与梦想的愉悦，您的心情也会放飞到了天空、豁然开朗、无比欢乐；"后背撞撞墙，浑身有力量"告诉您的是背部撞墙——托起人体内的"小太阳"；在"核桃山中宝，补肾又健脑"节中增加了"揉手核桃"的内容，让您体会"核桃不离手，能活八十九。超过乾隆爷，阎王叫不走"的无比喜悦心情；在"百练不如一走"中说明步行是最好的运动方式，走路使您童颜常驻；"吸气到丹田，寿命超百年"、"日咽唾液三百口，保你活到九十九"，还有在"一日之计在于晨"中着重介绍了我 93 岁老爸每天做的床上功，说明运动是推迟衰老、延年益寿的灵丹妙药。

在精神养生方面增加了"常想一二,不思八九"、"要活好,心别小;善制怒,寿无数"、"唱歌曲，听音乐，调节情绪是良药"、"千保健，万保健，心态平衡是关键"、"眉开眼笑,养生之宝"进一步说明药补不如食补,食补不如神补,神补防百病、神养不生病。养生既要修身又要养性,既要身体健康,更要精神健康、心理健康!

健康是人生最大的财富、最大的资本,没有健康就没有一切,老话说:"无病就是福,长寿万事足"、"世上没有长生不老药,却有无数延年益寿道"、"养生好比灵芝草,何必苦把仙方找"。养生保健是最可靠、最安全、最经济的延年益寿之道;养生保健方法千万种,不靠天、不靠地,养生保健靠自己。要善于选择适合自身的养生保健方法,持之以恒、坚持不懈、不断改善、创新提高,才能获得丰硕成果、受益无穷。

事物总是不断发展的,目前书中所选古为今用的养生谚语还不全面、不够系统,有的解释可能不够完善、不够深入浅出,甚至有失误之处;有的今天认为是对的,明天随着科学不断发展,将会被纠正与提高;养生谚语门类众多,涉及面广,本人知识有限,不当之处在所难免,期望有识之士、医学家、养生家以及广大读者朋友加以指导、指正,不胜感激!

许沈华

2017 年 5 月 26 日

本书得到浙江省卫生高层次创新人才培养工程项目(浙卫发〔2014〕108 号,凌志强)、浙江省新世纪 151 人才工程重点层次项目(浙人社发〔2014〕150 号,凌志强)资助

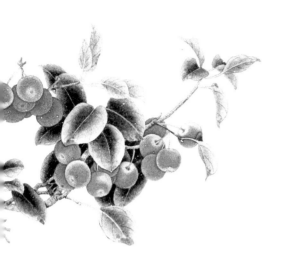

我的姥姥是一个没有文化的小脚女人，虽然只认得自己的名字，可是她有许多朗朗上口的养生"老话"，并在生活实践中时时吟诵、每每照做，顺应春生、夏长、秋收、冬藏的四季气候特点，获得了理想的养生保健效果，使她能够健康快乐地度过 96 个春秋年华。姥姥常常言传身教让我们晚辈要牢记她的那些金玉良言、养生"老话"，其实她所推崇的就是一种社会上流传甚久、口口相传的固定谚语类词句，用简单通俗的快言妙语反映出深刻的养生道理，照着去做就会少生疾病、健康长寿、获益匪浅。承蒙浙江省"全民科学素质行动计划丛书"编委会主任方路教授的信任，邀请我为该套丛书写"四季养生"，我就想起把那些养生"老话"找出来，加以解析点评、去伪存真，为读者提供一些有益的借鉴。并以此书来怀念和感恩我的姥姥。

我编写《四季养生谚语》的最大心愿还在于：希望通过介绍古人养生保健的一些经验，抛砖引玉，殷切地期望每个人都能进一步珍惜生命、关爱自己，从而不断地学习当代科学的养生保健智慧与延年益寿的技能，使自己的人生更加欢乐、高尚、健康、长寿、辉煌！

鉴于《四季养生谚语》内容十分丰富，涉及面非常广泛，加上许多古代谚语养生保健的性质、功能、利弊与原理等，有些迄今仍缺乏科学论证，仍有待深入研究；且编者水平有限，因此，在谚语解评与温馨提示内容中的不当之处恐难避免，恳请有关专家、学者及读者们多多指正，不胜感激。

许沈华

2012 年 6 月 16 日

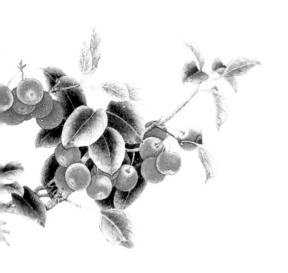

目录

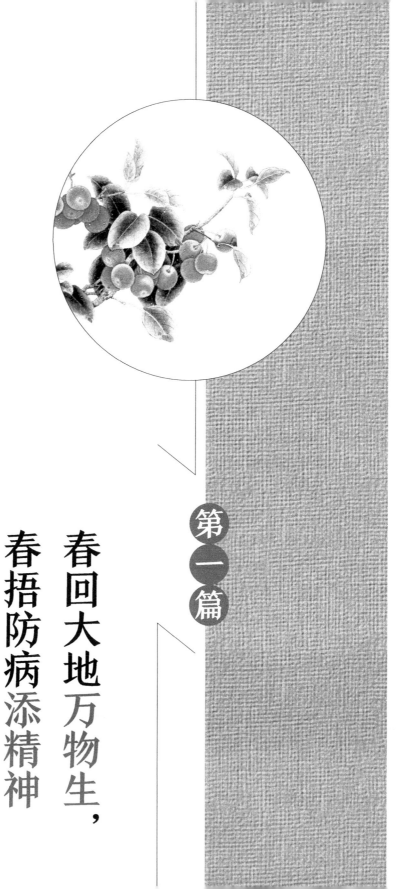

第一篇

春回大地万物生，
春捂防病添精神

① 一年之计在于春

解评 "一年之计在于春"是老祖宗在千百年的生产实践中总结出来的一条宝贵经验，它强调春在一年四季中所占的重要位置。春季始于立春，经雨水、惊蛰、春分、清明、谷雨，止于立夏前一日共六个节气。立春是农历二十四节气中的第一个节气，是一年四季新轮回的开始，是民间重要的传统节日之一。

"立春"寓意着万物复苏、生机勃勃。立春之日迎春已有三千多年历史。历代文人墨客对立春有许多赞美诗，如南宋陆游《立春日》：

"江花江水每年同，春日春盘放手空。天地无私生万物，山林有处著衰翁。

牛趋死地身无罪，梅发京华信不通。数片飞飞犹腊雪，村邻相唤贺年丰。"

陆游描写的立春日，雪片纷纷飞舞，腊梅傲寒开放，呼邻唤友贺年丰。正是飞雪迎春到，瑞雪兆丰年啊！

宋代张栻《立春偶成》："律回岁晚冰霜少，春到人间草木知。便觉眼前生意满，东风吹水绿参差。"

张栻呈现给我们的春景是冰化雪消、草木滋生，把春到人间的信息传递给人们，使人眼前豁然开朗；东风将春水吹得碧波荡漾，到处是生意盎然的景象。

立春风俗活动有迎春、春游、鞭春牛等。立春吃春饼的习俗起源于唐朝，也称"咬春"。吃春饼要有：春饼，春盘。春饼就是像全聚德吃烤鸭时的那种薄饼，只是饼更大更薄。春盘是将生萝卜、白菜心、鲜黄瓜、黄芽韭等都切成细丝，开水焯过的菠菜、绿豆芽、笋丝、豆腐干丝、煮熟的粉丝、鲜肉丝、酱肉丝、咸肉丝、鸡丝、肚丝等。春饼上抹一点酱，把各盘中自己喜欢的生、熟菜丝卷入饼中，便可大快朵颐了。

"一年之计在于春"，比喻凡事要早做计划，开头就要抓紧，为全年的工作打好基础。如果能把一年之春抓好，自然就拥有了美好的一年。当我们在春天播下希望的种子，加上辛勤耕耘，相信换来的定是累累的硕果。

在防病养生方面，也是一年之计在于春。春季大自然的阳气升发，人也随着气温的回升而更加朝气蓬勃。人体肝的功能会变得较为旺盛。随着春暖花开，细菌、病毒活跃，传染性疾病容易暴发流行。因此在生活起居方面应养成良好的个人卫生习惯，做到勤洗手，要经常开窗通风，保持室内空气清新以预防春季传染病的发生。

中医认为，春季肝脏的保养对于人体的健康很重要。为适应春季阳气升发的特点，在衣着方面既要宽松舒展、又要柔软保暖，衣服不可顿减。也就是老话说的"春捂秋冻"，注意背部保暖。在饮食方面，唐代名医孙思邈说："春日宜省酸增甘，以养脾气"，意思是春天人们要少吃点酸味的食品、多吃些甜味的饮食，这样做的好处是能补益人体脾胃之气；还可适当食用辛温升散的食品，如葱、香菜、枣、花生等，并注意饮食清淡，要补充水分。

在运动健身、精神调摄等方面，贵在调畅情志，顺应春季"生"的特性，保持心情舒畅，预防抑郁症和精神病的发生。加强锻炼，到空气清新之处，如公园、树林、河边等地进行形式不拘的活动，如慢跑、散步、玩球、打拳、做操、郊游；或在园林亭阁，凭栏远眺。也可敲打腿上内外裤缝处对应肝经和胆经，内侧从下向上敲，外侧从上向下敲；按揉脚背上的太冲穴可泄肝火，疏肝解郁。总之，春季养肝得法，将带来整年的健康快乐。

春宵一刻值千金，千金难买寸光阴。为人为己，为国为家，养身保健，创业立功，自强不息，从此起飞。

温馨提示　人体在经历了一个漫长的冬季后，处于一个阴阳交替的季节。因此，春季对于生发阳气、调顺肝气非常重要，老话说得好"**一年之计在于春**"，春为四季之首，是人体养生保健的重要起点，让我们从春天开始打好一年健康的根基。

❶ 一年之计在于春

② 一日之计在于晨

解评 "一日之计在于晨",清晨,是一天的开始。一天的开端很重要,想要拥有健康体魄与美好心情,一定要在早晨做好以下几件事。早上睁开眼,不宜立即起床,人体由抑制状态转入兴奋状态需要一个过程,让我们从学习与实践古人延年益寿的小秘诀来开始美好的一天,别看这些小秘诀只是平平常常的小动作,那可是千百年来养生智慧的结晶。

(1) 晨练床上功,潜力大无穷

我父亲晨练床上功重点是学习与实践乾隆皇帝的十常健身法,即齿常叩、津常咽、耳常弹、鼻常揉、睛常转、面常搓、发常梳、足常摩、腹常旋、肛常提。如耳常弹,即提拉按摩耳朵的穴位,它与全身脏腑相连接,能使人头脑清醒、心情舒畅,既有强身祛病之功,又有抗衰防老之效。睛常转,能改善视力,使眼睛明亮有神。发常梳,能疏通经络,促进血液循环,延缓脑细胞衰老,使头清目明、精力充沛;不仅能够防治脱发,还能使头发乌黑发亮。足常摩,按摩脚心涌泉穴,能使人活力如泉涌。腹常旋,有利于食物消化,能够强身益寿。肛常提,能健肠防痔疮。

此外,我父亲还自加一些好功法,如**"常按三穴健全身"**,这三穴是合谷、内关、足三里,是历代医家强身治病的三大长寿穴。多加按摩,对全身神经、肌肉、组织、器官可起到显著的兴奋作用,有病治病、无病强身,非一般药物所能及。我父亲几十年如一日如此锻炼,虽年高九十有三,仍眼睛明亮、满头黑发、腰板挺直、步履矫健、思路清晰,和我在街上走,好多人以为是我哥哥呢,真是93岁老翁、70岁的神态!我父亲还有一个亮点,喜欢紧跟新潮流、了解新形势、学习新技能,他每天从电脑上接收我发的养生资料,还会摆弄平板电脑或智能手机,看新闻、听音乐、欣赏喜剧,自得其乐,有时还通过视频与远方的家人说说笑笑，享受天伦之乐。喜悦有助于健康，快乐有利于高寿，"心常乐"，这难道不是给床上保健功又添一新法吗？我父亲通过不断的养生保健，也有可能成为"活到九十九，阎王叫不走"的幸福老寿星哩！

（2）刷牙用温水，牙齿笑咧嘴

食物只有通过牙齿的咀嚼，拌以唾液，才能被磨碎吞咽，又能减轻胃肠消化吸收的负担。牙齿健全是保证人体消化系统顺利进行的先决条件。刷牙是清除牙菌斑，预防牙周病的最好手段。

牙齿进行新陈代谢的最佳温度为37℃左右。倘若刷牙时不注意水温，牙齿受到骤冷或骤热的刺激，不仅容易引起牙髓出血和痉挛，还会直接影响牙齿的正常代谢，从而发生牙病、缩短牙齿的寿命。牙膏在温水中比在冷水中泡沫更丰富，刷牙用温水，利于清除口腔里的细菌和食物残渣，既利牙齿、也利咽喉、舌头，使人产生清爽、舒服的口感。所以老话说：**"刷牙用温水，牙齿笑咧嘴"**！

世界口腔卫生组织在全球内开展"三个三"活动，即一天刷牙三次、一次三个面（牙齿的正面、侧面、后面，可谓是"面面俱到"）、持续三分钟。早上刷牙只能清新口气，而吃完饭漱口、半小时之后再刷牙最好，这对预防龋齿有重要作用。选择合适的牙刷（毛要软硬适中，既有利于清洁牙齿，又不会刺伤牙龈）、牙膏、刷牙方法可以最大程度地帮助维护口腔健康，延长牙齿寿命。爱牙的八字方针："天天刷牙，定期检查"，除了天天刷牙，定期去找专业的牙科医生检查也很重要，牙医可以帮助你发现问题、及时处理，你的牙齿肯定会更健康。

老话说：**"朝暮叩齿三百六，七老八十牙不落"**。你对这句老话有怀疑吗？请看唐代大诗人白居易的亲身经历，在他47岁时，牙齿开始脱落，有他在《浩歌行》诗为证："鬓发苍浪牙齿疏，不觉身年四十七。"但白居易是个乐天派，尽管身体多病，并没有唉声叹气、心灰气馁，而是想办法去战胜病痛。他遍查古籍，知道古人牙齿保健的方法是叩齿。他就实践，有诗为证：在《晨兴》中有"起坐兀无思，叩齿三十六"；在《味道》中有"叩齿晨兴秋院静，焚香

② 一日之计在于晨

冥坐晚窗深";在《晚起闲行》中有"起来无可作,闭目时叩齿"。在当时人生七十古来稀的年代,他坚持每天"叩齿"使得牙齿功能较好,这可能是他得享75岁高寿的原因之一。

据传"叩齿法"源自古代道家,俗称"叩天钟",是东晋葛洪在《抱朴子·杂应》篇中提出来的坚齿之道:"或问坚齿之道……清晨健齿三百过者,永不摇动。"古人"叩齿法",非常简单、行之有效,不但能养生固齿、还能瘦脸美容。

叩齿方法是:上下牙齿互相叩击,使之铿然有声。叩齿时思想集中,嘴唇轻闭,叩齿完后,用舌在口腔搅动一圈,将口水慢慢咽下。早晨起床后、睡觉前,平卧、站立、坐着均可,无论是叩齿三十六、一百次还是三百多,最关键的诀窍是贵在坚持,坚持定有成效。一口好牙才能充分享受美味佳肴。

咀嚼口香糖虽也是健齿过程。但绝对不能替代刷牙,刷牙可去除牙齿内外侧的食物残渣和菌斑,较彻底地清洁口腔,这是咀嚼口香糖做不到的;咀嚼口香糖也不能够代替"叩齿法",因频繁咀嚼会导致咀嚼肌过度疲劳,出现酸痛感;还要尽量避免在空腹状态下长时间咀嚼口香糖;患有胃部疾病的患者,也不适宜咀嚼口香糖。

(3)晨喝一杯水,利血清肠胃

早晨这杯水又名平安水,可见这杯水的重要。但它既不是昂贵的参茸水,也不是铁皮枫斗水,而是普普通通的温热白开水,它可补充身体经过一夜的新陈代谢消耗的水分,最好小口喝,把水含在嘴里一会儿再咽下,这样水更容易被肠胃吸收,有利于降低血液黏稠度,促进血液循环,防止心脑血管疾病的发生,也对胃肠起到清理、润肠、通便的作用,还可帮助肾脏及肝脏排毒。水是人类生命的第一要素,是人体七大营养素(水、蛋白质、脂肪、碳水化合物、矿物质、维生素、纤维素)之首,水又是良药。水在体内以血液或淋巴液的形式循环,同时输送营养和氧气、排出废物,并保持体温和体内渗透压平衡。体内的水就像溪流和潮汐一样,不停地流动着。

(4)晨起就出恭,排毒早轻松

晨起排便的好习惯一经养成，会让你终身受益。清晨是一天中"便意"最浓的时候，经过一夜的消化，食物残渣已经产生，早晨起床时结肠蠕动功能增强，喝一杯温开水有助于肠蠕动，而早饭后又会产生胃结肠反射促进蠕动，因此晨起或早餐前后两小时内是最佳排便时间，尽量做到每日清晨大便一次，养成定时排便的习惯，对预防痔疮的发生有着极为重要的作用。如果早上没有排便，就会产生毒素，而且时间拖越久，产生的毒素越多。排毒有利于养颜，并有助于新陈代谢，提高生理功能，预防身体早衰。没有晨起排便习惯的人要有意识培养，如多吃白菜、粗粮等高纤维食物，早起后不管有没有便意，都要蹲一蹲厕所，久而久之，习惯就会养成。大便时间应在3~10分钟。

（5）早餐吃得好，营养能量高

自古就说要吃**"皇帝的早饭，吃早饭等于吃补药。"**老话说：**"早餐吃得好，中餐吃得饱，晚餐吃得少"**是十分科学的，人们从头天晚上吃过晚饭至早晨，已空腹12小时之久，此时人体血糖明显下降，大脑正在发生能源危机，只要吃好早餐，"危机"就可解除。如果不吃早餐或吃不好就会造成胃炎、胆结石、心肌梗死、脑梗死、肥胖和"三高"等一系列的健康问题。因为早餐的质量直接影响上午的工作、学习效率，并影响人一天的思维能力。早餐必须是最营养的，早餐摄入的能量应占到全天总能量的25%~30%。高质量的早餐营养搭配应该做到不但要有鸡蛋、牛奶可以提供优质蛋白质的"质"；还要有谷类，如包子、馒头或者面包等能提供热量的"量"，质量兼备才是理想的早餐；也要有豆类、蔬菜、水果，最好有一勺坚果；早餐吃得丰盛，血糖、血脂就控制得越好，减肥效果也越显著，大脑的灵敏度得到明显提高，使人保持良好的精神状态。

（6）微笑出家门，信心会倍增

出门前带着微笑对着镜子说声"你好，美好的一天开始了"，你就会有好心态、好心情，使你快乐进取、朝气蓬勃，不论工作、学习，看到什么都会感到美好，任凭风吹浪打，我自阳光普照。或者说句鼓励自己的话，既可以是你崇拜的名人的话，也可以是勉励自己的座右铭，为精神补充能量、增强信心，这些激励话会成真、变幸福哦！

温馨提示 不少年轻上班族有边走边吃的坏习惯，甚至是怕迟到边吃边跑，人在进食时，胃肠道在忙碌地工作，此处的供血就会比较丰富，如果这时人体又在运动，就会分流了胃肠道的"电力供应"，必定会影响消化功能，导致胃炎，甚至出现胃下垂。边走边吃也为"病从口入"提供了机会，各种灰尘、汽车尾气以及塑料袋中有害成分随着进入口中。

③ 常在花间走，活到九十九

解评 在繁花似锦、鸟语花香的春天，正是赏花的大好时机，让我们带着愉快的心情去欣赏大自然美妙的繁花世界吧！老话说：**"赏花乃雅事，悦心又增寿"、"常在花间走，活到九十九"**。如果我们把赏花、养花、赠花、食花都与养生保健结合起来，那么，鲜花不仅是美的象征，更是人类健身壮体的良师益友，是人生延年益寿的滋补良药。

赏花养性 四季众花，正所谓"一花一世界，一叶一菩提"，各具姿色、尽显花香、各有花语、独有其韵。梅花具有傲霜斗雪、冰肌玉骨、凌寒留香的气节；牡丹有玉笑珠香、冠绝群芳之高贵艳丽；月季花美气香、四时常开，此花无日不春风；荷花有出淤泥而不染，濯清涟而不妖之高洁；桂花有粒粒玉子散馥郁、芬芳一缕天外来之美好吉祥；秋菊婀娜多姿，香味芬芳，不畏严寒，傲视寒霜；兰花有幽香清远，素洁脱俗之高雅……赏花不但高雅，而且还能养性、怡心、陶冶情操。品花之馨香，疲劳顿消，雅兴即生，对花吟诗，情趣怡然。赏花，乐于其中，春去秋来，看花开花谢，领略万千花姿风情，呼吸到醉人的韵味，体味修身养性之道，欣然收获一份美丽的好心情。漫漫人生之旅，有花相伴，心境会格外舒畅、美妙。

养花健身 老舍在散文《养花》中说："我总是写了几十个字，就到院中去看看，浇浇这棵，搬搬那盆，然后回到室中再写一点，然后再出去，如此循环，把脑力劳动和体力劳动结合在一起，有益于身心，胜于吃药"。养花是一种愉快的劳动，每天侍弄花木，醉心于为花施肥、浇水、培土、整枝、收获，不但能忘却不愉快的事，达到忘忧、忘我的境地，还使人心胸开阔、乐在其中；而且能活动四肢，灵活关节，使人得到锻炼，顿感浑身轻松。养花使人的紧张情绪和疲劳的视力，在别有兴趣的劳作之中消弭于无形。置身于花丛中，就像饮了一剂精神营养剂，顿时感到轻松、愉快，精神为之一振。

养花不但从劳动中获得悠闲情趣，还能达到美化居室之功效。

104 岁的拉尔夫·霍尔是"英国年龄最大的园丁"。早在 6 岁时就喜欢种植花草，喜欢在花丛中漫步，尽情享受沁人心脾的玫瑰花香。拉尔夫老人认为园艺劳动不仅能让他保持思维敏锐和活跃，也是自己长寿的关键因素。

有的国家还开设有趣的花疗门诊或香花医院，淋漓尽致地发挥花卉的特殊保健作用。医生根据病人的病情，让他们置身于不同的花丛中，听着音乐进行花疗呢。花疗特别是对老年人更有潜移默化的健身作用，养花既其乐融融，又可延年益寿，何乐不为呢。所以老话说：**"花中自有健身药"、"养花种草，不急不恼，有动有静，不生杂病""种花长福，赏花长寿，爱花养性"**等，都说明了以花为伴的人容易获得健康长寿。

选一盆最能吸毒的植物搬回家吧，淡淡清香的米兰，叶形多姿的龟背竹有净化空气作用，被称为"天然的清道夫"；虎尾兰、金心吊兰、绿叶吊兰、巴西铁等可以清除空气中的有害物质，有"绿色净化器"之美誉；常绿芦荟能吸收异味，还有美容作用；非洲茉莉具有显著的杀菌作用，能提高工作效率，还可使人精神放松、有利于睡眠。闲暇之余，摆弄花盆，于方寸间，给生活增添一道美丽风景和乐趣。

赠花传情 逢年过节，赠花传情是扩展社交人际关系最佳的方式，把花当作馈赠的礼物，以花传达情意，彼此增加感情。春节：选赠如报春花、红梅、牡丹、水仙、桂花、杜鹃花、秋海棠、状元红、发财树、四季橘、仙客来及各种兰花等以贺新年、添富贵、庆吉祥的盆栽植物为佳。情人节：选赠玫瑰、郁金香表示爱慕之情。母亲节：选赠康乃馨、萱草来表达感激之情，特别是大朵粉色康乃馨，有"母亲之花""神圣之花"的美誉，它象征母爱的慈祥和真挚。父亲节：首选具有刚毅之美的"父亲之花"秋石斛，代表父爱、喜悦、能力……中国人视花为有情之物，现在即使是千里之外，只需要在网上选择喜欢的鲜花，快递人员会将鲜花送到亲人、朋友手上，这种浪漫的以花传情方式更具神秘感和达到畅神达意的良好效果。

食花保健 花卉不仅可观赏养性，还可供药用，有一些介绍花卉药用的书，就是专门讲花卉的药用功效。有的花本身就是著名中药，如食用金银花可清热解毒、消暑除烦；食用月季花可消肿；食用芙蓉可治疗疮痈肿痛；饮用茉莉花茶能疏肝理气、美容养颜；食用玫瑰可理气活血、益人气色、驻人容颜；古书记载菊花的"苗可以菜，花可以药，囊可以枕，酿可以饮，所以高人隐士篱落畦圃之间，不可一日无此花也"，菊花有延年益寿的药用功能，食用白菊花可散热明目。

花卉可饮可食，即可以入馔，成为人们盘中的美味佳肴。我国早就有以花为食的传统习俗，著名诗人屈原在《离骚》中就写道："朝饮木兰之坠露兮，夕餐秋菊之落英"。在日本花馔中有一道名菜叫油炸菊，是选用菊花、木槿花的花瓣，裹上一层薄薄的蛋液，然后入油锅炸，食之松脆可口，别有风味。据《群芳谱》介绍花卉食用的方法多种多样，如"凡妃菊诸品，为蔬，为粥，为脯，为粉，皆可充用"；"花中之王"的牡丹花，若烩肉汤，能给人以"肉汁牡丹"独特风味；荷花加肉爆炒成的"荷花肉"，更是名肴一碟；桂花炒干贝、兰花炒肚丝、腊肉菊花饼、茉莉鸡脯等，都各具特色，妙绝人口。

鲜花还可熏茶、为酒、做蜜饯。用茉莉花、桂花和白兰花可以熏茶，它不仅在国内享有美誉，而且早已名扬海外；桂花、菊花和梅花为酒，就成了人们喜爱的桂花酒、菊花酒和梅花酒；用桂花、玫瑰花还可制成蜜饯。

蜜蜂采集回巢的花粉称为蜂花粉，它享有"最理想天然营养宝库""超浓缩天然药库""内服化妆品"等美称。世界性的花粉热正在兴起，在欧洲被称为"完全营养食品"，日本则称它为"健康美容之源"。据测定，每百克花粉的蛋白质含量可高达25~30克，其中含有十几种氨基酸，并且呈游离状态，极易被人体吸收；含有丰富的B族维生素和维生素A、维生素D、维生素E、维生素K等，含有铁、锌、钙、镁、钾等十多种无机盐和三十多种微量元素及18种酶类，还含有核酸及某些延缓人体衰老的激素、生长素等。经常食用花粉，可以使人精力充沛、养心安神、促进睡眠、增强体质。

温馨提示　一些花草不适合放在室内，比如夜来香，在晚上会散发出浓香，闻之过久，会使高血压和心脏病患者感到头晕、郁闷不适、失眠、咳嗽，甚至气喘，病情加重；百合花的香气会令人过度兴奋而引起失眠；紫荆花所散发出来的花粉如与人接触过久，会诱发哮喘或使咳嗽症状加重；月季花长期放在室内，散发出的气味会引起一些人气喘烦闷；在郁金香花丛中待上 2~3 小时，就会头昏脑涨，出现中毒症状，严重者还会毛发脱落。万年青、夹竹桃、滴水观音、含羞草、水仙花等其汁液内含有毒素，触到人的皮肤会引起奇痒、皮炎，眼睛接触滴水观音的汁液可引起严重的结膜炎、甚至失明。值得注意的是，有些花如一品红、曼陀罗、洋绣球花（包括五色梅、天竺葵等）、黄杜鹃花等，虽貌若"美女"，然皆藏有祸心，各有毒性，切勿胡乱食用，误食有可能带来生命危险。对花粉过敏的人慎服花粉。

春天孩儿脸，一日变三变

解评 春天是一个万物复苏、生机蓬勃、充满了生命力的季节。春季也是一年中阴阳平衡、昼夜均等、寒温各半的时期。

如果说"立春"是春天的第一乐章"奏鸣曲"：春意萌发、春寒料峭；那么到"雨水"节气,便进入了春天的第二乐章"变奏曲"：气温回升、冰雪融化、乍寒乍暖。此时处于寒温交替之际,气候变化频繁无常,如同孩儿脸,说变就变。有时阳光明媚、和风送暖,让人有一种"暖风熏得游人醉"的感觉；但时有寒流侵袭,让人倍觉"春寒料峭"。即便一日之中,昼夜温差也起波澜,晨晚凉、白昼暖、夜间寒。天气忽冷忽热,短暂性的气温升高,很容易给人造成夏天来了的错觉,昨天还只穿单衣,今天又披上棉衣,所以,老话说：**"春天孩儿脸,一日变三变"**。

气象学意义,连续5天的日平均气温高于5℃,冬天就结束了。大约到"惊蛰"前后,公历3月初冬季结束。惊蛰节气后大概就不那么冷了。

人们生息于天地之间、日月之下,面对着温差悬殊的春季气候,而人体随着春天的到来,血液循环逐渐升至旺盛时期,体内津液代谢、激素水平也处于相对升高期,脏腑活动等生理功能亦都会发生显著变化,乍暖还寒时,如果不注意保暖,加上老年人和体弱者人体代谢功能低下而不能迅速调节体温、适应外界环境,最容易得病。特别是温度骤然下降的时候,老年人的血压会明显升高,容易诱发脑梗死、心肌梗死等；小孩则容易因气温的改变而引起呼吸系统疾病,导致感冒和发烧。

温馨提示 人们应该充分认识春季气候的变化特点,顺应春令舒畅生发之气。让自己的身心与外界万物蓬勃发展的生机相一致,达到天人合一、和谐共存的养生目的,尤其是老人和小孩,更应该注意保暖。

5 春捂秋冻，吃了端午粽，再把棉衣送

解评 春天气候多变，乍暖还寒，人体皮表疏松，对外邪抵抗能力减弱，所以"春捂"既是顺应阳气生发的养生需要，也是应对"春寒入骨"、预防疾病的自我保健，特别要注意穿衣时"下厚上薄"。"下厚"以利于春阳之气升发，避免寒从脚生、寒邪侵腿；"上薄"以防阳气升发太过。捂着的衣衫，随着气温回升再慢慢减下来，天气湿冷时要多注意保暖，天气热时最好也随身准备外套，以应对气温骤降。尤其是抵抗力弱的老人，"老怕春寒"，受寒后伤肺，易引发感冒、哮喘等疾病。老话说：**"春冬保身暖，免得伤风寒"**，所以要等吃了端午粽，再把棉衣送。

青年人也不要以为自己身体好，迫不及待早早脱棉袄，穿上时尚的短裙、短裤，要牢记"二月休把棉衣撤，三月还有梨花雪"。姥姥常说，年轻人"要风度、不要温度，膝盖受春寒，到老走路难"。所以要牢记："天气渐热衣服减，勿忘春捂抗风寒。腰腿最怕着春寒，适当保暖免病患。穿衣切莫薄透露，伤筋害骨找愁烦"。

温馨提示 春天该"捂"，但也要把握好"度"，对健康爱动的孩子，阳气很旺盛，不宜捂得太厉害，以免出一身汗后更容易着凉。对体弱多病、老是感冒的孩子要多捂一捂是对的，衡量穿得够不够，应以不出汗为度，同时又保持手脚暖和。当气温达到15℃，并且相对稳定后可不再捂；当昼夜温差大于8℃就要继续捂；春捂持续时间1~2周，气温回升后得再捂1周，体弱者或老人需要再捂2周。

⑥ 春风吹日暖，春燥早日防

解评 "春雨贵如油"，春天风多雨少、气候干燥，而且天气变化反复无常。中医理论认为：风为六淫之首，风多易燥，风燥外邪侵袭人体，很易入里化热；也就是说风邪为六淫邪气的主要致病因素。春天风邪侵袭人体，使人体的防护功能减弱，较难保持人体新陈代谢的平衡和稳定，易扰动人体肝、胆、胃肠，蓄积内热，出现春燥。

春燥形成的另一个原因是在漫长的冬季，人们往往穿着厚厚的棉衣，喜欢吃热气腾腾的饭菜，用热粥、热汤来抵御严寒的侵袭，一些上了年纪的人还经常喝点酒，吃一些温热的滋补品。这些在冬季看来是必要的，但会使人体内积蓄较多的郁热。

春燥表现为生理功能失调而致"上火"症状，如眼睛红赤干涩、鼻腔热烘火辣、咽喉干燥疼痛、口渴嘴唇干裂、口角舌边生疮，皮肤粗糙，食欲减退，大便干结、小便发黄等。

预防春燥需注意多吃新鲜蔬菜，如荠菜、莴苣、黄瓜、芹菜、卷心菜、菠菜等，尤其菠菜有很好的抗燥作用；适量吃些寒凉的食品，如橙子、无花果、苹果和绿茶，都有良好的清火作用。同时注意生活规律、劳逸结合、适当休息，才能保持人体新陈代谢的平衡和稳定，提高免疫力，春燥是能够预防的。老话说："**排毒最简单，两升凉白开**"，通过多喝水冲洗体内的毒素，以消灭"热火"。成年人要维持正常健康的新陈代谢，平均每日应补充 2 升左右的水（包括吃饭时喝的汤水）。大诗人陆游曾写下赞美喝水的诗句："九转还丹太多事，服水可以追神仙"，在他看来要健康长寿，饮水比炼丹还要好。

春季皮肤干燥要注意护肤，老话说："**春天空气凉燥干，保护皮肤巧美颜**"、"**皮肤养颜学问多，最好方法面常搓**"，双手搓热，上下搓揉面部，可促进面部血液循环，消除皱纹，并能预防面瘫。

温馨提示 对付春燥切不可自己买一些清火药随意服用，必要时在医生指导下服用清火药物。另外，保持心情舒畅有助于调节体内的"火气"，因为焦躁的情绪会"火上浇油"。

⑦ 蜂蜜水，润春燥

解评 蜂蜜是大自然赋予我们的纯天然的营养保健食品，也是春季最理想的滋补品。蜂蜜有补中益气、清肺止咳、润肠通便、润燥解毒等功效，临床可用于体虚、气短、津液不足、肺燥咳嗽、心血管疾病、消化不良、溃疡病、便秘、失眠和痢疾等。外用有营养皮肤、消除皱纹的作用。

养蜂人萨法多德赛因 138 岁时告诉医生，食用蜂蜜和露天工作是他长寿的主要原因；俄国的谬尔赫巴教授，每天早晚服用蜂蜜，直到 120 岁还精力充沛；医学之父希波克拉底活到 107 岁，他生前经常吃蜂蜜，并说"蜂蜜与食物并用是滋补和健康的要素"；世界五大长寿地之一的格鲁吉亚阿巴哈吉亚乡，那里的人们喜爱养蜂、经常吃蜂蜜，寿星特别多，他们认为，"蜂蜜是老年人的牛奶"，可长期食用，有利无弊。科学家对 130 位百岁老人的调查发现，老寿星中有 80 多人常食蜂蜜。

蜂蜜由蜜蜂采花酿成。蜜蜂白天在花的海洋中翩翩起舞，哼着小曲在花丛中采蜜，晚上扇动翅膀让所采花蜜中的水分蒸发，蜜蜂在花期里每天如此酿蜜，直到花期结束。因此有许多赞美蜜蜂的诗，如罗隐的《蜂》："不论平地与山尖，无限风光尽被占。采得百花成蜜后，为谁辛苦为谁甜？"王锦《咏蜂》："纷纷穿飞万花间，终生未得半日闲。世人都夸蜜味好，釜底添薪有谁怜。"葛显庭的《咏蜂》："三百天来九州跑,南疆北国采花娇。终日酿蜜身心劳，甜蜜人间世人效。"

蜂蜜是一种非常稳定的物质，如果妥善保存，可以几百年都不变质，营养也不会流失，好的蜂蜜可以存放两千年，这是根据国家考古发现存放两千多年的蜂蜜还可食用而得出的结论。

蜂蜜中糖类占总量的 3/4 以上，其中 85%~95% 是葡萄糖和果糖，食用蜂蜜后，葡萄糖几分钟就能迅速被人体吸收，果糖吸收较慢恰好起到维持血糖的作用，而且葡萄糖和果糖比例非常适合人体需要。目前，蜂蜜中已鉴定出有 180 多种不同物质，其中有多种抗氧化剂，有很好的抗衰老作用。

蜂蜜含有较多的蔗糖酶和淀粉酶，食用后可增加食欲和帮助消化，促使胃肠黏膜细胞再生作用，还能润肠、改善便秘。

蜂蜜中还含有多种维生素，如维生素 B_1、B_2、B_6 和烟酸、维生素 C 等。这些维生素对增强人体的免疫功能、改善体质、改善血液的组成，提高血红蛋白、治疗贫血和防治心血管疾病有着重要作用。

蜂蜜中所含的微量元素种类很多。如荞麦蜜富含硼，向日葵蜜和草木樨蜜富含铜，这些微量元素有利于调节人体内酸碱平衡、改善体质。

蜂蜜具有极强的防腐、抗菌消炎、促进组织再生作用，是治疗烧伤的最好物质，尤其是烫伤时，将蜂蜜涂于患处，可减少渗出、有效缓解疼痛、促进伤口愈合，防止感染，使患处快速康复且不会留下疤痕。

老话说：**"朝盐晚蜜"**，指晚上睡前喝一杯蜂蜜水，可以安神益智，帮助失眠的人尽快进入梦乡。蜂蜜还是睡觉时燃烧体内脂肪的最佳燃料，能帮助减肥。对于肥大性胃炎或胃酸过多者，最好在饭前一个半小时服用，它能够抑制胃酸的分泌。对于萎缩性胃炎或胃酸缺乏者，应该服用冷蜜水后立即进食。蜂蜜最好用 40℃左右的温开水或凉开水稀释后饮用。

温馨提示 糖尿病患者少吃蜂蜜。因为蜂蜜中的葡萄糖和果糖属于单糖，可直接被人体吸收入血液。如果一次进食蜂蜜量大，可使血糖快速上升；长时间过量食用蜂蜜，会导致胰岛素分泌不足，从而引发糖尿病。正常成人每天 1~2 匙约 20 克左右为宜，一天应少于 50 克；如果因特殊情况用量需暂时增大，亦不应超过 100 克。儿童每天服用不超过 30 克，分次服用。一岁以内婴儿不要吃蜂蜜，因为蜂蜜在酿造、运输与储存的过程中，常受到肉毒杆菌的污染，可能引起肉毒杆菌中毒；有报道吃蜂蜜的宝宝比不吃蜂蜜的宝宝患病率高出 8 倍。

8 三天不吃青（菜），两眼冒金星

解评 人们在漫长的冬天，由于新鲜蔬菜较少、摄入维生素不足，易普遍出现维生素、无机盐及多种微量元素严重摄取不足的情况，如果到春天，三天不吃青菜，春燥加重、容易便秘，就会两眼冒金星，这是因为新鲜蔬菜吃得少所造成的营养失调所致。想要把聚积一冬的内热散发出去，就一定要多吃新鲜的蔬菜，如菠菜、春笋、春韭菜、油菜、芹菜、白菜、莴苣、荠菜、马兰头、枸杞头、香椿头、萝卜、红薯等，以补充各种营养素的不足，还可起到清热泻火、凉血明目、消肿利尿、增进食欲等作用。

2016 年 5 月 13 日，国家卫生计生委发布《中国居民膳食指南（2016）》，推荐成人每天应摄入 300~500 克蔬菜，深色蔬菜应占 1/2。蔬菜是人们日常生活中维生素和矿物质的最重要来源。蔬菜中维生素 C 和胡萝卜素含量丰富，维生素 C 不能在体内储存，只有靠每天吃新鲜蔬菜水果，才能满足人体需要。多吃绿色蔬菜能防止牙龈出血，防止感冒；维生素 C 还能阻断亚硝酸盐合成致癌物亚硝胺，可预防消化道肿瘤的发生。实验研究发现，新鲜蔬菜中天然叶绿素可以抑制黄曲霉毒素 B_1 引起的大鼠多器官致癌作用；流行病学调查发现人们红肉吃得越多，肠癌危险就越大，而吃深绿色的叶菜越多，癌症的风险（尤其是男性肠癌）就越小。绿色蔬菜含钾、钙、镁等矿物质较多，它在人体内的最终代谢产物呈碱性，能够及时和肉类、蛋类分解产生的酸进行中和，对维持体内的酸碱平衡非常有益。老话说："**要想身体好，蔬菜不可少**""**鱼生火，肉生痰，青菜豆腐保平安**"。

温馨提示 白萝卜、芹菜、韭菜、红薯等都含有粗纤维，能增加肠道蠕动，缓解便秘，老话说："**大便通，人轻松**"，出口通畅，就不会两眼冒金星了。

⑨ 菠菜豆腐虽贱，山珍海味不换

解评 菠菜原产亚洲西部的波斯（今伊朗，所以又名波斯草），有2000年以上栽培历史。《唐会要》上记载：菠菜种子是唐太宗贞观二年（公元628年）由尼泊尔作为贡品传入中国的，古代称之为"红嘴绿鹦哥"，又称鹦鹉菜、菠棱菜、赤根菜、鼠根菜、角菜。《本草纲目》记载菠菜："通血脉，开胸膈，下气调中，止渴润燥"。中医认为菠菜性甘凉，具有补血止血、调中气、利五脏、活血脉、通肠胃、止渴润燥、滋阴平肝、助消化的功效。2016年世界卫生组织公布的十大健康食品，菠菜榜上有名。

菠菜含有大量的植物粗纤维，具有促进肠道蠕动、帮助消化、润肠通便、有较强的排毒功效。对便秘、痔疮、肛裂等有辅助治疗作用。

菠菜富含胡萝卜素，在人体内转变成维生素A，能维护正常视力，预防或减少太阳光辐射所引起的视网膜损害。美国哈佛大学研究人员报道，每周吃2~4次菠菜，可减低视网膜退化的危险。视网膜退化是老人失明的主要原因，因此多吃菠菜很有益，还可预防夜盲症。菠菜还能提高机体预防舌炎、口角溃疡、皮炎、阴囊炎等。

菠菜富含铁、叶酸和B族维生素，能有效地预防心血管疾病，可降低脑卒中的危险。对缺铁性贫血有较好的辅助治疗作用。含有相当多的叶绿素，尤其菠菜根部含维生素K在叶菜类中最高，对鼻出血、肠出血有辅助治疗作用。

菠菜中维生素C、维生素E及钙、磷等微量元素，能供给人体多种营养物质，促进人体新陈代谢，促进儿童生长发育，并具有防癌效果。

民间有用菠菜捣烂取汁洗脸，来清洁皮肤减少皱纹和色素斑。因菠菜提取物具有促进皮肤细胞增殖、抗衰老的作用。

菠菜特别适合老、幼、病、弱者食用。菠菜的热量相当低，很适合爱美的人减肥食用；高血压、糖尿病人吃些菠菜有利于血压、血糖保持稳定；对便秘、贫血、坏血病患者、皮肤粗糙者、过敏者和电脑工作者也适宜食用。难怪老话说：**"菠菜豆腐虽贱，山珍海味不换"**。

　　菠菜一年四季都有，但以叶绿根红的"春菠"为佳。营养丰富、防春燥作用大，鲜嫩、软滑、可口、易消化。菠菜可炒、烧、凉拌、做汤等，如海米菠菜、姜汁菠菜、芝麻菠菜、猪肝菠菜炒饭、菠菜鸡蛋饼、菠菜粥、猪肝枸杞菠菜汤、鸡翅金针菠菜汤等。

　　温馨提示　菠菜含有草酸，与钙质结合易形成草酸钙，会影响人体对钙的吸收。做菠菜时，先将菠菜用开水烫一下，可除去 80% 的草酸，然后再炒、凉拌或做汤。因草酸含量较高，一次食用不宜过多；脾虚便溏者不宜多食；肾炎患者、肾结石患者不宜食用。

⑩ 三月三，荠菜当灵丹

解评 荠菜又名护生草、鸡心菜、地菜、菱角菜等。《本草纲目》记载荠菜"利肝和中，明目益胃。根叶烧灰，治赤白痢，极效"。食荠菜历史悠久，春秋时期的《诗经》上就有"谁谓荼苦？其甘如荠"的吟咏。

阳春三月在山野、路旁、地头、垄边，只要有土的地方，不分肥瘠，几乎都有荠菜的踪影。小小荠菜不畏严寒，迎风傲霜，任凭风吹雨打，像松柏一样倔强地生长。三月三，荠菜花儿赛牡丹，正是品尝荠菜的大好时光。荠菜，与其他蔬菜相比，它的蛋白质含量在叶菜、瓜果类蔬菜中名列前茅；胡萝卜素含量与胡萝卜不相上下；维生素 C 含量比西红柿还高；钙、铁含量较高，不愧是具多种蔬菜营养之长的"多功能营养菜"。真是，春食野菜很时尚，养生保健有营养。

许多文人雅士都很喜欢荠菜，并写下赞美的诗句。如苏东坡很爱吃荠菜，赞美荠菜为"天然之珍"，杭州有一道美味可口的著名保健美食——"东坡羹"，就是他研究烧出来的荠菜粥。他的诗"时绕麦田求野荠，强为僧舍煮山羹"，让我们看到返青的麦田旁长出一簇簇、一片片的野荠菜，村姑带着儿童挎着小篮，躬身细细辨找着、采挖着，真是一幅农家欢乐的醉春图。苏东坡还给一位患疮卧床的朋友徐十五写信，教他做荠菜粥吃，兼疗其疾。

大诗人陆游用荠菜做糕、煮粥，以荠菜佐餐，真是嗜荠成癖。他在《食荠》诗有"日日思归饱蕨薇，春来荠美忽忘归"的赞叹；他在四川吃了东坡羹后留下了"荠糁芳甘妙绝伦，啜来恍若在峨岷。莼羹下豉知难敌，牛乳抨酥亦未珍"的咏荠佳句。

荠菜茎叶清香，食用方法多种多样，凉拌、炒食都能做出风味独特的菜肴。用作馅料可包饺子、馄饨、包子和春卷；做羹有荠菜豆腐羹、荠菜粥等，香气扑鼻，令人百吃不厌。

荠菜不但风味鲜美，且药用价值更高，荠菜所含的荠菜酸，是有效的止血成分，能缩短出血及凝血时间，常用于治疗产后出血、鼻出血、咯血、痔疮出血等。荠菜所含的橙皮甙能够消炎抗菌、抗病毒，可用于胃溃疡、腹泻、痢疾、乳糜尿、尿路感染、感冒发热和防治麻疹等春季常见病的食疗。荠菜富含胡萝卜素，因胡萝卜素为维生素 A 原，所以是治疗目赤肿疼、干眼病、夜盲症的食疗佳肴。荠菜富含维生素 C，有助于增强机体免疫功能，也能阻断消化道内致癌物亚硝胺的形成，可预防食管癌和胃癌。荠菜含有大量的粗纤维，可增强大肠蠕动、促进排泄，可预防大肠癌。荠菜还含有乙酰胆碱、谷甾醇等，可降低血液及肝脏里胆固醇和甘油三酯含量，常吃可降血脂、降血压，预防脑卒中、冠心病、肥胖症、糖尿病，延年益寿。所以老话说："三月三，荠菜当灵丹""春季防流脑，荠菜煮粥好"。

温馨提示 上面提到荠菜有很高的药用价值，并不是说有病光靠吃荠菜来食疗，有病还是要找医生治疗。荠菜不但在春季可以采摘鲜食，还可采回晒干、长期备用。

10

三月三，荠菜当灵丹

客中虽有八珍尝，哪及山家野笋香

解评 不少人认为，竹笋味道鲜美，但没有营养，认为"竹笋子扫肠肚，吃一餐笋要刮三天油"。这话有一定道理，但是不完全正确。

有一定道理是：因为竹笋含有大量的粗纤维，能增加肠道内的水分，可刺激肠胃蠕动、帮助消化去积食，使粪便变软利于排出，所以说："竹笋子扫肠肚"，有预防大肠癌的功效。

说竹笋没有营养，是不正确的。其实竹笋富含蛋白质、氨基酸、脂肪、糖类、钙、磷、铁、胡萝卜素、维生素C、维生素B_1、B_2。竹笋中丰富的植物蛋白、维生素及微量元素，有助于增强机体的免疫功能，提高防病抗病能力。竹笋含脂肪、淀粉很少，属天然低脂、低糖、低热量蔬菜，吃多了也不会发胖，是肥胖者减肥的佳品。自古被当作"菜中珍品、素食第一品"。

中医认为竹笋味甘、微寒，无毒。在药用上具有清热化痰、和胃健脾、宽胸益气、解渴除烦、利尿通便、和中利膈、解毒透疹、养肝明目、消油腻、解酒毒等功效。对高血压、高血脂、高血糖症患者，食疗很有帮助。养生专家认为，竹林丛生之地的人们多长寿，且极少患高血压，这与经常吃竹笋有一定关系。

浙江安吉有中国竹乡的美称，竹林如海，竹笋取之不尽、用之不竭，"四季不乏笋味"。春天春笋破土而出，笋体肥大，水分充足，鲜嫩可口，是一年中品笋的最佳时机；夏天鞭笋上市则是做汤尝鲜的佳肴；鞭笋的鲜味还没尝够，秋天的农家餐桌上，就有冬笋的影子，肉质细嫩、鲜美无比，是笋中珍品；全年不断的笋干也是品尝竹笋的好菜。最令人叹为观止的莫过于安吉人用笋做的传统名宴"百笋宴"，选用竹乡上等原料，以烩、爆、炒、焖、蒸、煮等10多种方式，或独立成菜、或辅以各种荤素搭配成菜；精心制作出色、香、味、形俱佳的笋菜佳肴，把竹笋的美味发挥到淋漓尽致，已成为吴越美食文化中绽开的一朵奇葩。近代著名书画大师吴昌硕故居安吉，他对家乡的竹笋念念不忘，为《竹笋图》题诗：**"客中虽有八珍尝，哪及山家野笋香"**。

大诗人苏东坡不仅喜欢吃肉，发明了杭帮名菜"东坡肉"；他也非常喜欢竹子，他的居室四周都种上各种竹子，平时有空儿就漫步竹林观赏竹子。曾写赞美诗："宁可食无肉，不可居无竹。无肉令人瘦，无竹令人俗。人瘦尚可肥，士俗不可医。"后来有人给诗续了两句："若要不瘦又不俗，除非天天笋炒肉"。陆放翁也有诗称赞竹笋比驼峰狸肉还鲜美："色如玉片猫头笋，味抵驼峰牛尾狸"。书画家郑板桥一生画竹无数，作诗颂笋："江南鲜笋趁鲥鱼，烂煮春风三月初"。这些赞美诗令人回味无穷，故竹笋被誉为"寒士山珍"。

竹笋具有"天然去雕饰，清水出芙蓉"般的洁净，亦无化学、农药、灰尘的污染，满足了现代人回归自然的心理。作为天然保健食品，在日本及欧美等一些发达国家的需求量与日俱增，竹笋成了山区人民出口创汇、脱贫致富的拳头产品。

温馨提示 竹笋性寒凉，又含较多的粗纤维和难溶性草酸钙，所以患有胃溃疡、胃出血、食道静脉曲张、肾炎、肝硬化、肠炎、尿路结石、骨质疏松、佝偻病人不宜多吃。食用前应先用开水焯过，以去除笋中的草酸。

莴笋肉酥叶亦香，单骑跃马菜中王

解评 莴笋又名莴苣、莴苣笋、香莴笋、白笋、生笋、莴菜、千金菜，各地普遍栽培，是春、秋、冬季重要的蔬菜之一。阳春三月春莴笋大量上市，《长江蔬菜》杂志曾刊有一首《莴苣》诗："多姿多素又多浆，皮肉酥融叶亦香；四月青黄常不接，单骑跃马菜中王"，诗中将莴苣誉为"菜中王"呢。

宋代陆游的《新蔬》诗："黄瓜翠苣最相宜，上市登盘四月时。莫拟将军春荠句，两京名价有谁知"，陆游眼里莴笋是非常珍贵的，价格不菲。当代著名书画家钟灵的《莴苣》诗："生拌熟烹两相宜，长存朝气是良师；厨间只欲添佳味，无意惊人着虎皮"。

能入诗的蔬菜当然不俗。卓奄和尚曾因馈赠莴笋而得一座"普安道院"呢！据《清波杂志》记载，五代时有一和尚名为卓奄，靠种菜卖钱度日。某日中午在菜地旁小睡，忽然梦见一条金色巨龙飞临菜地，啗食莴笋。卓奄猛醒，回忆历历在目的梦境，心想定是有贵人来临。抬头望去，见一相貌魁梧伟岸之人正欲取莴笋。他赶紧取了大量的莴笋谦恭地馈赠给这个陌生人，临别时叮嘱说：苟富贵，勿相忘。那人答道，异日如得志，定当为你修一寺庙以谢今日馈赠之恩。原来此人就是宋太祖赵匡胤，即位后，访得卓奄和尚还活着，果然给修建了"普安道院"。

中医认为，莴苣味苦、性寒，有益五脏、通经脉、坚筋骨、白牙齿、开胸膈、利小便等功效，可治疗高血压、慢性肾炎、产后乳汁不通等症。

莴笋营养丰富，含有莴苣素、谷氨酸等 17 种氨基酸，维生素 C、维生素 A 及矿物质丰富。莴苣肉质细嫩、浆液丰富、味道清香且略带苦味，可增强消化酶和胆汁的分泌，促进消化功能、增强食欲。莴苣含有大量植物纤维素，能促进肠壁蠕动，有助于消化功能减弱和便秘者排泄大便。春、秋季干燥，容易上火，多吃莴笋既可补充水分又可降火，具有清热解毒功效。莴笋富含维生素 C，对口腔溃疡的预防和愈合都有益。

莴笋含糖量低，除含有乳酸、苹果酸、琥珀酸、甘露醇等多种营养物质外，特别含有较为丰富的烟酸，被视为胰岛素的激活剂，有助于改善糖代谢功能，非常适合糖尿病患者食用。因莴笋水分高、热量低，可缓和饥饿感，还可达到减肥目的。

莴笋含有多种维生素和矿物质钙、钾、磷、铁、镁、碘、氟等，具有调节神经系统功能的作用，特别富含人体可吸收的铁元素，经常食用新鲜莴苣，对缺铁性贫血患者十分有利。钾含量较高，是钠含量的 27 倍，有利于体内的水电解质平衡，促进排尿和乳汁的分泌，可降低血压和预防心律失常。对水肿、高血脂、高血压、心脏病人有一定的食疗作用。碘元素，对人体的基础代谢、心智和体格发育甚至调节情绪都会产生有利影响。氟元素，可参与牙釉质和牙本质的形成，参与骨骼的生长。宝宝吃了能帮助正常长牙，促进骨骼的正常发育，强身健体，预防佝偻病。

莴笋的茎叶中，有一种白色的乳状液，名为莴亚片，有镇痛和麻醉之效，经常食用有助于消除紧张、稳定情绪，有镇静、助眠、抵御风湿性疾病等作用。

研究发现，莴苣的热水提取物对某些癌细胞有很高的抑制率。莴苣中含有一种芳香烃羟化脂，能够分解食物中的致癌物质亚硝胺，丰富的维生素 C 也能阻断亚硝胺的形成。常食莴笋，对肝癌、胃癌、肠癌等有一定的预防作用，也可缓解癌症患者放、化疗的副作用。

莴笋叶有点苦涩，往往被人们扔掉了，殊不知它含胡萝卜素、维生素 C、蛋白质、糖、铁等均都高于茎。莴笋叶被美食家誉为"绿色精灵"和"美容维生素"。莴笋叶丢弃不吃，实在是太可惜了。

莴笋叶生吃热炒均相宜。如凉拌莴笋叶、莴笋叶拌豆腐干、蒜茸莴笋叶、清炒莴笋叶等。莴笋叶子经沸水烫后，和面条一起吃，不但口感清香、而且营养丰富，值得一试。

温馨提示 莴笋中含有大量水溶性的无机盐和维生素，用开水焯会损失很多营养，所以只要洗净、去皮、切丝就可以凉拌，但老年人、

12

莴笋肉酥叶亦香，单骑跃马菜中王

病人及寒性痛经之人还是熟吃更好。患眼病、脾胃虚寒、腹泻便溏者不宜食用。若多食莴笋引起夜盲症和眼疾，但只需停食莴笋，几天后就会好转。对莴笋过敏的人不宜食用，食用可能会造成皮肤红肿、腹泻、消化不良、头痛、咽喉疼痛、哮喘等过敏症状。

芦笋营养价值高，美容抗癌效果好

解评 芦笋因其形似芦苇的嫩芽，状如春笋而得名。芦笋已有2000多年栽培历史，原产于地中海东岸及小亚细亚等地，19世纪传入我国，山东省菏泽市曹县有"芦笋之乡"的美称，每年春季都会举行隆重的芦笋节。全国约1/3出口芦笋罐头出自山东省，已经是我国主要创汇蔬菜。

世界卫生组织公布2016年健康食品排行榜，芦笋被列蔬菜榜第3名，排在红薯和玉米之后。在国际市场上享有"蔬菜之王"的美誉，也被列为十大名菜之一。

芦笋为低脂肪、低糖、高纤维素和高维生素的蔬菜，富含多种氨基酸、蛋白质和维生素，其含量均高于一般水果和蔬菜，特别是芦笋中的天冬酰胺和微量元素硒、钼、铬、锰等，具有调节机体代谢、提高身体免疫力的功效，而硒元素被誉为天然的重金属解毒剂。芦笋富含芦丁、芦笋皂苷，在蔬菜、水果类作物中可称为冠军，这些营养元素是防治心脑血管疾病、预防和治疗癌症的有效物质。食管癌、贲门癌、肺癌患者可用芦笋榨汁，再加上梨汁、藕汁或甘蔗汁之类，时时饮用有辅助治疗作用。对肝癌的黄疸、肝功能不良，也有辅助治疗价值。

芦笋富含叶酸，孕妇补充叶酸有利于宝宝智力的发育，多吃芦笋是补充叶酸的重要食物来源。经常食用芦笋对心脏病、心动过速、高血压、疲劳症、胆结石、肾炎水肿、膀胱炎等病症亦有一定的食疗作用。夏季食用有清凉降火作用，能消暑止渴、增进食欲、帮助消化。

芦笋的食用部位是其幼嫩茎。春季自地下茎抽出，嫩茎肥壮、顶芽圆鳞片紧密，出土前采收的色白柔嫩，称为白芦笋，多制成罐头；幼茎见光后呈绿色，称为绿芦笋，供鲜食。芦笋嫩茎的顶尖部分，各种营养物质含量最为丰富，质地鲜嫩、柔嫩可口，有鲜美芳香的风味，烹调时切成薄片，炒、煮、炖、凉拌均可。著名的芦笋菜肴有芦笋炒虾仁、芦笋溜肉片、芦笋烧干贝、芦笋煎鸡蛋、芦笋鸡蛋色拉、鲜菇芦笋、素炒芦笋、糖醋芦笋片、芦笋鲍鱼汤、芦笋鸡丝汤等。

温馨提示 芦笋因含有少量嘌呤，痛风患者不宜多食。芦笋中的叶酸很容易被破坏，若用来补充叶酸应避免高温烹煮，芦笋不宜生吃，也不宜长时间存放，存放一周以上就不宜食用了。

缓解春困小妙招，吃葱杀菌抗疲劳

解评 热胀冷缩是自然界的一个普遍现象，人体也一样，在寒冬腊月，人的皮肤处于"收敛储蓄"状态，血管收缩减少散热以抵御寒冷。一到春天，气温回升，皮肤的毛孔和血管渐渐扩张，使血液循环加快，这就减少了大脑的供血量，使人产生春困，人们常常频频打呵欠，似乎总是睡不醒，人也容易疲劳。所以老话说："**春困秋乏夏打盹、睡不醒的冬三月**"。但是从医学的角度看，春困并不是一种疾病，它只是人体的生理功能随着自然气候变化而产生的正常生理现象。

给大家介绍吃葱缓解春困小妙招，由于葱含有"前列腺素A"，有舒张血管、促进血液循环的功效，还可改善神经系统功能，有助于防止血压升高所致的头晕，使大脑保持灵活，对预防心血管疾病和老年痴呆均有一定的作用。这就是吃葱可以缓解春困的秘密所在。

现代药理研究表明，葱里的辣味物质与蒜类似，是一种含硫化合物，称为"烯丙基二硫化物"，它对痢疾杆菌、葡萄球菌及真菌都有抑制作用。吃点生大葱，有预防和缓解腹泻的作用；而且会刺激胃液的分泌，促进胃肠蠕动、帮助消化，食欲不振或吃饭不香时，炒菜时多加些小葱，能有效增进食欲。所以老话说："**常吃葱，健如松**""**大葱蘸酱，越吃越壮**"，虽然说得有一点夸张，但是葱确实营养丰富，含有蛋白质、碳水化合物等多种维生素及矿物质，对人体有很大益处。葱虽然普通，但是营养不普通。

葱含有的挥发性蒜辣素有较强的杀菌能力。当蒜辣素通过呼吸道、汗腺、泌尿系统排出时，能轻微刺激相关腺体的分泌，起到祛痰、发汗、利尿的作用，从而提高人体的免疫力，对预防春季呼吸道传染病、感冒有明显效果。风寒感冒者，无论大葱小葱，都能通阳解毒、解表发汗，有缓解病症之效。所以，老话说："**鼻子不通，吃点大葱**"。

葱从头到脚都是药材。葱叶能利五脏、消水肿；葱白可以通阳发汗、解毒消肿；葱汁可解毒，活血止痛；平时吃葱常把葱根切掉，其实葱根含有大蒜素，有抗氧化、杀菌的特性，还能治痔疮和便血，并对预防肠道、呼吸道感染有疗效，而且还可治感冒、缓解肌肉痛，以后千万不要丢掉了，只要把葱根洗净、剁碎一起吃即可。小便淋漓不尽、大便不畅的人，多吃葱还可"通二便"。血压高者，多吃葱能延缓组织和器官老化，保护血管内皮细胞，防止血栓形成、降低血脂。大葱与蘑菇同食，可以促进血液循环，预防血压升高所致的头晕。

葱含有微量元素硒，并可降低胃液内的亚硝酸盐含量，对预防胃癌及多种癌症有一定作用。葱所含果胶，可明显地减少结肠癌的发生，葱内的蒜辣素也可以抑制癌细胞的生长。

葱是厨房里的必备之物，民间也有"无葱不炒菜""葱是和事佬，做菜不可少"的说法。歇后语中也有"小葱拌豆腐，一清二白"，可见青葱是多么的受人喜爱。它有个好脾气，就是与其他食物搭配都十分相宜，怎么用、怎么搭都"一视同仁"，都能为各种菜肴增鲜、增香，贡献自己的力量，所以被人们赐予"和事佬"的雅号。春季的葱是一年中营养最丰富，也是最嫩、最香、最好吃的时候，劝君春天里多吃些葱吧！

广西合浦等地流行"食葱聪明"的饮食风俗，每年农历六月十六日夜，老人就会采摘新鲜小葱给小孩吃，十五月亮十六圆，这时月亮最明亮，小孩吃些小葱会变得又葱（聪）又明。经常吃葱确实可以补脑，无怪乎人们称赞葱是脑力劳动者的"绿色补品"。

文人墨客见葱生情，留下了不少动人诗句。如苏轼在黎村欣赏小孩用葱叶吹乐时写下了"总角黎家三小童，口吹葱叶送迎翁。莫作天涯万里意，溪边自有舞雩风"。一生以清贫著称于世的宋代著名学者朱熹，有一次去女儿家，女儿见父亲突然出现在自己的跟前，又惊又喜，彼此极为高兴。女儿想好好款待老父亲，但因家境贫困，实在端不出像样的菜肴。无奈之下，只好跑到屋后的菜园里摘了几根香葱做成清汤，然后又煮了一锅麦饭。女儿从厨房端出葱汤麦饭，眼噙愧泪地说"父亲大人，女儿有愧，怠慢您老人家了！"朱熹安慰道："俭朴度日，是我们家的好家风。"并题诗："葱汤麦饭两相宜，葱补丹田麦补脾。莫谓此中滋味薄，前村还有未炊时。"女婿沈蔡归来，见岳父如此崇尚俭朴，便把这首诗贴在壁间，当作座右铭。

温馨提示 葱不仅可作为调料，有增香、去膻、除腥的作用，而且能杀菌抗疲劳，可谓佳蔬良药。但经常便秘的燥热体质之人要避免单独过量食用辛香食材，以免过于燥热。患有胃肠道疾病特别是溃疡病的人不宜多食；另外葱对汗腺刺激作用较强，有腋臭的人在夏季应慎食；表虚、多汗者也应忌食；过多食用葱还会损伤视力。

克服春困的另一个简单方法，就是加强身体锻炼。再一个方法是饮茶，有提神醒脑的功效。

清茶一杯，元气百倍

解评 茶叶的使用是从华夏民族祖先炎帝尝百草的故事开始的，已有7000多年历史，当今茶在我国被誉为"国饮"。老话说：**"泡茶可修身养性，品茶如品味人生"**。茶苦，如人生：茶叶在骄阳下发芽，在风雨中成长，嫩芽采摘分离，在高温锅上揉捻，用沸水沏煮；经历重重苦难，方能口齿留香。一杯茶，喝入口中，先得其苦，再得其甘。人生亦如此，先苦才会后甜。

108岁是"茶寿"，从"茶"字而来，草字头为二十，下面是八十，一撇一捺是个八，加起来就是108。对百岁长寿老人调查发现，80%有饮茶习惯，40%百岁老人长寿诀窍是一生嗜茶如命。饮茶养生，有利于长寿，不仅有科学道理，而且有大量的饮茶名人可供佐证，如乾隆是中国封建帝王中最长寿者，活到89岁，饮茶是他的养生妙方之一。被誉为唐朝茶仙和茶圣的陆羽享年71岁，他创作世界上第一部茶学专著《茶经》。宋代著名爱国诗人陆游享年85岁，他谙熟茶的烹饮之道，他总是以自己动手烹茶为乐事，在诗中自述："归来何事添幽致，小灶灯前自煮茶""山童亦睡熟，汲水自煎茗"。白居易享年74岁，他喜欢边品茶边吟诗："闲吟工部新来句，渴饮毗陵远到茶""起尝一碗茗，行读一行书"，茶助文思，茶助诗兴，以茶醒脑。"扬州八怪"之一的郑板桥享年73岁，茶是他创作的伴侣，他的一首"不风不雨正清和，翠竹亭亭好节柯。最爱晚凉佳客至，一壶新茗泡松萝"，得到了不知多少文人的共鸣。在"人生七十古来稀"的年代，他们的寿命都可以说是高寿了。

茶叶不仅具有提神清心、清热除烦、降火明目、消食化痰、生津止渴、去腻减肥、止痢除湿、解毒醒酒等作用，还对心脑血管病、癌症、辐射病等现代疾病有防治功效。所以，老话说：**"宁可一日无盐，不可一日无茶"**。

茶叶中的茶多酚具有很强的抗氧化性，是人体自由基的清除剂，有阻断脂质过氧化反应的作用；抗氧化试验证实，300 毫升茶的抗氧化功能相当于一瓶半红葡萄酒。据报道，茶多酚的抗衰老效果要比维生素 E 强 18 倍。

茶多酚有助于降低人体的胆固醇、甘油三酯等含量，有预防动脉硬化、心脑血管疾病的功效。研究发现，与一天喝茶不到 1 杯的人相比，喝 5 杯以上绿茶可使男性因脑梗死造成的死亡下降 42%、女性下降达 62%；每天喝茶 3 杯，可降低患心肌梗死风险 70%；茶多酚可以阻断亚硝胺等多种致癌物质在体内合成，并具有直接杀伤癌细胞和提高机体免疫能力的功效，可用于胃癌、肠癌、子宫癌、皮肤癌、肺癌、前列腺癌、肝癌、肾癌、乳腺癌等多种癌症的预防和辅助治疗。到 2009 年在全世界各种杂志发表的"茶叶抗癌"专题论文已有四千多篇。

茶中的氨基酸会促进多巴胺的大量分泌，而多巴胺是主导人体情感、愉悦感的物质，所以喝茶会让你感到开心。茶叶中的咖啡碱能兴奋中枢神经，起到提神醒脑、清心益思的效果，唐代大诗人白居易就用"破睡见茶功"的诗句赞扬茶叶提神破睡之功，老话也说："**早茶一盅，一天威风**"。茶可刺激肾脏，促使尿液迅速排出体外，有利尿解乏的作用，真如老话所说："**茶叶浓，小便通。三杯落肚，一利轻松**"。

茶能促进胃液分泌、帮助消化、增强脂肪的分解，所以有"久食令人瘦"的效果。调查发现每天喝 8~10 克茶叶，12 周内，可减掉的脂肪约为 3 斤；喝茶 10 年以上者与不喝茶者相比，女性体脂减少约 30%，男性可减少 20%。在品茶中减肥岂不是件美事！因此在欧美、日本等国家减肥产品中，茶叶排名第一。

茶叶是碱性饮料，可抑制人体钙质的减少，茶叶中含氟量较高，对预防龋齿、护齿、坚齿，都很有益。早在曹雪芹写的红楼梦中，就曾说贾府的人吃完饭都有拿茶水漱口的习惯，目的就在于坚固牙齿，故老话说："**多喝茶，不烂牙**"。茶叶中的维生素 C 等成分，对减少眼疾、护眼明目、美容养颜均有积极的作用。

2016 年世界卫生组织公布的十大健康食品，绿茶名列其中。

你有没有听说过茶叶用来当菜吃的趣事？传说乾隆皇帝下江南时，便服游西湖龙井，到茶农家中避雨，抓了一把茶叶藏在便服内的龙袍口袋里。黄昏，乾隆来到酒馆点了清炒虾仁。他口渴，便撩衣从口袋取茶叶让店小二泡茶。店小二看到龙袍一角，拿了茶叶奔进厨房，厨师听说皇帝到了，惊慌中把茶叶当葱花撒进虾仁里，饥肠辘辘的乾隆看到此菜虾仁洁白鲜嫩，茶叶碧绿清香、色泽雅丽，胃口大开，一尝之下，滋味独特，连称"好菜"！从此这道慌乱之中炒出来的龙井虾仁，就成为具有浓厚地方风味的杭州名菜。"龙井虾仁"选用活的大河虾，配以清明节前后的龙井新茶烹制，色如翡翠白玉，透出诱人的清香，食之极为鲜嫩，它讲究的是"菜形雅、虾仁嫩、茶叶香"，在杭帮菜中堪称一绝。食后还有提神醒脑、清口开胃、清热利尿、补肾壮阳的效果。

用茶水煮饭不仅去腻、化食，还可软化血管、降低血脂，防治心血管病。茶水烧饭的方法很简单。先将茶叶 1~3 克，用 500~1000 毫升开水浸泡 5 分钟，将茶水过滤去渣后，倒入饭锅中，使之高出米面 3 厘米左右煮熟即可。

人们日常饮茶时，常常随手把泡过的茶叶倒掉，其实这些残茶还有很多妙用呢。把残茶倒人花盆中，可做花卉的肥料；用残茶擦洗镜子、门窗、家具有较好的去污效果；用残茶搓洗衣服上的油渍，能去污垢；用残茶水煮数十分钟，即可去器皿中的腥味；将残茶晒干后装在枕头里，柔软清香祛头火，使人头脑清醒；晒干的残茶装在袜子内，塞进鞋里，可去除鞋内臭味；在夏季的黄昏，点燃晒干的残茶，不仅可以驱蚊虫，还清香扑鼻；在厕所里点燃晒干的残茶，能消除臭味。

茶的种类

绿茶：是不经发酵制成的茶，绿茶性寒，可败火、生津。十大名绿茶是西湖龙井、太湖碧螺春、黄山毛峰、君山银针、庐山云雾、四川蒙顶、六安瓜片、信阳毛尖、太平猴魁、顾渚紫笋茶。

红茶：是经过发酵制成的茶，红茶性温，可养阳气，起到生热暖胃的作用。著名的红茶有安徽祁红、云南镇红、湖北宣红、四川川红。

乌龙茶：是半发酵茶，一般以产地的茶树命名，如铁观音、大红袍、乌龙、水仙、单枞等。它有红茶的醇厚，有绿茶的清爽，其香气浓烈持久，饮后留香，并具提神、消食、止痢、解暑、醒酒、去油解腻等功效。

白茶：是不经发酵，亦不经揉捻的茶。具有天然香味，茶分为大白、水仙白、山白等类。其中以银针白毫,最为名贵,特点是遍披白色茸毛,并带银色花泽,汤色略黄而滋味甜醇。

花茶:是成品绿茶之一。将香花放在茶胚中窨制而成。常用的香花有茉莉、珠兰、玳玳、玫瑰、柚花等。苏州茉莉花茶,是花茶中的名品;福建茉莉花茶,属浓香型茶,茶汤醇厚,香味浓烈,汤黄绿,鲜味持久。

砖茶:属紧压茶。用绿茶、花茶、老青茶等原料茶经蒸制后放入砖形模具压制而成。砖茶又称边销茶,主要销售边疆、牧区等地。

温馨提示 忌饮头道茶,因茶叶在种植、加工、包装的过程中难免会受到农药、化肥、尘土等物质的污染。头道茶其实是洗茶的水,倒出后再泡出的茶水才是最卫生的茶。茶易吸湿而霉变,变质的茶中含有大量对人体有害的物质和病菌,是绝对不能饮用的。忌早上空腹饮茶;茶水放久了,不仅会失去维生素等营养成分,而且易发馊变质,所以隔夜茶饮了易生病。故老话说:**"空腹饮茶心发慌,隔夜剩茶脾胃伤"**。饭后不宜立即饮茶,因为茶会冲淡胃液,影响食物消化;半小时再喝茶,能起到促进消化吸收与杀菌消毒、护齿的作用。

附着在杯子内壁的茶垢中含有镉、铅、汞、砷等有毒物质,是危害人体健康的罪魁祸首。因此老话说:**"喝茶不洗杯,阎王把命催"**。

茶叶对人体健康的作用是不容置疑的,但对不同的人也是有忌饮和慎饮的。发烧、肝脏有病、贫血与营养不良的人、尿结石患者、孕妇及睡前忌饮用;神经衰弱、胃溃疡、冠心病患者、醉酒后慎饮茶及慎用茶水服药;高血压患者、儿童、妇女哺乳期不宜饮浓茶;饭后不宜立刻大量饮浓茶。

16 大蒜是个宝，常吃身体好

解评 大蒜能够治病有着悠久的历史呢！据《三国演义》记载：蜀国军师诸葛亮率领百万大军南征擒拿孟获，岂料孟获也非等闲之辈，他暗施毒计，把诸葛亮的军马诱至秃龙洞，此地山岭险峻、更有瘴气弥漫，蜀兵都染上瘟疫，在面临不战自溃全军覆没的危难之时，遇见一位白发老翁，诸葛亮当即磕拜，求解救之计，老翁授计道："此去正西数里，有一山谷，入内行二十里，有一草庵，草庵前生长一种仙草叫'韭叶芸香'，口含一叶，则瘴气不染。"诸葛亮依言而行，果真全军从此平安。他征服南蛮、凯旋回朝后，请教一老郎中，才知道"韭叶芸香"就是家喻户晓的大蒜。

2016 年大蒜被世界卫生组织公布为十大健康食品之一。

大蒜是目前发现的抗菌作用最强、抗菌谱最广的天然植物，因其含有一种叫"硫化丙烯"的蒜辣素，有奇强的抗菌消炎作用，对多种致病菌（葡萄球菌、链球菌、脑膜炎球菌、大肠杆菌、伤寒和副伤寒杆菌、痢疾杆菌、结核杆菌、百日咳杆菌、霍乱弧菌等）有抑制和杀灭作用。将一瓣生蒜放在口里咀嚼 3 分钟，就能够杀灭口腔里潜藏的各种病菌。因此，大蒜被誉为"天然广谱植物抗生素""地里长的青霉素"。

美国华盛顿州立大学等研究人员在英国《抗菌化学疗法杂志》报道：利用从大蒜中提取的二烯丙基硫化物进行实验发现，其可有效穿透弯曲杆菌表面的保护膜并杀灭这种细菌，它的效果比常用抗生素环丙沙星和红霉素高100 倍。

大蒜能有效抑制和杀死引起胃肠疾病的幽门螺杆菌等细菌，清除胃肠有毒物质，刺激胃肠黏膜，加速消化，促进食欲。大蒜使胃内亚硝酸盐含量降低，抑制致癌物亚硝胺的合成，从而降低了胃癌的发生率。据流行病学调查发现，山东苍山县以种植大蒜著称，居民从幼童起就常年以大蒜佐餐，胃癌死亡率为 3.5/10 万，而无食用大蒜习惯的山东栖霞县胃癌死亡率为 40/10 万，两地相差非常显著。大蒜还能阻止汞、镉等有害元素被肠壁吸收，经常食用大蒜患结肠癌的危险可减少 50%。美国国家癌症组织认为，全世界最具抗癌潜力的植物中，大蒜位居榜首。

因为大蒜不产生抗药性，因此在有青霉素、链霉素、氯霉素、金霉素等各种作用强大的抗生素时代，仍有其独特的临床应用价值。所以，老话说：**"四季不离蒜，不用去医院""只要三瓣蒜，痢疾好一半""大蒜不值钱，能防脑膜炎"**。除了抗菌还能抗病毒，可预防感冒，减轻发烧、咳嗽、喉痛及鼻塞等感冒症状。

大蒜中的烷基二硫化物、蒜氨酸和蒜辣素，可防止心脑血管中的脂肪沉积，降低胆固醇，抑制血小板的聚集，促使血管舒张，调节血压，从而抑制血栓的形成和预防动脉硬化。每天吃 2~3 瓣大蒜，是最好、最简易的降压办法。

有人用计算机多元回归处理近 20 年来有关大蒜的研究资料，发现大蒜有降胆固醇的功效，可使其下降幅度为 9%，建议高胆固醇患者每天服用半头大蒜；大蒜素和微量元素硒，通过参与血液的有氧代谢，清除毒素，减轻肝脏的解毒负担，从而达到保护肝脏的目的。

研究发现，蒜氨酸和大蒜乙醇提取液的体内、外抗氧化活性优于人参。大蒜能促进血液循环，能较迅速解除疲劳和提高运动成绩，提高巨噬细胞的吞噬能力，具有提高免疫力和抗衰老功能。大蒜还可改善因肾气不足而引发的浑身无力症状，并可促进精子的生成，使精子数量大增。难怪老话说：**"大蒜是个宝，常吃身体好"**，大蒜已经成为居家或旅行必备及长期服用的良药。老话说：**"春食苗、夏食苔、常食根"**。

老话说：**"吃肉不加蒜，营养减一半"**。这是因为吃肉的时候加大蒜可以增加滋味和食欲，既可解腥祛异味、让您胃口大开，而且大蒜可以使肉中的营养更多地被人体吸收，达到事半功倍的营养效果。如大蒜中含有独特的蒜氨酸和蒜酶，与肉中维生素 B_1 接触后，会生成稳定的蒜硫胺素，从而使维生素 B_1 的含量提高了 4~6 倍。并能延长维生素 B_1 在人体的停留时间，有利于胃肠道对其吸收利用，维生素 B_1 对消除疲劳、增强体质有重要作用。大蒜能使血液变稀，有助于降低血脂和预防动脉脂肪斑块聚积的作用。吃肉加大蒜真是科学的食物鸳鸯配，当您吃肉时，别忘吃几瓣大蒜哦！

大蒜在加热过程中，起到抗菌作用的有机硫化物含量会逐渐下降，温度越高下降越快，所以熟吃不能很好地起到杀菌效果。想达到最好的保健效果，大蒜最好捣碎成泥，再放10~15分钟后吃，有利于大蒜素的生成。用蒜拌凉菜、吃饺子时用醋和少量芝麻油调的蒜泥都是很健康的吃法。酱菜店还有卖现成的糖醋大蒜，每天吃几瓣，甜甜的、略带酸味，既可口、又防癌，真是一举两得。

大蒜根据外皮的颜色可分为白皮蒜、紫皮蒜、黑皮蒜等，其中白皮蒜和紫皮蒜比较常见。紫皮蒜口感更辛辣，活性成分大蒜素的含量更高，抑菌效果也更明显；而独头蒜的药用价值，防癌作用要高于普通分瓣蒜。

大蒜最好在通风、干燥、黑暗处保存，还应保持外皮的完整，随用随剥皮，这样能抑制其发芽。但韩国庆北国立大学最新研究发现，发芽五天的大蒜更有益心脏健康，含有更多的抗氧化成分，防癌、抗辐射功效更高。而在阳光照射到的地方存放的大蒜，发芽时大蒜表面会变绿，此时产生了生物碱，最好不要吃。

温馨提示 大蒜虽是宝，但也不可食用过量，否则会使心脏病、高血压、糖尿病、肥胖症、痛风等症状加重。大蒜性温，阴虚火旺及慢性胃溃疡患者应慎食，对肠胃功能不好的人，每天最好别超过1瓣；长期大量地食用大蒜会"伤肝损眼"，因此，肝病、非细菌性腹泻、眼病和脑出血患者最好不要吃大蒜。

老话说**"蒜有百利，唯有一害，伤目"**，眼病患者在治疗期间，必须禁食蒜、葱、洋葱、生姜、辣椒这五辛和其他刺激性食物。大蒜外用能引起皮肤发红、灼热、起泡，故不宜敷之过久，皮肤过敏者慎用。吃完大蒜，嘴里都会有一股蒜臭味，久久不散。其实，有许多东西都是大蒜味的"克星"，如喝一杯牛奶，或用浓茶漱口，或口嚼茶叶，或喝一小杯蜂蜜水，或喝新鲜柠檬汁，或吃几片山楂，都可消除蒜臭味；但这似乎只是减轻臭味、却不能立时根除，著名美食家蔡澜先生有个好办法，那就是逼迫和你一起的人一同吃。

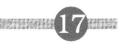

早春韭菜一束金

解评 韭菜又名壮阳草、长生草、起阳草。韭菜一经栽培，剪而复生，可采收十余年之久，"久"和"韭"同音，故称韭菜。经历了一冬"养精蓄锐"的春韭，根和茎都已贮存了大量养分，所以春韭味道特别鲜美，还有增进食欲、健胃消食、散淤活血、杀菌消炎、护肤明目、补气壮阳的功效。

"春菜第一美食"的春韭是十分名贵的蔬菜，是养阳的佳菜良药。先人们曾用春韭和羊羔来祭祖。历代文人雅士不惜笔墨对春韭大加赞赏。宋朝刘子翚在《园蔬十咏·韭》的诗句"一畦春雨足，翠发剪还生"生动描述了韭菜在春雨的滋润下鲜嫩翠绿，剪了又长、生生不息的美景跃然纸上。唐朝大诗人杜甫的《赠卫八处士》中有"夜雨剪春韭，新炊间黄粱"的名句，叙述在雨夜从菜圃中割来的春韭嫩嫩长长、刚烧好黄粱掺米饭喷喷香，在夜雨映衬下朴实无华的送别餐，温馨中牵扯着丝丝离别的惆怅。黄庭坚曾写下"韭菜照春盘，菰白媚秋菜"的诗句，让我们看到他吃着盘里的春韭、一边看着外边欣欣向荣的菜园子欢乐的心情。苏东坡在《送范德孺》写有"渐觉东风料峭寒、青蒿黄韭试春盘"，他借黄韭试春盘，虽是春寒料峭，青蒿与黄韭的现身却让人聆听到了春天的脚步。

在北方，鲜嫩的初春头刀韭菜是包饺子的主角，其颜色碧绿、味更馨香。据说清乾隆帝曾将韭黄肉饺列为御膳。韭菜可炒、拌、做馅或配料等。无论制作荤菜还是素菜，都十分受人喜爱，炒绿豆芽或豆腐干时加些春韭，格外芳香可口。

韭菜的含水量高、热量较低，含有丰富的维生素 C、维生素 A、维生素 E 和胡萝卜素及铁、钾和钙等元素。按照中医春季补五脏应以养肝为先，而韭菜正是温补肝肾、助阳固精之物，可增强人体的性功能，素有"韭菜补肾暖膝腰"的说法，也有称其为男人的"天然伟哥"，有"起阳草"的美誉。

韭菜含有挥发性精油及含硫化合物，具有促进血液循环、食欲、降低血脂、兴奋大脑，解"春困"、抗疲劳、抗衰老的作用，对高血压、冠心病、高血脂等有一定疗效。韭菜含有较多的粗纤维，能把消化道中的沙砾、头发、金属屑包裹起来，随大便排出，所以韭菜有"洗肠草"之称，可有效预防习惯性便秘和肠癌。

近代研究发现，韭菜有抗突变的功能，能抑制癌细胞生长，预防癌细胞转移和复发。韭菜里所含的挥发性酶能激活巨噬细胞、提高人体免疫力。韭菜汁加入牛奶煮沸饮用，是古代医学家用来治疗"噎嗝"的验方，对食管癌、胃癌患者很有好处，真可谓"物微功高"也。

韭菜的辛辣气味有散瘀活血、行气导滞作用，老话说：**"韭根韭叶、散瘀活血"**，适用于跌打损伤、吐血、胸痛、反胃、肠炎等症。韭菜富含钙和铁元素，对骨骼、牙齿的形成和预防缺铁性贫血有很大作用。所以，老话说：**"早春韭菜一束金"**，建议读者多吃点春韭吧！

> **温馨提示** 春韭品质最佳，晚秋的次之，夏季的最差，故有"春食则香，夏食则臭"之说。是因夏季韭菜纤维多而粗糙，不易被消化吸收，多食易引起腹胀腹泻。韭菜性偏热，多食易上火，特别是阴虚火旺、有眼病和胃肠虚弱的人不宜多食；易引起过敏的人也不宜吃；另外，隔夜的熟韭菜不宜再吃。

凉拌马兰头，降压泄热火

解评　马兰头又名马郎头、鸡儿菜，阳春三月马兰头在地头田边丛生，故又名路边菊或田边菊等。

野菜马兰头和荠菜一样齐名。"荠菜马兰头，姊姊嫁在后门头"，这是周作人《故乡的野菜》中引用的民谣。荠菜、马兰头，乡间遍地都是。纯朴的农家女儿，在交通、信息闭塞的年代，远嫁的自然不多。荠菜和马兰并提，那么，姊姊嫁那个"后门头"的人家想必也是门当户对，比喻如此之妙，且朗朗上口，真让人佩服民间的智慧。

大诗人陆游也赞美马兰头："离离幽草自成丛，过眼儿童采撷空；不知马兰入晨俎，何似燕麦摇春风？"马兰头等野菜，既是儿童的娱乐采摘对象，又可充作肴馔，很自然为具有童心的诗人所神往和赞叹！

马兰头维生素 A 的含量超过番茄，维生素 A 有抑制致癌物质苯并芘的氧化而起防癌作用；马兰头维生素 C 含量超过柑橘类水果，可以有效地阻止人体内亚硝胺致癌物质的合成，防止细胞癌变，可以提高机体 T 淋巴的数量与活力，提高抗辐射能力。中医认为马兰头性凉味辛，具有清热解毒、凉血止血、抗菌消炎、利尿消肿的功效，适用于高血压、急性肝炎、咽喉炎、扁桃体炎、腮腺炎、乳腺炎和肾炎等多种疾病的食疗。

马兰头既可炒食或凉拌，也可加入肉馅，包馄饨、饺子或春卷，清香诱人，鲜美爽口。碧绿的马兰头加嫩笋和香豆腐干氽后切末，加入精盐、白糖，浇上麻油拌匀，滋味鲜美无比，特别在当今的宴席上作为凉菜，能消除酒肉的油腻而大受欢迎。

温馨提示　马兰头性凉，脾胃虚寒者、女子月经期或有寒性痛经史及孕妇，不宜多食。

19 # 清明螺顶只鹅，清明蛋人人盼

解评 清明螺即田螺、螺蛳。清明前后大地复苏，潜伏在泥中休眠的螺蛳纷纷爬出泥土，"怀胎期"的田螺，壳中尚无小螺蛳，此时田螺肉质丰腴细腻，特别肥美。过去穷人家买不起鹅，下河塘摸盆螺蛳，放点葱、姜、辣椒煮熟，就是一盆好菜。所以，老话说："**清明螺，肥似鹅**"。

田螺之所以讨人喜爱，因为它营养价值高。田螺富含蛋白质、糖、无机盐、烟酸及多种维生素等营养成分，其中含有人体必需的 8 种氨基酸，碳水化合物，维生素 A、维生素 B_2、维生素 D 及多种矿物元素等。田螺蛋白质含量比牛肉略胜一筹，而脂肪含量远远低于瘦猪肉和牛肉，所含钙更是牛、羊、猪肉所望尘莫及。故民间视田螺为赛过鹅的"补物"，称 "**清明螺，顶只鹅**"。2016 年鹅肉被世界卫生组织列为肉食榜冠军。

田螺历来被用作治病的单方和验方，《本草纲目》中记载："田螺肉：甘、大寒、无毒"，并记载主治：消渴饮水、肝热目赤、烂弦风眼、酒醉不醒、小便不通、噤口痢、脱肛、反胃呕噎、水气浮肿、痔漏疼痛、腋下狐臭、瘰疬溃破、疔疮恶肿等 13 个单方。田螺既是美味佳肴，又是治病良药。

螺蛳的吃法多种多样，可与黄酒、葱姜、糖、醋、酱油等同炒，可酱爆，也可将螺蛳煮熟后挑出螺蛳肉或醉，或拌，或糟。而最受杭州人喜爱的莫过于五香螺蛳，它配料和做法有讲究，将锅洗净置旺火上，放入油烧至七成热时，放入葱段、蒜瓣、姜片，待出香味时，倒入螺蛳迅速翻炒，烹料酒加盖略焖，然后，揭盖加入醋、白糖、酱油、精盐、八角、桂皮、香叶、干红椒丝及适量开水烧沸，再以中火焖烧 15 分钟左右至汤汁将尽时，放入鸡精、胡椒粉、孜然粉，淋上麻油起锅。其特点是螺肉爽脆可口，味清香鲜美，酸、甜、麻、辣适口，还有清热、生津明目、利水通淋之功效。真可谓 "**一味螺蛳千般趣，美味佳酿均不及**"。

清明节吃蛋，如同端午节吃粽子、中秋节吃月饼一样，是节日不可缺少的美食。民间认为清明吃个鸡蛋，一整年都有好身体,在清明节时把蛋壳剥除,吃下蛋代表去旧迎新，寓意新的一年好运连连、生活圆圆满满。节日吃鸡蛋,不仅我国，在国外也有许多饶有趣味的风俗习惯呢！在法国一些农村结婚时,新娘要把鸡蛋偷放在衣裤里；当步入洞房时，故意跌倒，让鸡蛋一个个掉到地上，新郎便会高兴地抱住新娘，大声说"你会生蛋啦！"。

一个受过精的鸡蛋，在温度合适的条件下，不需要从外界补充任何养料,就能孵出一只小鸡，就足以说明鸡蛋营养的无与伦比和完美无缺！鸡蛋含有人体必需的 8 种氨基酸，两只鸡蛋所含的蛋白质大致相当于 3 两鱼或瘦肉,而人体对鸡蛋蛋白质的吸收率可高达 98%。不少长寿老人的延年益寿经验之一,就是每天必食一个鸡蛋。蛋黄中含有丰富的卵磷脂、固醇类及钙、磷、铁、维生素 A、维生素 D 及 B 族维生素，鸡蛋中丰富的 DHA 和卵磷脂，可促进肝细胞再生，还可提高人体血浆蛋白量，增强机体代谢和免疫功能；卵磷脂还具有清除胆固醇、防治动脉粥样硬化的作用，亦能健脑益智、对神经系统和身体发育有非常大的作用，可避免老年人智力衰退，是老年痴呆症的克星，对儿童生长发育，提高智力大有裨益。鸡蛋富含维生素 B_2，可帮助分解致癌的黄曲霉毒素，预防肝癌发生。鸡蛋中的微量元素，如硒、锌等也都具有防癌作用。

鸡蛋是一种营养非常丰富、价格相对低廉、男女老少皆宜的常用食品。什么时间吃最好呢？早餐吃鸡蛋，能使人饱腹感增加，同时能降低午餐以及一整天的热量摄入，起到控制体重的作用。鸡蛋中富含酪氨酸，对提高人的警觉性具有重要作用，开车族早餐吃鸡蛋更有助于安全驾驶。鸡蛋怎么吃最有营养？最好消化吸收呢？带壳水煮蛋营养全面保留，其蛋白质消化率高达 99.7%，几乎能全部被人体吸收利用。鸡蛋本身属于糖化蛋白含量很低的食品，若用煎炸方式烹调，会产生较多的糖化蛋白，对人体产生不良影响。

鸡蛋壳内侧、蛋清外包的那层薄膜,中医叫"凤凰衣",可用它来治疗外伤。如果切菜时不小心把手弄破了,可把凤凰衣剥下来贴在伤口上,有收敛、止血、消炎的作用。

19 清明螺顶只鹅，清明蛋人人盼

温馨提示 把螺蛳烹调得美味可口的小窍门：首先要在养螺蛳的清水中滴上几滴豆油，使螺蛳通过吐故纳新，将脏东西排出体外，养两天后将螺蛳壳尖尾端剪去，利于食时容易嗫出螺肉，还利于烹调时调味品渗进螺肉中。

不少人，特别是老年人对吃鸡蛋怀有戒心，怕吃鸡蛋黄引起胆固醇增高而导致动脉粥样硬化。要知道"缺乏肉奶蛋，抗病能力会减半"，其实老年人，每天吃1~2个鸡蛋，既能满足机体的营养需要，也不会造成血管硬化。特别要提醒的是，切莫吃生鸡蛋，也不要豆浆冲生鸡蛋喝，因为豆浆冲生鸡蛋不容易消化吸收，若豆浆未彻底煮沸时还含有少量皂素，会使人出现恶心、呕吐、头晕、头痛等症状。

20 春天喝碗河蚌汤，不生痱子不长疮

解评　清明螺的风头刚过，四月的河蚌粉墨登场。蚌肉肥美，晶莹剔透，鲜嫩可口，蚌肉有良好的保健功效，更是筵席之佳肴。河蚌味甘咸、性寒，有清热解毒，滋阴凉血、养肝明目、消炎生肌、镇心安神、息风解酒之功效，适宜阴虚内热之人，如消渴、烦热口干、目赤、妇女虚劳、血崩、带下及痔瘘患者食疗，也适宜甲状腺机能亢进、高血压、高脂血症、糖尿病、胆囊炎、胆石症，泌尿系结石，尿路感染，红斑性狼疮者、湿疹、癌症等患者食用。吃河蚌可以达到预防痱子的功效，所以，老话说：**"春天喝碗河蚌汤，不生痱子不长疮"**。

河蚌是珍珠的摇篮，河蚌忍受了沙粒的磨砺，坚持不懈，终于孕育出绝美的珍珠，珍珠的莹润是河蚌痛苦的代价，也是河蚌的荣耀。

珍珠是千百年来人们爱不释手的瑰宝，它不仅在人们装饰品上大放光彩，同时在人们美容嫩肤上作用非凡。珍珠作为护肤圣品，用于美容养颜已有 2000 多年的历史，因其纯净天然，并蕴含丰富的氨基酸和微量元素锌、铁、锰等，而被广大女性追捧。慈禧太后就十分重视珍珠的美容作用，老年后皮肤宛如少女，肤色出奇鲜嫩，原因之一是她经常服用珍珠粉，她食用方法很讲究，必须拣小珍珠，颗颗晶莹透亮，并用银质磨臼，细细研磨，每隔 10 天服用一次，同时还用珍珠粉外敷体肤，因珍珠粉集抗皱、美白、保湿之大成，所以使皮肤柔软、光滑、细腻、白嫩而且富有弹性。又如我国京剧大师梅兰芳在花甲之年仍能扮演妙龄少女，且风姿不减当年，与他经常内服和外用珍珠粉有关。

河蚌除育珠外，蚌壳亦可入药，蚌壳可提制珍珠层粉和珍珠核，珍珠层粉含有 15 种氨基酸，与珍珠的成份和作用大致相同，具有清热解毒、明目益阴、止咳化痰、止痢消积等功能，可治疗痰饮咳嗽，胃痛，呃逆，白带，

湿疮等。河蚌真是浑身是宝啊！

蚌肉大多用于制汤，也可用烧、烩、炖、煮等烹饪方法，因为蚌肉本身极富鲜味，烹制时千万不要再加味精，也不宜多放盐。特别是"咸肉烧河蚌"，真是绝配好搭档，汤色白如乳，鲜美无比。有咸肉本身的咸香，在炖汤时不用加过多的盐，这样河蚌原来所独有的鲜味就得到了最完美的体现，可让人们品尝到"咸津津、鲜泽泽"的美味。

温馨提示 蚌肉性寒，脾胃虚寒、腹泻便搪之人忌食，尤其是感冒时不宜吃河蚌。注意挑选新鲜的河蚌，蚌壳盖是紧密关闭，用手不易掰开，用刀打开蚌壳，肉呈白色，颜色光亮，闻之无异臭的腥味。买回的河蚌，要用清水冲洗，除去泥肠，要拿硬物敲一敲"虎口"（是指河蚌用来走路的部分，肉质最为紧实）才能炖酥，然后用水焯，祛除蚌体内的黏液后才可以烹饪。夏季河蚌进入繁殖期，河水中蚂蟥、微生物增多，就不能吃了。

21 春季进补汤，祛寒数鸡汤

解评 春季进补，应注重气候渐暖、人体阳气逐渐上扬的特点，根据中医"春宜养阳，重在养肝"等理论，采用既要养阳，又要温和，以清补、柔补、平补的原则，鸡汤可为春季进补第一汤。鸡汤有温中益气、补虚填精、活血脉、强筋骨、健脾胃的功效。鸡汤蛋白质含量高，且易被人体消化吸收，能提高免疫力，防治感冒，有助于减少咳嗽次数、减轻鼻塞和咽喉疼痛感。

鸡汤做法千变万化，功效各有千秋。枸杞鸡汤有养肝明目之功效；灵芝鸡汤能增强免疫力，调节内分泌，防衰老；天麻鸡汤可治疗头晕目眩、脑卒中偏瘫，滋补治病，两全其美；绿豆鸡汤有养阴退热、清热解毒、止渴利尿之功效，女性特别适宜；海参鸡汤补肾润燥，养血补血好。

以鸡为原料的名菜不少，叫花鸡是江浙菜系的名菜之一，以江苏常熟叫花鸡最为出名。它是把加工好的鸡用泥土和荷叶包裹好，用烘烤的方法制作出来的一道特色菜；叫花鸡色泽棕红，油润光亮，肉细酥嫩，鲜香浓郁，营养丰富，风味独特。

符离集烧鸡因原产于符离镇而得名，是安徽宿州传统名菜，也是中华历史名肴，和德州扒鸡、河南道口烧鸡、锦州沟帮子熏鸡并称为"中国四大名鸡"。正宗的符离集烧鸡色佳味美、香气扑鼻，肉白嫩、肥而不腻，肉烂脱骨，嚼骨而有余香。

德州扒鸡色泽红润、肉质肥嫩、鸡皮光亮、味道鲜美。凡品尝者无不拍手称绝，被誉为"天下第一鸡"。

风味独特的锦州沟帮子熏鸡已有近 100 年的历史。熏鸡色泽枣红明亮、肉质细嫩、烂而连丝，味道芳香、食者赞不绝口，驰名国内市场。

白毛乌骨鸡为鸡中上品，营养价值最高，特别是氨基酸、铁元素、血清总蛋白和球蛋白质含量均明显高于普通鸡。在古代，因乌骨鸡的产量极少而被视为珍鸡，并被列为贡品，一直被认为是滋补珍品。中医临床的妇科常用药乌鸡白凤丸，主要用于气血两亏引起的月经不调、行经腹痛、肚腹冷痛、体弱乏力、腰膝酸软等症，具有补气养血、调经止带的功效而受到姐妹们的青睐。乌骨鸡也是冬季进补佳品，老话说：**"逢九一只鸡，来年好身体"**，指在每年冬至后（即农历俗称"九"之后），特别适合老人、儿童、产妇及久病体弱者食用，滋补体虚。

> **温馨提示** 老母鸡汤脂肪较多，较为性热，因此，春季应选择仔鸡做汤；另外有高血压、高血脂、胆囊炎和胆石症经常发作者、患有急性肾炎、急慢性肾功能不全或尿毒症的患者、有胃溃疡、胃酸过多或胃出血的患者，一般不宜喝鸡汤。春季进补除了鸡汤，还可以选择鱼汤，比如鲤鱼汤有健脾开胃的功能，可减轻水肿症状。

22 一鸽胜九鸡，鸽蛋赛人参

解评 鸽子又名白凤，其营养价值极高，能壮体补肾、健脑补神，提高记忆力，降低血压，调整人体血糖，养颜美容，延年益寿。既是名贵的美味佳肴，又是高级滋补佳品。

鸽肉蛋白质含量高，超过牛、羊、猪、兔、鸡、鸭等肉类，富含人体必需氨基酸，且消化吸收率在95%以上，脂肪含量低于其他肉类，所含钙、铁、铜等矿物质及维生素A、维生素B、维生素E等都比鸡、鱼、牛、羊肉的含量高。

鸽肉和骨内含有丰富的软骨素，具有改善皮肤细胞活力、增加皮肤弹性、改善血液循环使面色红润；因含有较多的支链氨基酸和精氨酸，可促进体内蛋白质的合成而加快创伤愈合。所以常被用于术后气血虚弱的首选滋补品。

鸽肉里含有丰富的泛酸，防止脱发、白发和未老先衰等功效，更是老人、孕妇、儿童、体虚病弱者的理想营养食品。民间称鸽子为“甜血动物”，贫血的人食用后有助于恢复健康。鸽肝中含有最佳的胆素，可以帮助人体很好的利用胆固醇，防止动脉硬化。

鸽蛋可与补药之王—人参相媲美，被誉为“动物人参”。含丰富的蛋白质、脂肪、矿物质和维生素，其蛋白质极易被人体吸收，故有“卵中佳品”之称。所以，老话说：**“一鸽胜九鸡，鸽蛋赛人参”**。

在人类历史上，作为天神的宠物，鸽子受到了广泛的尊敬，并被奉若神明。从神的象征到祭祀牺牲品、信使、宠物、食物，甚至是战争英雄，鸽子扮演过相当多的角色。鸽子是千禽万鸟中感情最为细腻、最有儿女情长、最乐于奉献的；雌鸽生殖时期能分泌“鸽乳”哺育幼雏，幼雏将喙伸入母鸟喉中去获得鸽乳。

人们利用鸽子有较强的飞翔力和归巢能力等特性，培养出不同品种的信

鸽。信鸽善于飞翔，最有吃苦耐劳、顽强拼搏、竞争夺冠的精神。鸽子是世界和平的象征，它口衔橄榄枝，不知疲倦地为人类和平和幸福快乐的生活而奔走相告。今天，我们赞美鸽子美德、颂扬鸽子精神，要以鸽子的美德和精神促进人类精神文明的发展，促进人类与自然、社会的和谐共处。

温馨提示 鸽肉四季均可入馔，但以春天、夏初时最为肥美。清蒸或煲汤能最大限度地保存其营养成分，也可烤、炸、做小吃、煮粥等。鸽子每次半只（约80~100克），鸽蛋每天2个为宜。

红枣茵陈汤，肝病好单方

解评 红枣茵陈汤（红枣 15 枚、茵陈 30 克，将茵陈装于纱布袋中，扎紧袋口。加水 500 毫升，煎至 300 毫升，食枣饮汤）能促进胆汁分泌、利胆退黄、清热利湿、护肝明目的功效，适用于急性黄疸性肝炎、慢性肝炎恢复期；同时具有降压、利尿、解热、降血脂，有很好的保健功能。中医常说上工治未病，春天肝炎常多发，更要剪断传染源。

老话说：**"三月茵陈四月蒿"**，传说是华佗三试青蒿而编的谚语。华佗面对一黄痨病人无法治愈而苦恼。但后来却看到病人康复了，问吃了什么药？他说吃了一种野草。华佗一看是青蒿，便采集给其他黄痨病人试服，但均无效果。华佗又去问吃的是那月的青蒿，他说三月里的。华佗想可能三月阳气上升蒿子有药力。第二年华佗采集三月的青蒿治黄痨，果然一吃一个好，但到四月青蒿却无效了。第三年三月，华佗又把根、茎、叶分别进行试验证明，只有幼嫩的茎叶可入药治病，并取名"茵陈"。他还编歌供后人借鉴："三月茵陈四月蒿，传于后人切记牢。三月茵陈治黄痨，四月青蒿当柴烧"。华佗三试青蒿的精神值得我们继承发扬。

茵陈性苦、微寒，可清热、利湿、退黄，茵陈富含维生素 C、维生素 B 和人体所需的 20 余种氨基酸及多种微量元素。是中医临床防治肝病的要药。

茵陈除药用外，也是春季防病美味佳蔬，可凉拌，也可蒸、煮、炒食。味道清香鲜美、甘甜爽口。凉拌茵陈可利湿退黄，祛风明目，适合湿热黄疸、小便不利、风痒疥疮、两目昏花、夜盲症者食疗。做法是：取茵陈嫩茎叶洗净，入沸水锅焯透，捞出挤干水份，切碎放盘中，加入精盐、味精、白糖、麻油、拌匀即成。另外，还有茵陈炒肉丝、茵陈粥、茵陈窝头等许多食用方法。

红枣含有蛋白质、脂肪、糖、有机酸、胡萝卜素及多种维生素和微量元素。红枣能益气补血、健脾和胃、祛风，有促进肝脏合成白蛋白的功效，能提高人体的免疫功能。

"单方一味，治病出奇"这种说法尽管有些过分与夸张，但也值得人们引以深思：一是药物不分贵贱，关键是对症下药，不一定非要贵药不可，不值钱的药也能起到药到病除的效果；二是说明不论大病小病并非要找名医不可，尽管名医知识广博、治病经验丰富，特别对一些疑难杂症确有独到的造诣，但对一些常见病，目前一般诊所、普通医生都能诊治，也能药到病除，不必多花时间、多花精力、多花钱财，非要到大城市、找大医院、寻名大夫不可。可喜的是，我国中医学对药用的动植物加强了研究开发与利用，许多名不见经传的单方、验方、秘方不仅上了医书，还进了医院，在治病救人方面发挥了很好的作用。

话得说回来，目前民间也有因滥用秘方、神方而致病情加重，甚至于中毒死亡的。一些癌症患者到处打听民间秘方，甚至把它当作"救命稻草"，也不问病情，千人同一方，万人共一药，而出了问题。据报载，杭州有个54岁癌症患者，轻信以毒攻毒的神方，放弃医院治疗，连续吃了3天癞蛤蟆导致中毒死亡。奉劝癌症患者在尝试民间秘方前还是先征求一下医生的意见为妥。

温馨提示　春天山间田野里随处都能采摘到茵陈，但是，吃茵陈有很强的时令性，莫到茵陈"当柴烧"时再用。三月幼苗高约三寸左右时采收，入药以质嫩、绵软、灰绿色、香气浓者为佳；茵陈在中药房也可买到。在做茵陈粥时，应以稀薄为宜，脾胃虚寒者不宜选用。

百草出芽，百病易发；菜花黄，痴子忙

解评 春回大地，万物复苏，到处呈现桃红柳绿、莺歌燕舞、百花竞放、欣欣向荣的明媚春光。但温度的上升，也最适于细菌、病毒等微生物生长、繁殖、传播，因此也是传染病的好发季节，易发生流感、肺炎、支气管炎、麻疹、水痘、流行性脑膜炎、猩红热、腮腺炎以及病毒性心肌炎等病。除了传染病外，春天也容易引发久治不愈的痼疾，例如过敏性鼻炎、偏头痛、高血压、气喘、关节炎、肾炎、春季皮炎等。所以，老话说：**"百草出芽，百病易发"**。

人有 80% 的时间是在室内度过，儿童和老人在室内的时间甚至可以达到 95%。而温暖、光照差、空气不流通的房间很适于细菌、病毒的生长繁殖，从而增加人体患呼吸道疾病的机会。因此，要特别注意讲究卫生，消除病虫害以杜绝病源，多开窗通风、阳光照射是最简便、经济的空气消毒法，老话说："**开窗通风，百病灭踪"**。

开窗通风有利于保持室内空气新鲜。能够把对人体有益的负离子引到屋里来，空气中的负离子能够改善人体免疫系统、呼吸系统以及中枢神经系统的功能，调节大脑皮层的兴奋性，对于人体的健康有非常重要的作用，绝不是可有可无的小事。通风的同时注意防尘，用湿的抹布、拖把有助于防止尘土飞扬及调节室内的湿度。

开窗通风也有讲究，希望多关注城市空气质量状况，低于"良"时，不要长时间开窗；上午 9~11 时、下午 2~4 时，这两个时段内，沉积在大气底层的有害气体已经散去，开窗换气效果较好，可每天开窗 2~3 次，开窗通风 30 分钟即可使室内空气中的细菌数减少 70% 以上，是预防呼吸道疾病的有效措施之一。

室内摆放一些吊兰、仙人掌等盆景，既可美化环境，又可吸附甲醛、苯等有害气体，减少室内有害物质。吊兰能在微弱的光线下进行光合作用，可吸收室内 80% 以上的有害气体，吸收甲醛的能力超强；同时能将火炉、电器、塑料制品散发的一氧化碳、过氧化氮吸收殆尽，还能分解苯、吸收香烟烟雾中的尼古丁等比较稳定的有害物质，一盆吊兰在 8~10 平方米的房间内，就相当于一个空气净化器，故有"绿色净化器"之美称。仙人掌被称为夜间"氧吧"，它多在晚上比较凉爽、潮湿时进行呼吸，吸入二氧化碳、释放出氧气；仙人掌也是吸附灰尘的高手，室内放置一个仙人掌，特别是水培仙人掌，可以起到净化环境的作用。

在阳台可种上紫苏、薄荷和金银花。紫苏叶泡水喝，可疏风、润燥、散寒，有助于治疗风寒感冒、肺燥咳嗽，做鱼放紫苏叶能解一切鱼腥的毒；薄荷性凉，入肺经，有疏风散热、疏肝清目、利咽散寒等功效；金银花性甘寒，气味芳香，有清热解毒、消炎止痛及抗病毒功效。所以，老话说："阳台三盆花，**药费不用花。看着心情好，吃着身体好！"。**

另外，注意饮食、生活作息要规律，家中老人和幼童都要特别小心，尽量避免出入公共场所以预防疾病的发生。

老话说：**"菜花黄，痴子忙"**。春季身体容易犯困，精神也容易犯困，身体春困不是病，可精神犯困却十分危险。据统计，春季精神病发生率占全年的 30% 以上，3~5 月份（特别在油菜花飘香的 4 月份达到顶峰）精神病复发率约占全年的 70% 以上。故老话说**"三月桃花红，躁郁易发疯"**。这是由于精神病患者对气温、气压等气象要素的变化高度敏感所致，春季气候变化最为剧烈和频繁。人体神经系统、内分泌系统易在阴晴雨湿交错变化的季节疲于调节，而引起大脑松果体等分泌激素及神经功能方面紊乱，出现失眠、多愁善感、烦躁不安等症状，引发紧张、焦虑等不良情绪。

患者有的表现为失眠、情绪不安、发怒、狂妄、骚动，常发生过激冲动性行为；有的表现为忧郁、安静，出现呆若木鸡的神态。春季应特别注意预防精神病患者的病情复发，保证充足的睡眠，按时服药，尽量营造温馨环境调适患者心理状态，一旦发现反常，应及时就医；使病人安全地度过春天危险季节，否则会耽误病情，害了患者、苦了家人。

温馨提示 对于有心理危机的人，如果发现"突然沉默寡言"，要引起重视，因为精神病患者初期往往首先表现出与过去较大反差的沉默寡言，进而出现其他症状。家人可以采取一起出去踏青、多与自然接触、多和家人朋友交流沟通、帮助调整情绪、保证充足的睡眠等措施来有效地化解不良情绪，预防精神病的发生。

24

百草出芽，百病易发；菜花黄，痴子忙

25 春游去踏青，春暖防过敏

解评　春天百花盛开，是外出踏青问柳、登山赏花、临溪戏水、享受明媚春光的大好时机，因此有"梨花风起正清明，游子寻春半出城。日暮笙歌收拾去，万株杨柳属流莺""春城儿女纵春游，醉倚楼台笑上楼。满眼落花多少意，若何无个解春愁"等脍炙人口的诗句，也有**"常在花间走，活到九十九"**的老话。但是，每当春暖花开之际，花粉在空气中飘散时，很容易被人吸进呼吸道内，有过敏体质者吸入这些花粉后，就会产生过敏反应。

过敏反应主要症状是：总是感到鼻子里面奇痒难忍，接连不断打喷嚏、流清涕，眼睛红肿、奇痒流泪，有的人还会出现头痛、胸闷、哮喘等，弄得吃睡不香，无心玩耍。这些人多是接触某种花粉后引起的过敏反应，又称为"花粉症"。过敏发作期间，要脱离过敏环境，选用抗组胺类药治疗。

预防花粉过敏措施：过敏体质者应尽量少去植物园等花草树木繁茂的地方赏花，居室内也少放或不放花木，减少接触花粉的机会。在花粉期到来前数周，可预防性用药，如选择使用色甘酸钠吸入剂，该药对花粉症有较好的预防作用。

有些青年女性出游踏青回来发现脸上雀斑增多、褐斑加重，这是由于对阳光中紫外线过敏所致。据测定，紫外线的强弱与纬度、季节云层的厚薄以及时间等有关系，而与气温的高低无关。一年之中，春季阳光中紫外线含量最高，人对紫外线的敏感性也最高，需注意防晒。

还有一些女青年在春天易生一种叫作"桃花癣"的皮肤病，表现为脱屑、瘙痒、干疼等症状；也有的表现为红斑、丘疹和鳞屑等。其实桃花癣并不是"癣"，它实际上是春季好发的单纯性糠疹、脂溢性皮炎及春季皮炎等皮肤病的总称。单纯性糠疹的发病，可能与风吹日晒过多、消化不良、维生素不足、皮肤干燥等因素有关。脂溢性皮炎和春季皮炎发生，与内分泌紊乱、消化不良、吃刺激性食物、维生素不足、使用伪劣护肤用品和风吹日晒等因素有关。

温馨提示 可以去医院作血清特异性过敏源检测，以帮助判断是否属过敏体质。有过敏体质的人，多吃水果和新鲜蔬菜，如富含维生素 A 的胡萝卜等；不宜吃易致皮肤过敏的虾蟹类；不用劣质化妆品。对于季节性皮炎预防可于易发季节前 1~2 周口服抗过敏药物。平时用冷水洗脸，尤其是患皮炎后，更要坚持用冷水洗脸，不用热水烫洗，更不能搔抓。

26 春日阳光暖洋洋，晒得身心都舒畅

解评 在春光明媚、风和日丽、鸟语花香的日子，春天的阳光格外明媚，温暖却不强烈，像年轻母亲的手，温柔地抚摸你。春天使人感到温暖、柔和，是人们到外面享受阳光爱抚的大好时光，晒太阳能增加维生素 D 的摄入、促进钙的吸收，预防骨质疏松，强身健体，使人身心都舒畅。所以，老话说："**春日阳光暖洋洋，晒得身心都舒畅**"。

老话还说：**"春日阳光晒后背，疏通经络暖暖胃"**。这是因为春天晒晒后背，能疏通背部经络，驱除寒气，对心肺、脾胃大有裨益，有助改善消化功能。中医认为"前为阴、后为阳，晒后背，能起到补阳气的作用"。有风湿性关节炎的人，春天晒太阳能活血化瘀，缓解病情；晒双腿能很好地驱除"老寒腿"的寒气，有效缓解小腿抽筋，使双腿骨骼更健壮，腿脚更轻便。

中医认为"头为诸阳之首"，是阳气汇聚的地方，五脏精华之血、六腑清阳之气，皆汇于头顶正中百会穴，是晒太阳的重点。不要戴帽子，让阳光洒满头顶，可通畅百脉、调补阳气、补钙生发。小孩子晒晒头顶，有助于大脑的发育和头部骨骼成长。

要想减"冬膘"，开春享日照。晒太阳能够减"冬膘"还有实验依据呢！美国明尼苏达大学对 38 位体重超重的人群开展的实验显示，他们通过日晒合成的维生素 D 越多，减重也就越多，因此每天至少一小时的户外日光照射是必需的。

温馨提示 隔着玻璃晒太阳，起不到应有的作用。不同年龄晒太阳的时间应有区别：婴幼儿每次 15~30 分钟，老年人每次 20~30 分钟，

中青年可以适当多一些，每次 1~2 小时。上午 9~10 时、下午 4~5 时，因正值紫外线中的 a 光束占上风，是储备体内"阳光维生素"的大好时段，可使人体产生维生素D，促进肠道钙、磷吸收，有利于增强体质。

春日阳光暖洋洋，晒得身心都舒畅

27 常洗衣服常洗澡，常晒被褥疾病少

解评 老话说：**"常洗衣服常洗澡，常晒被褥疾病少"**，谚语告诉我们应该养成良好的生活习惯，就会少得疾病、健康长寿！

衣服吸附身体排出的废水、废气、脏物，对外起防止灰尘、细菌侵入身体的作用，是一道隔绝体内外的屏障。因此老话说：**"洗澡不换衣，满身痒兮兮"**，衣服一定要勤洗勤换，保持干净。洗衣服要用冷水或40℃左右温水浸泡十分钟，可更好地发挥洗衣粉里多种酶的催化剂作用，但要注意千万不能用热水，热水会使酶失去活性。衣服要勤洗晒，让日光中的紫外线进行杀菌消毒；衣服收藏时要注意防霉、防虫，存放时间较长的衣物，要洗后再穿。

洗澡是一个人最为放松的时候，不仅能清除汗垢油污，改善皮肤和肌肉的血液循环，舒筋活血、消除疲劳、洗澡后会感到神清气爽、轻松愉快、睡眠改善，皮肤的代谢功能和抗病力增强，皮肤更健美；温水的浸泡或冲洗，还能够治疗某些疾病。洗澡水温应与体温(35~37℃)接近为宜,若水温过高，会使体表血管扩张，供应大脑和心脏的血液减少，加之出汗丢失体液，极易造成晕倒甚至心脏病发作。孕妇洗澡时的水温更要注意不要太高，以防胎儿缺氧影响发育。洗澡水过冷会使皮肤毛孔突然紧闭、血管骤缩，体内的热量散发不出，会使人感到肩膝酸痛、四肢无力或腹痛，甚至可诱发关节炎及慢性胃肠疾病。

无论春夏秋冬，每次洗澡时间以15~30分钟为宜。洗澡顺序：先洗脸，再洗身子，后洗头。淋浴的好处：一是预防交叉污染；二是对穴位的"按摩"。盆浴的好处是可以加入煎好的中草药。现在的冲浪浴，水从不同的方向冲向人的身体，也是对穴位的"按摩"。洗浴时，可以结合按摩，如搓背，丝瓜络是搓背最好的工具，它本身就是一味中药，具有通经活络的作用。

夏季人体新陈代谢旺盛，出汗较多，每天应冲洗1次；春、秋季天气不

第一篇 春回大地万物生，春捂防病添精神

热,隔天洗一次;冬天则不要勤洗澡,冬天干燥,需要皮肤分泌油脂保护肌肤。冬天洗澡的次数因人而异,身体较胖和皮脂腺分泌旺盛者,可适当增加次数;老年人皮脂腺分泌减少,应适当减少次数;如果洗澡过勤,尤其是经常使用沐浴露或香皂必然会破坏油脂层,导致皮肤干燥,出现瘙痒等症,并容易导致皮肤提早老化。洗头也不要过勤,头皮分泌的油脂对头发起一定的滋养作用,如果洗头过勤,会使头发干涩、发黄。

睡觉时身体会出汗,水分被困在被子里出不去,就使被褥的棉花潮湿发硬。被子上吸附了来自空气和人体的细菌、尘埃等有害物质,还有肉眼看不到、摸不着、远远小于1毫米的螨虫,靠食用人体自然脱落的皮屑生存,并产生引起人体各种过敏的物质。若在阳光灿烂时晒被子,紫外线有强力的杀菌作用,在阳光和空气流动的作用下,有害的病毒、细菌、螨虫在很短时间内就会被杀灭。

晒被褥要选择风和日丽的天气和在空气干净的地方,尽量避免大风天,以防止空气中的飘尘和花粉等落在被褥上,使晾晒过程中受到"二次污染"。每天中午11点到下午2点晾晒被褥最为合适。晒完只需用软毛刷轻轻刷一遍,去掉浮尘即可,不要用力拍打,因会把温热的空气拍出棉絮,使蓬松度下降,也会使纤维断裂,容易结块。晚上盖着晒过干爽的,温暖舒适的被子,闻着甜甜阳光香味的被窝,真是惬意之极!

温馨提示 新买的内衣要先洗后穿,因衣服在制作、保管过程中要使用多种化学添加剂和防霉消毒剂,对人的皮肤有刺激作用。新被褥在使用前,也要拿到阳光下晒一晒,羊毛被褥和羽绒被褥不要在日光下暴晒,只要在阳台等通风处晾一小时就可,如放户外晾晒,最好盖一层薄布,尽量避免或减少阳光直照对其纤维造成损害,以延长使用寿命。

27

常洗衣服常洗澡,常晒被褥疾病少

百练不如一走

解评　经过冬三月的收藏，迎来春光明媚、万物生长、鸟语花香的季节，人们要适应阳气升发的特点，多做户外活动，到山清水秀的郊外春游，到空气清新的大自然中去跑步、打拳、做操……。如果有人问："最好的运动是什么？"回答可能是千差万别，叫人无所适从。其实老祖宗早就教导我们，**"百练不如一走""百练走为先"**，意思是说，不论哪种运动，都没有超过走路的优越性。步行是人类最古老的，与生俱来的锻炼方式哩！1992年世界卫生组织也提出：最好的运动是步行。好就好在最简便、最安全、最有效，不分城乡，不论贫富，人人可行。

步行，是涉及全身组织器官的运动，人体60%~70%的肌肉参与，有利于对骨骼进行力量训练，能明显增强腿脚骨骼和肌肉力量，释放出润滑液使人的关节灵活，相对于一瓶瓶补钙剂来讲，走路是个经济方便的保钙运动。美国科学家对一组大于60岁患有膝骨关节病人进行研究，发现每天都能坚持行走的老人3个月后明显改善了行走困难和平衡失调的症状，基本解决了因平衡失调造成的跌倒问题。

步行，能增强呼吸肌、增大肺活量，能有效预防呼吸系统疾病，使感冒和呼吸系统疾病几率降低30%。

步行，是防治癌症的有效运动。英国慈善组织漫步者协会和麦克米伦癌症援助组织共同指出，如能每天坚持20分钟内走完1英里，对乳腺癌、前列腺癌、肠癌的治疗都有明显益处，最高可降50%死亡风险。法国一项涉及400万女性的研究显示，任何年龄段的女性坚持每天快走1小时都能使患乳腺癌风险降12%。美国哈佛大学公共卫生学院对7万人的长期研究发现，每天走路1小时，可使患大肠癌风险降低一半。

步行，可以刺激脚底许多穴位，长期走路锻炼，起到辅助降血压的效果，高血压患者步行，以中速为宜，可促进四肢及内脏器官的血液循环，减少心肌梗死的可能性。一周步行三个小时以上，可降低罹患心血管疾病风险35%~40%。冠心病患者应在餐后1小时后再缓慢行走，以免诱发心绞痛，每日2~3次，每次半小时，长期坚持可促进冠状动脉侧支循环形成，有助改善心肌代谢，并减轻血管硬化。

步行，可辅助降血糖。东南大学附属中大医院内分泌科医生报道："某些情况下，一项有效运动的降糖效果可达1.8，而有些降糖药一片的控糖效果还不到1"。坚持行走锻炼，可使患糖尿病几率减少一半，难怪对糖尿病患者的忠告是：**"迈开腿，管住嘴"**。糖尿病患者行走时要挺胸摆臂，用力甩腿，步伐尽量加大，最好在餐后半小时进行，以减轻餐后血糖升高。新西兰奥塔哥大学的研究发现，早午晚餐后都散步10分钟，效果比一次散步30分钟更好。

步行，可促使脑部释放内啡肽，使心情愉悦，对调节精神心理状态等均有良好的作用，《神经学》期刊的最新研究报道，一周三天，每次步行1小时，就能"走"掉老年痴呆症；甚至那些已患老年痴呆者，也能逆转。

步行，可增强消化腺分泌功能，促进胃肠蠕动，能减少人体腹部脂肪，使人体形更美。对改善习惯性便秘和防治肥胖症都有良好作用。胃肠病患者可采用摩腹散步法，两手旋转按摩腹部，每走一步按摩一周，顺时针和逆时针交替进行，以每分钟30~60步速度走3~5分钟，休息一下，量力而行。

医学研究证明：一个人每天要达到最低限度的运动量，应该消耗200~300千卡热量。这与快走一万步消耗的热量相当。有心万步走的人，总能见缝插针，能步行就不乘车，下班之后坐公交，提前一两站下车步行，忙里偷闲坚持步行。年纪大的人一般走到6000步以上就可以了。

著名科学家爱因斯坦，一生与步行结缘，一次他到比利时王国访问，热情欢迎他的人们在张灯结彩的火车站找不到他，原来他在前一站提前下车步行到王宫。当国王和王后问他缘故时，他说："我生平喜欢步行，运动给我无穷的乐趣"。一生喜欢步行锻炼的著名生理学家巴甫洛夫，80岁高龄时还经常背着重物走在大街上。

当今，步行运动已经风靡全球，每天以步行锻炼的人数以亿计，到处可以看到人们三三两两或快或慢、或走或跑的身影，每天还可用手机观看朋友圈中步行数排名呢！步行族们，让我们踏着欢快的春风舞步，迈入炎夏、走进凉秋、走过寒冬。

温馨提示 走路虽然人人都会，但姿势不对，效果大减！正确的步行姿势应该是抬头挺胸，目要平视，躯干自然伸直；收腹，身体重心稍向前移；上肢与下肢配合协调，步伐适中，两脚落地有节奏感，每跨出一步要按照后脚跟、脚心、脚尖顺序着地，学会走路就能踏上健康路。步行的最佳时间 9:00~11:00、15:00~21:00。从消化功能而言，饭后必须保证胃肠道有充足的血液供应，以便进行食物消化；若饭后马上行走，会延缓消化液的分泌，影响胃的消化功能，容易诱发消化不良。步行的益处，不是一朝一夕之功，千里之行，始于足下，贵在坚持，必须一步一步地积累！

糊成纸鸢一线牵，凭借春风上青天

解评 纸鸢又名风筝、鹞子等，早在2000多年前的春秋战国时期（公元前770年~公元前476年），《墨子·鲁问》中有关风筝记载"公输子削竹木，以为鹊，成而飞之，三日不下……"。仅从这一点就可体现我国古代劳动人民的聪明才智，以及在制作技术方面达到了令现代人也倍感惊叹的水平。汉代发明纸以后，风筝用纸张糊制，称作"纸鸢"。古人用竹笛装于纸鸢之头，临风嗡嗡作响，有如筝声，故而得名"风筝"。

古人利用风筝进行测距、通讯、侦察。传说公元202年，汉王刘邦率大军把楚霸王项羽的楚军重重包围，为瓦解项羽部下的军心，在风筝上系上小竹笛，借夜晚大雾迷蒙之机放飞到楚营上空，竹笛迎风作响，汉军配合笛声高唱楚歌，士兵听到熟悉的乡音旋律，思乡之情顿起，士气低落，不战而败，楚王自刎乌江边。这是风筝作为军事工具"吹散楚王八千子弟兵"的典范。从唐朝开始风筝由军用转为人们生活中饶有趣味的娱乐工具，放风筝成为人们喜爱的户外活动。

历代文人墨客曾写下不少形象生动、令人赏趣的风筝诗。唐代诗人高骈的《风筝》："夜静弦声响碧空，宫商信任往来风。依稀似曲才堪听，又被风吹别调中"。当时放风筝不仅装有弦或笛，有时还把明亮豪华的灯笼带到夜空，犹如"花雨阵洒仙凡路，红灯遥映碧宵空"。元朝诗人谢宗可的诗："孤骞稳驾剡溪云，多少儿童仰羡频，半纸飞腾元在己，一丝高下岂随人"，把放鸢取乐形象地展现在我们的眼前。清代诗人高鼎的七绝《村居》："草长莺飞二月天，拂堤杨柳醉春烟。儿童散学归来早，忙趁东风放纸鸢"，诗人眼里春天欢乐的主角不仅仅是草长莺飞、杨柳拂堤的美景，更是放学跑回家，迫不及待、兴致勃勃地将风筝放上蓝天的孩子们。诗人们把早春的迷人与醉人渲染得淋漓尽致。

1984 年以来，一年一度的"国际风筝会"均在潍坊举行；1988 年第五届国际风筝会将潍坊定为"世界风筝都"；1989 年第六届潍坊国际风筝会期间，成立了由美国、日本、英国、意大利等 16 个国家和地区风筝组织参加的"国际风筝联合会"，总部设在潍坊。潍坊成为世界风筝文化交流的中心。离潍坊 15 公里的杨家埠村，是风筝的故乡，风筝以做工考究，绘制精细，起飞高稳而闻名，分为串子类、板子类、立体类、软翅、硬翅和自由式六大系列，六十多个品种。

极目远眺风筝的千姿百态，眼肌得到调节、放松，能消除眼睛疲劳，保护和增强视力，对预防近视有特殊功效。放风筝，需手、眼配合和四肢的活动，起到疏通经络、灵活四肢，对肩周炎、颈椎病等症有缓解作用；跑跑停停，呼吸新鲜空气可以增强心肺功能、强身健体。

放风筝确实让人感到有一股向上的力量在牵引着你，风筝挣扎着仿佛要脱开你的约束离你远去；但只要线不断，无论飞得多高、多远，它永远会在你的掌握之中。人生就应该像风筝一样在广阔的天地里，有不断向上的勇气和力量，才能飞得更高更远；但无论你身在何处，家，永远是牵引你那头的人。这是放风筝让我们懂得的哲理。

温馨提示　放风筝是特别适合青少年和老年人的活动。老年人在放风筝时要注意保护颈部，不要长时间的后仰，可选择后仰与平视动作交替进行。使用手套、太阳镜可有效保护手、眼睛，必要时也可配个围巾来保护脖子。放风筝最好两三人搭伴，选择平坦、空旷的场地，不要选择湖泊、河边以及有高压电线的地方，以免发生意外。放风筝前要看天气预报，如果是 2~3 级的风，就很适合放风筝；4 级以上的风力，最好就不要放了，因风力大，会造成风筝损坏，风筝线控制不好极易伤人。

30 我和姥姥去踏青，游完灵隐采艾青

　　记得从我读初中开始到去黑龙江生产建设兵团前的十年间（1960~1969年），算来那时姥姥也是60多岁的小脚老太了。可每年开春，我和姥姥都要外出去踏青。我们早早起床，姥姥烙上几个韭菜麦饼、煮上几个茶叶蛋和灌上满满一军用水壶的白开水，还美其名曰"兵马未动，粮草先行"。然后就坐公交车到灵隐，游完灵隐寺后，我俩就沿着九里松一路往回走，一边采马兰头和艾青；当采满两大布袋后就开始游西湖，我们往往是一年翻越苏堤到花港观鱼小歇，再到净慈寺、沿南山路走回家；隔年就走到平湖秋月小歇，翻越白堤到六公园，再沿湖滨路走回家。

　　漫步在桃红柳绿、鸟语花香的西子湖畔，欣赏如诗如画的人间美景，一边回忆往事。记得姥姥几次提到："记得不，小时候在乡下我就和你说，上有天堂，下有苏杭；杭州西湖六吊桥，一株杨柳一株桃；幼谷（我的乳名）快快长，长大上杭州，妈妈就住西湖边，我们一起游仙景。其实这些美景也是你爸爸放暑假回来描述给我听的，现在是真正来到人间天堂哦！"姥姥还和我说："小时候在乡下，你爸爸妈妈不在身边，我是多么担心你生病啊，幸好你的身体很争气，一直没灾没病"。回想起来其实是姥姥采取了许多保健措施，姥姥经常一边唱着小曲，一边顺时针方向抚摸我的肚脐周围"摸摸囡囡，百气消和，小儿不贪吃多多"；每天晚上睡觉前用热水泡脚说："热水泡泡脚，胜过吃补药"；一边洗还一边按摩足三里说："按摩足三里，吃只老母鸡"；早上起来给我梳头，总要用手指按摩头部、面部说："摸摸囡囡头，一天精神足，摸摸囡囡脸，身体得康健"。

　　春游回家后，我帮助姥姥把马兰头和艾青洗干净，姥姥把买来的春笋，每株分3段：最嫩的用来凉拌马兰头；中段和韭菜、豆腐干一起切丁拌后用作盐味青团馅；老的那段用作炒油焖笋。那时候包青团的细沙也是姥姥自己

亲手做的，把赤豆煮熟放在淘米箩里，再把淘米箩放到有水的脸盆，搓碎赤豆，细沙流到水中，赤豆皮留在淘米箩，再把带水的细沙倒入布袋把水挤干，然后用猪油、白糖和细沙一起炒好就可用作包甜青团了。现在每当春天来临，姥姥做的美味韭菜麦饼、凉拌马兰头、香糯的青团子和端午粽就会浮现在我的眼前。

我要感恩我的姥姥，是她的教导培养我良好的生活习惯，因此有一个结实、健康的身体，也是她给了我许多灵感来编写《四季养生谚语》。

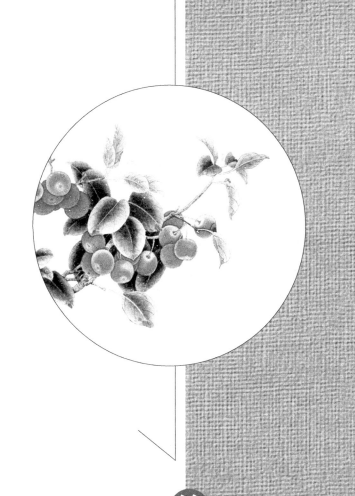

第二篇

夏伏天热心静长，饮食消暑保健康

① 立夏日，吃补食

解评　夏天是一年中天阳下济、地热上蒸、天地之气上下交合、万物新陈代谢最旺盛的时期，也是一年阳气最盛、万物茁壮生长、各种植物枝叶茂盛、开花结果的季节。夏季起于立夏，经小满、芒种、夏至、小暑、大暑，止于立秋前一日共六个节气。

立夏表示夏天开始，夏季养生要顺应夏长的特点，着眼于一个"长"字，遵照中医"夏调心"的原则，注意补心气、护阳气。夏季人体毛孔开放，使汗液排出，以调节体温、适应暑热的气候，夏季也是机体最易受风寒湿邪侵袭的时期。

人们在立夏就开始注意夏季保健，老百姓常有"立夏日，吃补食"的习俗，也称"立夏尝新"。其时豌豆粒满、新笋登场，南京人认为"食豌豆糕不疰夏"。嵊州人认为，在立夏日吃蛋拄（意为"支撑"）心，吃笋拄腿，吃豌豆拄眼，秤人拄身。立夏吃蛋能使心气精神不受亏损，强健身体；老话说："立夏不吃蛋，上坎跌下坎""立夏吃了蛋，石头能砸烂"。吃竹笋希望双腿像春笋那样健壮有力，跋涉千里。豌豆形如眼睛，吃豌豆祈盼眼睛清澈明亮，无灾无病。在立夏吃这些食物，往往寄托着人们祈福保平安的愿望。

立夏秤人的习俗也很风趣：一面打秤花，一面要讲吉利话。秤小孩要说"秤花一打二十三，小官人长大会出山。七品县官勿犯难，三公九卿也好攀"；秤姑娘时要说"一百零五斤，员外人家找上门。勿肯勿肯偏勿肯，状元公子有缘分"；秤老人要说"秤花八十七，活到九十一"。立夏秤人拄身的习俗，是人们希望不疰夏、不瘦身、安度夏天哩。

第二篇　夏伏天热心静长，饮食消暑保健康

温馨提示 立夏日吃蛋最好是咸鸭蛋，其中红心咸蛋更是久负盛名，它美味可口，清香四溢，富有营养，老少皆宜，咸鸭蛋钙的含量比鲜蛋大大提高，是夏日补钙之上品。

❷ 贪凉失盖，不病才怪

解评 夏天温度高，睡觉时会感到闷热，许多人喜欢赤着上身睡觉，不盖被子，露脐而眠是一种坏习惯。老话说：**"冬睡不蒙头，夏睡不露肚"**。中医称肚脐为"神阙"或"脐中"穴，是保健要穴；因为肚脐是人身上脂肪层最薄的地方，也是人体对外界抵抗力最薄弱的部位，肚脐通人体内外，最易受风寒湿邪侵袭入体内。露脐而眠会着凉受寒，引起感冒、胃肠不适，诱发胃肠痉挛、腹痛、腹泻等疾病。所以，老话说：**"夏秋防着凉，免得伤胃肠""贪凉失盖，不病才怪"**。

夏天在树荫下、水亭中、凉台上乘凉的时间不宜太长，也不要在房檐下、过道里，且应远离门窗之缝隙。老话说：**"最毒穿堂风""避风如避箭"**。因为夏季暑热外蒸，汗液大泄，毛孔开放，机体最易受风寒侵袭；切不可在室外露宿、卧居潮湿之处及坐冷石、冷地。老话说：**"夏不睡石，秋不睡板""脚对风，请郎中""坐卧不迎风，走路要挺胸"**，睡眠时亦不可让电扇、空调直吹人体，这些老话都是老百姓长期生活实践经验的总结，照着去做就会少生疾病、健康长寿。另外，夏日天热多汗，衣服要薄一些，衣衫要勤洗勤换，久穿湿衣或穿刚晒过的衣服会刺激皮肤，使人得病。

温馨提示 使用空调的房间还要注意室内外温差不要过大，室温在26~28℃为宜。开空调不要连续十个小时以上，要经常开窗透气，这样不仅使室内空气新鲜，也可延长空调的使用寿命；室内放盆水能保持湿度，避免因空调排水引起空气干燥，使人体水分流失过多。

第二篇 夏伏天热心静长，饮食消暑保健康

74

伏天汗不流，病来急白头

解评　夏天外界温度高，人体为了保持恒温，就不断地排汗散热，这是自然规律，养生最重要的就是要"顺应天时"。但现在一些人硬要与大自然"拧"着干，活得就像反季节蔬菜一样，恨不得天天躲在冬暖夏凉的"空调房"里，这就导致了夏天本该是出汗的季节，却出不了汗！还有一些人，怕汗臭味让人觉得尴尬，出门时涂上止汗露，以防汗水把衣服弄湿，花尽心思让自己不出汗，这些做法完全违背人体的生理规律。不出汗，造成代谢紊乱，体内湿气、毒素大量堆积，吃不香、睡不着，免疫力下降，感冒、便秘、关节炎就会找上门，高血压、高血脂等慢性病及心血管疾病发病率会成倍增。汗腺是人体的"空调"，被闲置长期不用，就丧失了一条重要排毒管道，一旦走到热浪滚滚的室外就难以适应，对高温的耐受力下降甚而中暑。所以，老话说：**"伏天汗不流，病来急白头"**。

中医认为，适当出汗是身体阳气顺畅、津液充足的一个表现。古代名医张子和曾说过"内毒外排，祛邪安正，疾病自愈"。"内毒外排"要通过人体三大排泄系统：皮肤、大肠、泌尿道，皮肤的任务就是出汗。成年人全身皮肤有 200 万~500 万个汗毛孔，当体温升高时，汗毛孔会像开窗通风换气一样自动打开，体内的毒素、体表的污物通过汗液被大清除，也帮助消除痘痘和粉刺，使皮肤变得细腻有光泽。有研究显示，汗液中可以检测到与尿液中浓度相当的重金属成分，如砷、镉、铅、汞等有害物质，有时浓度甚至会比尿液更高。因此出汗是最好的排毒防癌方法。

夏天多出汗能提高人体抗菌和抗病毒的能力。汗液中含有的抗菌肽能有效地抵御病毒、细菌和真菌。如能坚持每天运动 30~45 分钟，身体微微出汗，免疫力就会大大增强。

夏天多出汗会加快身体新陈代谢，能消耗身体多余能量，促进脂肪的分解，减肥效果是平时的好几倍呢！促进消化系统功能，有助肠道蠕动，对缓解便秘也有很大帮助。

夏天多出汗有助于调节神经系统和激素水平，让大脑细胞更有活力，增强记忆力。运动出汗后会感到一身轻松，神清气爽，心情舒畅，有缓解压力的功效。

夏天多出汗可预防高血压呢，因出汗可扩张毛细血管，加速血液循环，增加血管壁的弹性，有效地缓解血管的压力，达到降压目的。这一效果已被许多高血压患者亲身体会到。

夏天多出汗能有效排出体内盐分并保留骨骼中的钙质。出汗较多的人会喝更多的水，从而也防止了肾脏结石的形成。

夏天出汗是好事，但要注意"汗水没干，冷水莫沾"。炎夏回家一身汗，迫不及待去冲凉，清凉感觉未找到，冷水刺激易感冒。所以，老话说**"汗水没干，冷水莫沾"**是有科学道理的。因为人在出汗时，毛孔放大，皮下血管扩张，血液循环加快，这时突然用冷水浇身，皮肤受到冷水刺激，会通过神经反射引起皮肤血管收缩，汗毛孔也随即闭住，汗腺的分泌也立即停止，使出汗散热受阻，反而会使人感到皮肤发热，并不凉快，还容易患感冒或其他疾病。因此，汗水没干时不要立即洗冷水澡，要把汗擦干或让汗收了以后再用温水洗。

"冷水莫沾"是指汗水没干时，其实冷水浴能提高机体对寒冷刺激的适应能力，对身体是有益处的，但是冷水浴锻炼应循序渐进，一般从冷水擦身开始，适应后再转入较强冲洗、淋浴、游泳等，并坚持到秋天或冬天。冷水浴最适宜水温是 20℃。

温馨提示 万物过犹不及，运动出汗要因人而异，如果运动过激，导致大汗淋漓，排汗过多的话，会得不偿失。中医认为，夏天本来排汗就多，如果运动导致排汗过量，反而会伤津损阳，导致脾胃功能运化失调、颈部、背部、腰部疼痛等症状。在夏天的清晨或傍晚，可以适当外出运动，达到健康适量排汗目的。运动出汗后，要及时补充水分，不要等到口渴再喝，要养成喝水的习惯，以免造成脱水，中暑。

第二篇　夏伏天热心静长，饮食消暑保健康

中午睡觉好，犹如捡个宝

解评　根据夏季天气炎热和昼长夜短的特点，宜晚睡早起，晚睡以顺应自然阴气的不足，早起以顺应阳气的充盛。因为天气闷热，睡得晚、起得早，夜睡不安，以至睡眠不足，所以要增添午睡时间。中国人自古讲究睡"子午觉"，就是每天子时和午时按时入睡，其原则是"子时大睡，午时小憩"。子时是晚 23 时至凌晨 1 时，此时阴气最盛，阳气衰弱；午时是中午 11 时至下午 13 时，此时阳气最盛，阴气衰弱。此时睡眠，有调节阴阳平衡的作用，令人变得神清气爽、精力充沛。

其实晚上最佳睡觉时间应该是亥时（21~23 点）至寅时（3~5 点）末，也就是在 21 点睡下、早晨 5 点起床。中医认为亥时三焦经旺，三焦通百脉，此时进入睡眠状态，百脉可休养生息，可使人一生身无大疾。老话说**"一夜好睡，精神百倍；彻夜难睡，浑身疲惫""药补不如食补，食补不如睡补""不觅仙方，觅睡方"**。可见，睡眠是人体第一大补药。除了晚上要保证良好的睡眠外，安排半个小时午睡很重要。午睡时间大约在 13 时左右最佳，这个时候人的警觉处于自然下降期，身体会得到很好的休息。

北宋大政治家、"唐宋八大家"之一的王安石就有赞美午睡的诗句："细书妨老读，长簟惬昏眠。取簟且一息，抛书还少年"，意思是：看书看累了，靠在竹席上小憩，打个盹儿，有返老还童之妙呢！

夏天环境的温度高，人体体表血管扩张，大量血液集中于皮肤，尤其使脑子的血液减少，造成了体内血液分配不平衡，人就感到精神困顿易疲劳。老话说：**"春困秋乏夏打盹"**。

午睡时人体交感神经和副交感神经的作用正好与原来相反，从而使机体新陈代谢减慢、呼吸趋慢、体温下降、脉搏减速、心肌耗氧量减少，动脉压力亦减小，还可使与心脏有关的激素分泌更趋于平衡，这些对于控制血压具有良好的效果。希腊一项研究显示，每周至少 3 次，每次午睡 30 分钟，可使因心脏病猝死的风险降低 37%。午睡可缓解压力，降低紧张度，改善心情，有效赶走抑郁情绪，振奋精神。

中午睡觉好，可使人的大脑及身体各个系统都得到放松与休息，使下午学习工作有清晰的思维、还能增强记忆力，同时有利于食物的消化吸收，有效刺激体内淋巴细胞，增强免疫细胞活性。午睡既提高机体的免疫功能，又防病健身抗疲劳，所以又被称为美容养颜觉。

有句成语叫"黄粱美梦"，说的是一个青年卢生在饭店里向道士诉说自己的贫困。道士送给他一个枕头，他枕上去就睡着了，并做梦享尽了荣华富贵。卢生一梦醒来，店主人煮上的小米饭还未熟呢。"黄粱美梦"的成语也生动地告诉人们午睡时间不宜太长，科学的休息时间是半小时左右，时间过长身体便会进入不易睡醒的深睡期，就容易打乱人体存在的生物钟。

温馨提示 一般午睡时间安排到午饭后半小时为好，不要饭后即睡，因为胃内充满食物，午睡会影响肠胃的消化。午睡也不能随便在走廊上、树荫下、草地上、水泥地上或风口处躺下就睡，因为睡眠时体温调节中枢功能减退，更容易受凉感冒。午睡尽可能平卧，不睡午觉也可以躺在靠背凳上闭目养神一下会达到同样的效果，但不要趴在桌子上打盹。

⑤ 夏令饮食有三鲜

解评　树上三鲜为樱桃、梅子和香椿，地上三鲜为苋菜、蚕豆和杏仁。

在水果家族中，一般含铁较低，而樱桃却一枝独秀。樱桃含铁量仅次于甘蔗，比苹果、橘子、梨都高，铁是血红蛋白、肌红蛋白的原料，因此，可预防或改善儿童缺铁性贫血，女性，包括孕妇及哺乳期妇女贫血及月经过多、崩漏等多种妇科病症。

红似玛瑙、酸甜爽口的樱桃自古以来就有"美容果"之誉，《名医别录》记载："樱桃味甘。主调中，益脾气，令人好颜色，美志"。清代扬州八怪之一的郑板桥作画题诗赞美："三春荠菜饶有味，九熟樱桃最有名"。

樱桃不仅有助于美肤驻颜、去皱清斑，而且鲜果具有补中益气、健脾和胃、发汗祛风、收涩止痛、透疹的功效，适用于四肢麻木和风湿性腰腿病的食疗。痛风患者多吃樱桃可以降低尿酸；麻疹流行时，给小儿饮用樱桃汁能够预防感染；樱桃还能缓解电脑族因长期使用电脑引起的各种不适症状。

春末夏初，樱桃抢先上市，因此，樱桃有"先百果而熟"之称。樱桃果实肉厚，味美多汁，色泽鲜艳，营养丰富。樱桃还可用来泡酒、做果酱、罐头或冷冻起来，这样即使在寒冷的冬天，也能品尝到夏季的美味樱桃。

老话说：**"望梅止渴，画饼充饥"**。每个人可能都有体会，当想到梅子就会流出很多口水。这是由于想象梅子的酸味，刺激体内的消化器官开始分泌消化液，同时也分泌胃酸等待食物进入胃内，因此有提高食欲、促进消化的功效。梅子还有提高体内抗菌能力、促进钙吸收、解除醉酒、缓解便秘与消除疲劳等作用。梅子能促进胆汁分泌和排泄，是治疗胆道蛔虫症之良药。

梅子含有较多的钾，夏天喝酸梅汤，可防止出汗过多引起的低钾现象，如倦怠、乏力、嗜睡等，是清凉解暑生津的良品。日本人有"用梅干制作早茶"的习惯，这对养身保健有极其重要的意义。每一朵梅花凋零之后，就会产生一颗梅子，使我们欣赏满山遍野的梅花之后，又能观赏到花朵转变成青涩梅子时硕果累累的美景。正如苏东坡赞美梅子："海棠真一梦，梅子欲尝新"。

香椿是香椿树的嫩芽，绿叶红边，犹如玛瑙、翡翠，香味浓郁，被称为"树上蔬菜"。已有几千年食用历史，是我国特有的树种，也是世界上唯一的乔木蔬菜。从唐代起，它就和荔枝一起成为南北两大贡品，深受皇上及宫廷内人的喜爱。大画家齐白石喜爱吃香椿，他除了烹食香椿炒鸡蛋外，还将香椿切成细末拌豆腐吃，或将香椿做成炸酱面、麻酱面或卤面来品尝。

中医认为香椿味苦、性温、无毒。有开胃爽神、祛风除湿、止血利气、消火解毒等功效，临床应用具有保肝、利肺、健脾、补血、舒筋等作用。

香椿富含维生素 E 和性激素，有补阳滋阴和抗衰老的作用，故有"助孕素"的美称。因含香椿素等挥发性芳香族有机物，可健脾开胃、增加食欲；富含维生素 C、胡萝卜素等，可增强机体免疫功能，是润滑肌肤、保健美容的佳肴；是辅助治疗肠炎、痢疾、痔便血、崩漏带下、疮疡、目赤、肺热咳嗽、泌尿系统感染的良药；含有的楝素有杀虫的作用，可治蛔虫病。因此，老话说："**香椿进城，药店关门**"。

香椿鲜嫩可口，吃法有很多，炒、拌、蒸都可以，如"香椿煎鸡蛋"，北方的"香椿拌豆腐"、四川的"椿芽炒鸡丝"都是负有盛名的经典菜肴。西安的"炸香椿鱼"更是一绝，此菜鱼皮金黄、香椿芽绿，鲜美可口；据说此菜是八国联军攻占北京，慈禧太后逃难到西安时，一农妇偶然制作献给太后，慈禧吃后大加赞赏，后来成为慈禧爱吃的御膳之一，现在是西安宴席上的一道名菜。

老话说"**雨前椿芽嫩如丝，雨后椿芽如木质**"，意思是说谷雨节气以前的香椿很嫩，过了谷雨，香椿就老了，口感差、营养降低了。老话说："**春食香椿，不生疾病**"，所以香椿应该是春令时蔬的上乘鲜品，不应该归属于夏令食品。

苋菜有"长寿菜"之称。苋菜不含草酸，所含钙是菠菜的 3 倍、铁是菠菜的 1 倍，进入人体后很容易被吸收利用，可促进牙齿和骨骼生长，对骨折愈合具有一定的食疗价值；苋菜富含的铁和维生素 K，可促进造血、凝血等功能，被称为"补血佳蔬"。因此，是生长发育时期的青少年、孕妇、老人，以及缺铁、缺钙的朋友们上佳的美食。

100 克绿苋菜含镁 119 毫克，位于蔬菜排行榜冠军。镁可以激活人体内 300 多种重要酶的活性，是食物蛋白质、脂肪、葡萄糖代谢过程中重要的参与者，并有助于提高胰岛素的敏感性。镁还可减少钙从骨骼中流失。

苋菜维生素 C 含量丰富，含有大量的粗纤维，能促进胃肠蠕动、帮助消化，在夏季多食用红苋菜，能清热解毒、明目利咽、除湿止痢、通利二便，对肠炎、痢疾、大便干结和小便赤涩均有一定的辅助治疗作用，还有减肥轻身的效果。老话说：**"六月苋，当鸡蛋；七月苋，金不换"**。苋菜可炒菜、凉拌，也可做羹，把羹浇在米饭上染得通红，色香味俱佳。

蚕豆含有大量蛋白质，仅次于大豆，可预防心脑血管疾病；还含有大量钙、钾、镁、维生素 C 等，氨基酸种类较为齐全，特别是赖氨酸含量丰富。蚕豆中的钙，有利于骨骼对钙的吸收，促进人体骨骼的生长发育。蚕豆中的维生素 C 可以延缓动脉硬化，含有丰富的胆石碱，有增强记忆力和健脑作用。蚕豆皮中的膳食纤维有降低胆固醇、促进肠蠕动、预防肠癌的作用。嫩蚕豆煮稀饭能健脾化湿、补中益气、止血降压、利尿退肿、润肠通便，对习惯性便秘有良效。蚕豆茎止血、止泻；荚壳和叶收敛止血；花凉血、止血；种子皮利尿渗湿。

蚕豆的食用方法很多，可煮、炒、油炸，也可剥去皮做炒菜或做汤，还可制成蚕豆芽，其味更鲜美；具有健脾，补铁、钙、锌等功效。蚕豆可制成罐头食品，还可制酱油、豆瓣酱、甜酱、辣酱等；又可以制成各种小零食，吃过上海城隍庙的奶油五香豆的人，说到蚕豆可能会有一种说不出的诱人滋味涌上心头。

杏是中国古老的栽培果树之一，在公元前 3000 年就开始大量栽培。据说，西欧的杏是通过中国古代的丝绸之路传播过去的，现在全世界都有栽培。杏果肉多汁、色泽鲜艳、风味甜美、酸甜适口，因营养丰富和药用价值高而深受人们的喜爱。

你知道为什么我国中医的特色雅名叫"杏林"吗？传说三国时，东吴名医董奉隐居匡山为人治病却不收分毫，只要病人康复后在他的住处栽杏树以示纪念即可。治好的重病人种杏树 5 株，轻病人种杏树 1 株。几年以后，董奉的屋前屋后竟有十万余株杏树，当地人就把这片杏树林子叫作"董仙杏林"，并送"杏林春暖"的匾额感谢他。从此，人们就用"杏林"称颂医生，用"杏林春满""誉满杏林"来赞扬医生的回春妙术和崇高医德。

杏可鲜食，甜杏仁可作为高级糕点和糖果的原料；苦杏仁可入药。

杏仁富含蛋白质、脂肪、糖类、胡萝卜素、维生素B、维生素C、维生素E、维生素P以及钙、磷、铁等营养成分。杏仁含有大量纤维和维生素B_{17}，有润肠、缓解便秘和预防肠癌发生的作用；对于年老体弱的慢性便秘者更有佳效。

杏仁药用价值多着哩！杏仁胡萝卜素的含量在果品中仅次于芒果，是苹果的22倍。杏仁含有丰富的不饱和脂肪酸、丰富的黄酮类和多酚类成分，能降低人体内胆固醇的含量，类黄酮有预防心脏病和减少心肌梗死的作用，有益于心脏健康；杏仁具有润肺、散寒、驱风、止咳的功效，对因肺燥引起的干咳无痰、肺虚久咳等症有一定的缓解作用；杏仁能促进血液循环，使皮肤红润光泽，抑制黄褐斑生成，具有美容秀发的功效；杏仁还能作为减肥零食，肥胖者可选择甜杏仁吃，有控制体重和瘦身的作用。

杏仁可制成杏仁露、杏仁霜、杏仁豆腐等，多被用作宴会上的干果或冷盘以佐餐。

相传青城山道院，一位道人的长寿秘方，就是每天吃七枚杏仁，坚持食用，可以身轻体健、耳聪目明、思维敏捷、长寿不衰。

温馨提示 樱桃虽好，但不要多吃。因其除含铁多外，还含有一定量的氰苷，若食用过多会引起铁中毒或氰化物中毒。樱桃性温热，患热性病及虚热咳嗽者要忌食；身体阴虚火旺应忌食或少食。一旦吃多了樱桃发生不适，可用甘蔗汁清热解毒。

梅子不可多食，多食损齿。另外胃酸过多者、外感咳嗽、湿热泻痢者等忌食。

香椿在做菜前，应用开水焯烫5分钟，可降低亚硝酸盐含量。香椿为发物，故有慢性疾病患者应少食或不食。

蚕豆不宜多食，否则易使人腹胀。有极少数人在食用青、鲜蚕豆或接触蚕豆花粉后1~2天会发生急性溶血性贫血症（称蚕豆病）。这是因为体内缺乏红细胞葡萄糖-6-磷酸脱氢酶所致，是一种遗传缺陷病。这种人应禁食蚕豆。

杏仁有甜、苦之分。其中苦杏仁含有毒物质——氢氰酸，过量服用可致中毒。如想多吃一些，必须先在水中浸泡多次，并经加热煮沸，使氢氰酸溶入水中或蒸发掉，然后再食用较为安全。对于爱吃杏的朋友来说，除了管好贪吃的嘴，多食经加工而成的杏脯、杏干等，则为上策。

6 天时虽热，不可食凉；瓜果虽美，不可多尝

解评 夏天很多人得肠胃炎，是过多吃冰凉的东西造成的。中医认为夏天人的阳气往外走，身体里面是寒的，如果吃凉的东西太多，无疑是雪上加霜，肠胃也会受冻发僵，蠕动能力减弱，人的吸收功能受伤。西医则认为，夏天气温高，消化液分泌相对减少，消化功能减弱，适当吃些冷饮，是能消暑解渴，可帮助消化，促进食欲。但如果不加节制，大量冷食进入胃肠道后，冷刺激会导致胃肠道血管骤然收缩，使血流量减少、减慢，引起胃肠道痉挛性收缩，加上冰凉食品细菌污染，很容易引发腹痛、腹泻等夏季的常见病。因此，天时虽热，不可食凉，很多人狂喝冷饮，只是一时很舒服、畅快，没多久就感觉口干想喝水。老话说："**饥不暴食，渴不狂饮**"，若要真解渴，还是凉白开水慢慢喝。

夏日瓜果丰富多彩，不少人敞开肚皮大肆享受。由于瓜果水分多，吃多了会冲淡胃液，引起消化不良、腹痛、腹泻等症状。老话说："**桃养人，杏伤人，李子树下抬死人**"，尤其那些平时脾胃虚弱、消化功能较差的人更应节制吃瓜果，而且，瓜果一定要新鲜，若有腐败变质，切不可入口。姥姥常说"**宁吃鲜桃一口，不吃烂杏一箩**"，不要"**吃了省钱瓜，得了绞肠痧**"。贪小便宜买不新鲜的烂瓜，细菌极易繁殖，腐烂不洁食物入口，极易导致急性胃肠道传染病。夏天必须把好"病从口入"关，吃冷饮和瓜果都要适量，老话说："**少吃多滋味，多吃坏肚皮**"。姥姥常说"**六月债、还得快**"，其意思是夏天如果不注意饮食卫生，很快就会得病。

温馨提示 胃溃疡、胃炎、消化不良患者不宜多吃冷饮，甚至应忌冷饮。儿童消化功能尚未发育完善，在夏季又易感暑热之邪，如多吃生冷食物，尤其是糖分高的冰激凌、饮料等，易损伤脾胃的运化功能，

出现食欲不振、腹痛、大便异常等症状，听之任之，就会造成胃肠疾病，可能会影响孩子一生的健康。

　　女性在经、孕、产的特殊生理期容易气虚血亏，尤其是经期、产后更不能贪食生冷，否则可能造成宫寒症，引起白带过多、痛经，甚至不孕。此外，不吃腐败变质的食物，不喝生水。生食的蔬菜瓜果一定要洗干净，以预防肠道传染病的发生。

6

天时虽热，不可食凉；瓜果虽美，不可多尝

暑天吃西瓜，药剂不用抓

解评　此谚语用夸张的手法，赞美了大热天吃西瓜，不但可饱人口福，而且还有很好的养生保健作用。西瓜甘甜多汁，所含果汁是所有瓜果中最为丰富的，既可解渴利尿，又可去暑散热，素有"瓜果之王"的美称。清代著名才子纪晓岚还专门作《咏西瓜》诗："凉争冰雪甜争蜜，消得温暾倾诸茶"，意思是说吃了比冰雪凉、比蜂蜜甜的西瓜，顿觉透心凉爽，以至于把泡好的茶水也倒掉了，将西瓜的美味特性刻画得淋漓尽致。使人们对西瓜更情有独钟，馋涎欲滴了。

西瓜甜美可口，营养价值很高，在它的果汁中几乎囊括了人体所需的各种营养成分，如丰富的蛋白质、大量的蔗糖、果糖和葡萄糖，各种维生素A、B、C和烟酸，人体必需的氨基酸及钙、磷、镁、铁等矿物质。

西瓜既是鲜美爽口、消暑解渴、营养丰富的天然饮料，还是一味良药。西瓜的瓜瓤、瓜皮和瓜子都可入药。西瓜瓤汁含有一种蛋白酶，能将不溶性蛋白转化为可溶性蛋白，对高血压、消化道和泌尿系统疾病等有辅助疗效。吃西瓜能退热、生津、收汗、平脉，故有"天生白虎汤"之美誉。"白虎汤"是医圣张仲景创制的千古名方，由石膏、知母、甘草、粳米四味药组成，有清热除烦、生津解渴功效。把西瓜比作天生白虎汤，是形容西瓜清热解暑的神奇效果。

西瓜皮（西瓜翠衣）有优于瓜瓤的生津利尿、清热消暑、消炎降压、促进新陈代谢、减少胆固醇、软化及扩张血管、美白嫩肤等功能。西瓜霜润喉片中就有西瓜翠衣，能清音利咽、消肿止痛，用于咽喉肿痛、声音嘶哑、口舌生疮、急慢性咽喉炎、急性扁桃体炎、口腔溃疡、与牙龈肿痛等。西瓜翠衣还对水肿、烫伤等病症都有疗效。

记得小时候，姥姥上午把整个西瓜放在网袋里，潜入水井中。等午睡醒

第二篇　夏伏天热心静长，饮食消暑保健康

后,让我们几个猜谜语:"身体碧翠绿衣裳,肚里红瓢水汪汪,所生子女多又多,个个都是黑脸膛"。猜对了能够多奖励一块西瓜,回忆我们争着猜谜的乐趣和吃井镇西瓜的情景,那淡淡的清香、甜美的果汁,顿时给人带来清凉,真有"赤日炎炎似火烧,狂啖西瓜仙欲飘"之感。

江南名菜"西瓜鸭",是选上好嫩鸭配上佐料装入西瓜内,蒸煮而成。孔府菜中的"双凤还巢",是将两只雏鸡代替嫩鸭置于西瓜中,然后入甑蒸熟。西瓜一经巧手烹制,便可登堂入室,成为宴席大菜、夏季菜肴中的精品。

温馨提示 西瓜又名寒瓜,西瓜虽好,但它毕竟是寒凉之物,对于孕妇来说,可以吃些,但不宜多吃,西瓜霜润喉片亦是禁用。另外,体虚胃寒者不宜多吃,否则易引起腹胀、腹泻和食欲下降;糖尿病患者和口腔溃疡者多吃了会加重病情;充血性心力衰竭者和慢性肾病病人,食之过多后也会因水分急剧增加而加重心脏和肾脏的负担;放于冰箱中的西瓜,上述患者更不宜食用。立秋之后体弱者亦不宜食用,老话说:**"秋瓜坏肚"**。

7

暑天吃西瓜,药剂不用抓

8 夏天一碗绿豆汤，解毒去暑赛仙方

解评 绿豆因其营养丰富，用途广泛，被赞誉为"济世良药""菜中佳品"，是药食兼备的双冠王。绿豆性凉、味甘，有清热解毒、消暑利水、健胃益气、抗炎消肿、止渴止泻、降低血压和血液中胆固醇、防止动脉粥样硬化等功效。

绿豆汤是我国民间传统的解暑佳品。因此有**"夏天一碗绿豆汤，解毒去暑赛仙方""三伏不离绿豆汤，头顶火盆身无恙"**的老话。在炎热的夏天喝性凉的绿豆汤确实可消暑除烦、预防中暑，对热肿、热渴、热痢、痛疽、痘毒、斑疹等也有一定的疗效。但对于寒凉体质的人（如四肢冰凉乏力、腰腿冷痛、腹泻便稀等），吃了绿豆汤反而会加重症状，甚至引发其他疾病。

解毒是绿豆重要的药用价值。一般可在食物中毒、药草中毒、金石中毒、农药中毒、煤气中毒、磷化锌中毒时应急食用，有良好效果。绿豆的解毒作用源于绿豆蛋白等成分与有机磷、重金属结合成沉淀物排出体外。然而，如果您正在服用中药或西药，不宜喝绿豆汤，因绿豆会分解药物成分、影响治疗。

绿豆营养丰富，蛋白质含量高，大分子蛋白质需要在酶的作用下转化为小分子肽、氨基酸才能被人体吸收，以补充新陈代谢中消耗的营养。如果是体质虚弱的老人或儿童，因肠胃消化功能较差，很难在短时间内消化掉绿豆蛋白，容易因消化不良导致腹泻。脾胃虚弱的人可以选择吃绿豆粥。老话说：**"防暑清热毒，多喝绿豆粥"**。

绿豆芽是家常菜中的美味佳肴，绿豆在发芽过程中，其中营养成分成倍提高。绿豆芽生长到一寸左右时，营养价值最高，尤其氨基酸大幅度提高，更适合人体的需要；绿豆经发芽后维生素 C 含量十分丰富，还含有丰富的烟酸、维生素 B_1、B_2 以及胡萝卜素，绿豆芽性凉味甘，不仅能清暑热、通经脉、解诸毒，还能补肾、利尿、消肿、除湿调五脏、滋阴壮阳、美肌肤，所以老话说：**"吃了绿豆芽，再热都不怕"**。绿豆芽还有通便催奶的作用，老话说："平常绿豆芽，通便催奶下"。

　　绿豆皮也有药用价值：把绿豆皮磨成粉末调制的面膜对消除痘痘很有效。做一个小袋子，装满绿豆皮塞在枕头里，清凉、透气、散热快，能降低头部温度，符合中药的"头凉脚热"理论，夏天能去除头部的积存热气，冬天能减少因暖气热、室内空气干燥造成的"上火"现象；枕起来有淡淡的香味儿，使人觉得特别舒服。不要用绿豆做枕头，因为绿豆在夏天容易生虫子，达不到消暑、祛火的作用。

　　温馨提示　绿豆不宜煮得过烂，以免有机酸和维生素遭到破坏，降低清热解毒功效。绿豆性味甘寒，脾胃虚寒易泻者不宜多食。总而言之，食物的温热、寒凉等天然属性要与摄食者的体质状况相对应，才能起到保健作用。

　　再次提醒读者，民间相传的谚语中说到"赛仙方""当灵丹""不求医"等等，显然语言是动人的、夸大的，因此一般作为养生保健、增强体质来进行食疗，只能对疾病起到预防和辅助治疗的作用。不管是谁，万一生了病，尤其是重病、急病，一定要及时到正规医院找专科医生治疗，千万不可延误时机。

⑨ 十苦九补数苦瓜，除皱嫩肤是黄瓜

解评 苦瓜，因苦得名，也叫凉瓜。《本草纲目》记载："苦（瓜）除邪热，解劳乏，清心明目。（子）益气壮阳"。李时珍称苦瓜为"一等瓜"。

苦瓜含有类胰岛素活性物质及多种氨基酸，具有明显的降血糖作用，被称为"植物胰岛素"，对糖尿病有一定疗效。苦瓜中的苦瓜甙能清热消暑，对治疗痢疾、疮肿、中暑发热、结膜炎等有一定的疗效。

苦瓜所含的苦瓜素被誉为"脂肪杀手"，还能使多糖减少 40%~60%，是"特效"减肥药，多吃苦瓜使女性身材苗条纤美，皮肤滋润光洁、细嫩白皙，引得许多女性敷上冰过的苦瓜片来美容，"苦中作乐"、乐此不疲呢。苦瓜能加速排毒，对治疗痱子、青春痘有很大益处。苦瓜的维生素 C 含量很高，还有一定的抗病毒能力。

苦瓜含有一种类奎宁蛋白，能启动免疫细胞的活性蛋白，通过免疫细胞做"二传手"，杀灭癌细胞或异常细胞。苦瓜种子含有一种蛋白酶抑制剂，能抑制癌细胞分泌蛋白酶，从而抑制癌细胞的侵袭和转移，美国科罗拉多大学癌症中心进行动物实验发现，老鼠食用苦瓜汁后，产生胰腺癌的几率减少60%，因苦瓜汁可以阻止癌细胞代谢葡萄糖，癌细胞会失去能量来源而死亡。

苦瓜可以凉拌生吃，清苦爽口，回味久长，也可煎、炒、煸、烧、煮汤，是一种适宜于制作多种菜肴的夏令时蔬。苦瓜虽然含有一种特殊的苦味，却从来不会把苦味传给别的菜，如苦瓜烧鱼、苦瓜煮鸡汤、苦瓜炒牛肉，鱼、鸡、牛肉绝不沾苦味，所以苦瓜又有"君子菜"的雅号。人们赞誉苦瓜有君子之功德，苦瓜是一剂良药，让我们知道生活里除了甘美膏腴、还有一些令人回味的苦味，且苦是深沉的，往往比其他的味道更真实深刻而直达你的心田，让你清醒，觉得苦也可以留香。

历史上吃苦瓜最有名的人物，当首推明末清初的画家石涛。他自号苦瓜

和尚，餐餐不离苦瓜，甚至还把苦瓜供奉案头朝拜。据传京剧大师梅兰芳为保护嗓子，对饮食多有挑剔，酸辣不食、烟酒谢绝，但对苦瓜却情有独钟，上海"广成居"饭庄有著名苦瓜佳肴，梅兰芳因此屡为座上宾。

客家菜系的"煎酿苦瓜"最有名。相传很久以前，一对结拜兄弟，一个是五华人，另一个是兴宁人，在点菜的时候发生矛盾，一个要吃猪肉，一个要吃苦瓜，聪明的饭店老板想出了一个两全其美的办法，在苦瓜中填入肉馅为酿，再经煎煮后烹入汁，制作出了煎酿苦瓜。该菜荤素配膳合理，苦瓜咸鲜脆嫩，清淡爽口、香气诱人，肉馅鲜香有味，不但色、香、味俱全，且有清热解毒、明目败火、开胃消食之功效，还因为它是蒸菜，吃了可以益气暖胃！煎酿苦瓜深刻地体现了客家人的智慧和深厚的客家饮食文化，它和煎酿豆腐、煎酿茄子一起被称为客家菜系中"煎酿三宝"。

因为苦味的食品大多有滋补作用，所以，姥姥常说：**"十苦九补数苦瓜"**。客家有首歌谣说得更为透彻、更富哲理，歌谣是"人说苦瓜苦，我说苦瓜甜。甘苦任君择，不苦哪有甜"。意思是苦瓜的苦，给家人带来的却是甜——健康快乐！

中医认为黄瓜性凉，味甘，具有清热止渴、利水消肿、泻火解毒的功效。黄瓜含水量高达 96.7%，是所有蔬菜中含水量最高的，能很好地补充体液，因此具有清热、解渴、利尿等作用。黄瓜含有葡萄糖苷、果糖等，但不参与通常的糖代谢，吃黄瓜能促进胰腺分泌胰岛素，可以降血糖，是糖尿病人首选的果蔬，可用黄瓜代替淀粉类食物充饥。黄瓜所含的丙醇二酸，可抑制糖类转变为脂肪，具有调整脂质代谢和减肥的作用。常吃黄瓜还有助于预防肾结石，对肾脏具有保护作用。黄瓜与胡萝卜汁同食可降低尿酸，缓解关节炎和痛风疼痛。

黄瓜含有多种维生素，如维生素 B、维生素 E 等，能健脑安神；含有大量纤维素，不但能防便秘，还可以降低血液中胆固醇、甘油三酯的含量，促进肠道蠕动，加速废物排泄，所以被誉为"体内清道夫"。

黄瓜富含钾、镁和硅等矿物质，不但有益调节血压，预防高血压，而且有益皮肤健康，硅可使头发更顺、指甲更亮更结实。黄瓜也是不可多得的排毒养颜佳品，它能抑制黑色素的形成，所以能美白肌肤。用黄瓜捣汁涂擦皮肤，有润肤抗老化、舒展皱纹、保持肌肤弹性的功效。常喝黄瓜汁还能让口气更清新，对治愈牙龈疾病有效。所以老话说：**"黄瓜鲜脆甜，常吃美容颜" "小小黄瓜是个宝，减肥美容少不了"**，黄瓜被称为"天然美容师"。

传说清朝康熙皇帝有一年夏天微服出访，口渴难受，碰上卖黄瓜的小孩，给了他一根鲜黄瓜，咬了一口，真鲜啊！十分爽口，味道好极了，因此，吃上了瘾，天天都要吃鲜黄瓜，到了第七天，康熙惊奇地发现缠扰自己多年的下肢浮肿病竟不药而愈了。这是因生黄瓜含有丰富的钾盐，对患有心脏病、水肿病的人来说，多吃黄瓜大有裨益。

老话说：**"六月热得哭，黄瓜来解暑"**，凉拌黄瓜是夏天的最爱。凉拌黄瓜有：麻油黄瓜、醋黄瓜、麻酱拌黄瓜、蒜泥拌黄瓜、海米拌黄瓜等。

> **温馨提示**　从超市买苦瓜干用热水冲泡当茶喝是不错的选择，但是苦瓜性凉，脾胃虚寒者不宜食用。苦瓜含奎宁，会刺激子宫收缩、引起流产，孕妇慎食。

黄瓜性凉，脾胃虚弱、腹痛腹泻、肺寒咳嗽者都应少吃；如要食用，也应炒熟吃。黄瓜把儿里的葫芦素C比其他部分丰富得多，因此吃黄瓜千万别扔黄瓜把儿，可把新鲜的黄瓜把儿切碎凉拌食用，也可将黄瓜和黄瓜把儿一块榨汁饮用。

⑩ 冬吃萝卜夏吃姜，不劳医生开药方

解评　老话说："**冬吃萝卜夏吃姜，不劳医生开药方**"。这是千百年来老百姓对生姜防病治病作用的精辟概括。

传说远古时，人们吃兽肉、野果度日，当时不知医药，一旦生病，只得听天由命。神农炎帝看到人们患病的痛苦，心里十分着急。炎帝发现自己喂养的那条通身透明的琉璃狮子狗从来没病，就不顾个人安危，带着琉璃狮子狗跋山涉水，仔细观察狗吃了各种食物后的反应。一天，炎帝带着狗从茶陵铁甲山来到洣水河边的白鹿原，一边认草尝药，一边欣赏大自然的风光。忽然一阵大雨把他打得全身透湿，感到头昏目眩，站立不稳，胸闷欲吐；而琉璃狮子狗却摇头摆尾津津有味地啃着一植物根块安然无恙，炎帝顺手也捡了一块，洗净后慢慢地嚼着，只觉得满口辛辣，别有味道；不一会，心胸舒畅了，精神大振了。于是，炎帝便以自己的姓氏给这种植物取名为"生姜"，意思是使他获得了第二次生命。

宋代诗人苏轼在《东坡杂记》中记述杭州钱塘净慈寺80多岁的老和尚，仍仙风道骨、鹤发童颜，"自言服生姜40年，故不老云"。宋代诗人刘子翚《咏姜诗》："新芽肌理细，映日莹如空；恰似匀妆指，柔尖带浅红"，诗中把新嫩的姜芽比作女子的纤纤细指，冰肌雪肤晶莹剔透，令人心生爱意！生姜还有个别名叫"还魂草"，而姜汤也叫"还魂汤"。传说白娘子盗仙草救许仙，此仙草就是生姜芽，但也有说是灵芝草。民间流传着不少生姜入药显神奇的故事，虽然带有夸张，但生姜防病治病作用却是我国劳动人民智慧的结晶。

生姜是一味价廉物美的好药材，它性温，味辛，入肺经、胃经、脾经，主要功能是发表散寒、止呕开胃、化痰止咳，能治疗风寒感冒、胃寒呕吐、胀满、腹泻等症。生姜还可解半夏、天南星及鱼、蟹、野味肉中的毒性。

也许有人会问，炎炎夏日为何还要吃性味辛辣的生姜呢？因为在夏天，人体受暑热侵袭，出汗过多，以致增加了营养的消耗；唾液和胃液的分泌相对减少，加之人们习惯贪凉，易产生暑湿，使脾胃功能减弱，影响食欲；而生姜中的姜辣素能刺激舌头的味觉神经和胃黏膜，促进消化液的分泌，增强胃肠蠕动与肠黏膜的吸收，可以健脾和胃、促进消化、增进食欲。所以，老话说：**"饭不香，吃生姜"**。

由于夏季细菌生长繁殖异常活跃，人们又喜食冷饮以及凉菜等冷制品，容易受到细菌的侵袭而引起急性肠胃炎，生姜具有杀菌解毒作用，尤其是对沙门氏菌效果更好。用生姜水含漱可治疗口臭和牙周炎；每日用温姜水漱口2~3次，能有效缓解和治疗口腔溃疡。生姜还具有显著抑制皮肤真菌的功效，可治疗各种痈肿疮毒，因此**"夏季常吃姜，益寿保安康"**。

炎夏人们好贪凉，常常电扇、空调对着吹，很容易引起感冒。喝些姜汤水，使全身发热，可增加血液循环，有助于驱逐体内风寒，所以说：**"常吃生姜，不怕风霜"**。生姜干粉对治疗某些运动而引起的头痛、眩晕、恶心、呕吐等症状有效率达90%。吃生姜可防晕车、晕船，或将生姜片敷贴在内关穴，有明显的效果。民间也有用生姜片贴肚脐治腹泻的方法，同时用艾条灸一会儿，见效更快；隔姜灸的好处是利用灸的热力，又借助艾草和生姜的温热之性打通经络，还可防止温度过高、烫伤皮肤。所以，老话说：**"家备生姜，小病不慌""多吃大蒜多吃姜，保您四季皆无恙"**。

姜在舒缓疼痛、辅助治疗关节炎很有效；针对风邪感冒头痛、偏头痛，可以把生姜切成一元硬币大小，烘焙加热三分钟后贴在脑后风池穴，用力按揉即可缓解；对付腰痛和关节疼痛，将30克生姜捣烂，加30克面粉、适量白酒，调匀后敷在患处，连用数日，可起到活血散寒、舒筋通络的作用。

生姜具有很强的抗氧化和清除自由基作用，老年人常吃生姜可除"老人斑"、抗衰老，对大脑皮层、心脏、血管运动中枢均有兴奋作用；还可降低血清胆固醇、甘油三酯、低密度脂蛋白，以减少动脉硬化的发生。喝姜茶、含姜片、用姜水洗脚是长寿之乡——如皋百岁老人们的重要养生经验。

当代国医大师路志正就是坚持吃了40多年的姜，每天早餐时吃三片醋泡姜。虽90多岁了，身体各个脏器却相当于中年人的水平，真是"90岁的年龄，40岁的心脏"。用醋泡过的生姜，借助醋的收敛作用，把生姜的发散和温暖作用发挥到极致，提高人体体温的同时让体内湿寒消失。路老的养生经，吃醋泡姜让脾胃功能正常，很多问题都迎刃而解，90多岁高龄还坐堂接诊病人呢！

老话说："**朝食三片姜，赛过喝参汤**""**晚上吃生姜，等于吃砒霜**"。因为在清晨，胃气有待升发，吃姜可健脾温胃，升腾阳气；早上吃姜，人的抗寒能力、肠胃消化和免疫功能都会大大增强。而到晚上是阳气收敛、阴气外盛，吃姜就违背身体之气的生理规律，晚上吃姜刺激神经、使人兴奋、无法安睡、影响心脏功能，会让人上火，耗肺阴、伤肾水、劳命伤身，所以等于吃砒霜。其实，中午后就不要吃姜，中午大自然的阳气达顶峰，午后阳气开始收敛了。

总之，赤日炎炎似火烧，吃姜驱寒防感冒，杀菌健脾胃口好，提神醒脑抗衰老。

温馨提示 烂姜千万不能吃，因有毒性黄樟素，损肝致癌危害多；生姜带皮更有效，做菜三片不嫌少。也就是说姜不能食用过多，过多则大量姜辣素经消化道吸收后由肾脏排泄而刺激肾脏，并可造成口干、喉痛、便秘等。药用治病用老姜，阴虚火旺内热者，不宜长期食用；由于生姜性辛温、逐寒邪而发表，所以只能在受寒的情况下应用，但受寒以后突出的症状是喉痛、喉干、大便干燥等，也不宜用生姜。

10

冬吃萝卜夏吃姜，不劳医生开药方

吃了马齿菜，一年无病害

解评 马齿菜，又叫马齿苋，是医药和食品界一致公认的"药食同源"野生蔬菜。它叶青、梗赤、花黄、根白、子黑，故又称"五行草"。由于它鲜食干食均可、做菜当粮都行，并且有很好的医疗作用，因此老百姓又叫它为"长寿菜"。

马齿苋营养丰富，有"天然抗生素"的美称，具有解毒、消炎、消肿、利尿的功效，可治热毒血痢、湿热痢疾、火毒疮疡等。传说唐宪宗年间，宰相武元衡胫骨上生了臁疮，发热瘙痒、肌肉腐烂、脓血淋漓、精神疲倦、食欲减退，经著名太医调治，久治未见好转。一天，一位小吏告诉他说："下官有一单方，专治多年恶疮，方用鲜马齿苋，捣烂敷在疮上，每天换药一次，就可以了。"武宰相依法使用马齿苋，不过几次，经久不愈的臁疮果然神奇地痊愈了。从此，马齿苋成为一味不可多得的治疗疮疡的良药，在民间流传推广。

据研究报道，马齿苋对急、慢性菌痢的疗效，与其他治痢药物相仿，因此，老话说：**"马齿苋是个宝，痢疾不用尝百草""治疗痢疾十发九中，清热解毒疗效众"**。

马齿苋含丰富的被称为"脑黄金"的ω-3不饱和脂肪酸，有抑制人体内血清胆固醇和甘油三酯酸生成的功能，对降低心血管病的发生有很好的作用。马齿苋含有去甲肾上腺素能促进胰岛素分泌，可调整人体内糖代谢、达到降血糖的效果，对糖尿病有一定辅助治疗作用。马齿苋是天然高钾食物，进食马齿苋可使血钾和细胞内钾保持正常水平；钾能较强地扩张血管，起到预防血栓形成、降低高血压病脑卒中发生率。马齿苋含有大量维生素E，丰富的维生素C、胡萝卜素，这些都是天然的抗氧化剂，有防癌变、减肥、抗衰老及美容的功效。所以，老话说：**"吃了马齿菜，一年无病害"**。

　　马齿苋长在田头地边，在夏秋期间采集，马齿苋茎幼嫩多汁，除去须根，洗净用沸水焯过之后可加醋凉拌，烹炒时肉丝加蒜，醋和大蒜都是温性的，可以中和马齿苋的凉性。也可用蛋、肉丝做成羹汤，鲜美可口，脆润柔嫩，是颇具特色风味的时令野菜；亦可做馄饨、包子的馅等；民间常用鲜马齿苋120 克（干 60 克）、粳米 60 克煮粥吃。

　　温馨提示　马齿苋味酸，性寒，因此脾胃虚寒、腹泻者和孕妇禁服。因多吃马齿苋有可能引起流产。

解评 洋葱被欧美人称为"菜中皇后"。瑞士更有洋葱节，把洋葱当成神的化身，顶礼膜拜、祈求幸福。据报道，在莫斯科东北部的雅罗斯拉夫尔州有个其貌不扬的幸福洋葱村，地里种的紫洋葱、红洋葱和白洋葱竞相"绽放"，五彩缤纷；秋收时节，家家户户的篱笆门前都立着铁托架，大大小小的钩子上挂满了洋葱辫，像花带一样，随风飘动，真是一幅非常美丽的田园风光。当受烫伤或刀伤时，村民剥下洋葱表面那层半透明的"皮"，粘在伤口处比任何抗菌剂都好用；把捣碎的洋葱和蜂蜜混合在一起用来治疗头晕和咳嗽十分灵验；在额头上抹上洋葱汁可起到缓解头疼的作用，村民用牛奶熬成的洋葱汤香浓可口，红辣椒飘浮在汤上十分赏心悦目；村民染发水是用紫红色洋葱皮浸泡的，村里夏天驱蚊的妙招是在灯旁挂上一小块洋葱；在这个村里就连洋葱熏出的眼泪也被村民笑称为"幸福的眼泪"。

老话说："**三月吃韭菜，五月吃葱头**"，洋葱是一种集营养、医疗和保健于一身的特色蔬菜。

洋葱含前列腺素 A，具有舒张血管、降低血液黏度作用，能减少外周血管和增加冠状动脉的血流量，预防血栓形成，同时增加脑细胞活力，有提神醒脑作用；还能对抗人体内儿茶酚胺等升压物质的作用，促进钠盐的排泄、具利尿作用，有降低血压的功能，特别适宜高血压、动脉硬化等心脑血管患者食疗。

洋葱鳞茎和叶子含有称为硫化丙烯的油脂性挥发物，具有发散风寒、抵御流感病毒和杀菌作用；能刺激呼吸道分泌，有祛痰、发汗、预防感冒、抑菌消炎的作用；能刺激胃肠消化腺分泌，帮助消化、增进食欲，调节脂肪代谢，具有降血脂作用。

洋葱中含有与降血糖药甲苯磺丁脲相似的有机物，能刺激胰岛素合成及释放，帮助细胞更好地利用葡萄糖，同时降低血糖，紫皮洋葱所含营养成分以及降血糖功效最好。糖尿病患者常食洋葱能起到较好的辅助治疗效果。

洋葱所含的微量元素硒是一种很强的抗氧化剂，能消除体内的自由基，增强细胞的活力和代谢能力，具有防癌抗衰老的功效。洋葱中含有的栎皮黄素，可抑制多种致癌物的活性，还抑制癌细胞的生长，具有防癌抗癌作用。

最近瑞士科学家报道，洋葱有防止骨质流失、增强骨密度、预防骨质疏松症的作用。50岁以上的围绝经期和绝经后的非西班牙裔白人女性每天食用洋葱者，其总体骨密度比每月食用一次或更少次数者高5%；此外，对老年女性来说，经常吃洋葱者髋部骨折的风险比那些从不吃洋葱者可降低超过20%。

生洋葱拌沙拉是最好的食用方法。白皮洋葱肉质柔嫩，水分和甜度较高，较适合鲜食或做生菜沙拉，吃牛羊肉时，搭配生洋葱，能起到解腻作用，并带出清新的薄荷感。紫皮洋葱营养更好，肉质微红，辛辣味强，适合炒或炖煮。故老话说：**"紫皮洋葱辣，白皮洋葱甜"**。

温馨提示 刚切好的洋葱不会立即产生对人体有益的含硫化合物，因此，切好洋葱先放置15分钟后食用或再炒，更能发挥其效用。洋葱辛温，热病患者应慎食。凡有皮肤瘙痒症、患有眼疾以及胃病、肺炎者少吃。切洋葱不流泪的小窍门：把洋葱切一个短断面，然后用保鲜膜包上，放在冰箱冷冻层10~20分钟再拿出来切，就不辣了；速冻比用水泡好，保证营养不流失。

12

洋葱好味道，防癌抗衰老

13 花椰菜被西方人称为"天赐的良药"

解评 花椰菜俗称菜花，有绿、白两种，绿色的又叫西兰花、青花菜。原产于地中海沿岸，19世纪传入中国。常吃花椰菜有润肺、止咳、爽喉、开音的功效，因此被西方人称为"天赐的良药""穷人的医生"。世界卫生组织公布2016年健康食品排行榜，花椰菜被列蔬菜榜第4名。

花椰菜营养丰富，含有多种吲哚类衍生物，可提高肝脏的芳烃羟化酶的活性，增强分解致癌物质的能力。美国研究人员2015年在《临床实验胚胎学》报道，西兰花幼芽时期含丰富的萝卜硫素，可以治疗癌症并有助于提高药效，因此被世界上公认为最具防癌的食物之一。另外，其具有神奇的杀死幽门螺杆菌功效，还有降低人体内雌激素水平的作用，因此多食花椰菜可减少胃癌、乳腺癌及肠癌的发病率。

花椰菜富含类黄酮，可预防感染，还是血管清理剂，防止血小板凝结成块；富含维生素K，可增强血管壁韧性，预防动脉硬化，减少心脏病与脑卒中的发病率；能预防老年性眼睛黄斑部病变。

花椰菜富含维生素C和硒，可以增强新陈代谢和人体免疫力功能，预防感冒和坏血病。含有活性化合物硫莱菔子素能帮助免疫系统清除肺部有害细菌。花椰菜钙含量堪与牛奶钙含量相媲美，儿童常吃花椰菜，可促进牙齿及骨骼生长，保护视力、提高记忆力。

花椰菜含水量高达90%以上，所含热量较低，多吃不会发胖，是减肥人士的美味佳肴。花椰菜柔嫩可口，极易消化吸收，适宜老人、小孩和脾胃虚弱者食用。丰富的纤维有降低胆固醇、促进肠蠕动、预防肠癌的作用，同时能有效降低肠胃对葡萄糖的吸收，降血糖、对糖尿病患者有较好的食疗效果。在盛夏暑热之际，口干尿黄、大便不畅通时，用菜花30克煎汤，频频饮服，有清热解渴、利尿通便之功效。

花椰菜可以做成各种风味的菜肴和色拉，若配以荤菜炒食或做汤，风味更佳。

温馨提示　因花椰菜放在室温下容易开花，买来的花椰菜要放入保鲜袋，再放到冰箱冷藏室。花椰菜里易藏有菜虫或残留的农药，可放在盐水或加小苏打水里浸泡几分钟，可去除菜虫或残留农药。为了减少维生素 C 和抗癌化合物的损失，可用沸水焯后，急火快炒，调味后迅速出锅，以保持其有益成分和清香脆嫩的特点。

13　花椰菜被西方人称为「天赐的良药」

多吃番茄营养好，貌美年轻疾病少

解评 番茄又名西红柿、洋柿子，是目前世界上栽培最普遍而又深受大众喜爱的果蔬。相传西红柿是生长在南美洲森林里的野果，被视为"狐狸的果实"，又称狼桃，人们对它十分警惕，因为它成熟时鲜红欲滴，配上绿叶，十分美丽诱人。正如色泽娇艳的蘑菇有剧毒一样，只供观赏、不敢品尝。

到了 16 世纪，英国公爵俄罗达拉在南美洲旅游，看到这种观赏植物如获至宝，将它带回英国，作为爱情礼物献给情人伊丽莎白女王以表达爱意；从此，番茄有了"爱情果""情人果"的美名。

直到 17 世纪，有一位法国画家冒着生命危险大胆吃了一个像毒蘑一样鲜红的番茄，然后躺在床上等着死神的光临。但一天过去了，他鼓着眼睛对着天花板发愣，怎么？自己居然没死！他呷巴呷巴嘴唇，回想起咀嚼番茄时那味道好极了的感觉，满面春风地把番茄无毒可以吃的消息告诉了朋友们；不久，番茄无毒的新闻震动了西方，并迅速传遍了世界。后来意大利厨师用西红柿做成佳肴，色艳、味美，客人赞不绝口。番茄终于登堂入室，上了餐桌。

番茄性凉、味甘酸，具有清热解毒、健胃消食、生津止渴、养阴凉血的功效。它营养丰富，外形色红似果，当水果吃，是果中美品；当蔬菜用，是菜中佳肴。因有多种养生保健功能，被人们称为"神奇的菜中之果"。

番茄富含的胡萝卜素、维生素 B 和 C，特别是维生素 P 的含量居蔬菜之冠。具有抗坏血病、保护血管、降血压、防血栓、愈伤、润肤等作用，有助于眼底出血、牙龈出血的防治；番茄含苹果酸和柠檬酸等，既有保护所含维生素 C 不被烹调所破坏的作用，还有增加胃液酸度、帮助消化，能降低胆固醇，对高脂血症亦有益处。所含维生素 A、维生素 C，可预防白内障，对夜盲症有一定防治效果。

临床测定，当人体内谷胱甘肽的浓度上升时，癌症的发病率就明显下降，番茄含谷胱甘肽，所以多吃番茄，对预防乳腺癌、子宫癌、卵巢癌、膀胱癌、前列腺癌、结直肠癌和胰腺癌都有明显的作用。

番茄碱有抗真菌作用，将鲜熟的番茄去皮和籽捣烂后敷于患处，每日2~3次，可治真菌感染性皮肤病。对消化力虚弱和胃酸过少者，适当吃些番茄或饮其汁液，有助于疾病的康复。

在炎热的夏天，好多人口干舌燥、牙龈出血、胃热口苦、食欲减退，虚火上升的人常吃些糖拌番茄、番茄蛋花汤，可解暑热、增进食欲与帮助消化。

老话说：**"西红柿炒鸡蛋，既省事又简单；营养多味道好，既美容又健脑"**。番茄可以生食、煮食，也可制成番茄酱、番茄汁或整果罐藏。吃生的能补充维生素 C，吃煮熟的能补充抗氧化剂；熟吃比生吃总体营养价值要高。但烹调时应避免长时间高温加热，因番茄红素遇光、热和氧气容易分解，失去保健作用。

温馨提示 不宜空腹生吃番茄，因其含有大量的胶质、果质、柿胶粉、可溶性收敛剂等成分，容易与胃酸起化学反应，形成不溶于水的块状物，阻塞胃出口引起胃胀痛、与不适；脾胃虚寒及月经期间的妇女不宜生吃；急性肠炎、菌痢及溃疡活动期病人不宜食用；服用肝素、双香豆素等抗凝血药物时不宜食；服用新斯的明或加兰他敏时禁食。未成熟的番茄不能吃，因青番茄含有毒的龙葵碱，食后会出现头晕、恶心、呕吐和全身疲乏等症状，严重的还会有生命危险；可以将青色或半青半红的西红柿，用保鲜塑料袋装好封口，放到通风处，每隔四天左右，打开袋子换气几分钟，挑出红透的来食用，这种存放方法时间长，而且可以随红随吃，非常新鲜可口。成熟的西红柿在2~4℃冷藏可保持营养和新鲜 10 天；不要放冷冻室，因为容易变质腐烂。

⑭ 多吃番茄营养好，貌美年轻疾病少

15 冬瓜消肿又利尿，清热减肥抗衰老

解评 冬瓜含丰富的维生素 C 和钾元素，而钠含量较少，故具有良好的消肿、利尿功效。十分适合需要低钠的高血压、慢性肾炎水肿、营养不良性水肿、肝硬化腹水、脚气浮肿患者食用，可达到消肿而不伤正气的作用；尤其对妊娠高血压综合征的降压效果十分明显。

冬瓜性寒味甘，有清热生津、除烦止渴、祛湿解暑、降胃火、排脓毒及消炎之功效，可用于暑热口渴、痰热咳喘、消渴、痤疮、面斑、脱肛、痔疮等患者食疗，还能解酒毒。冬瓜含糖量较低，也适宜糖尿病人"充饥"，难怪老话说：**"冬瓜入户，不进药铺"**。

据说宋代丞相郑清之吃了一段时间冬瓜后觉得神清气爽、腰腹赘肉减少。曾作《冬瓜》诗："剪剪黄花秋后春，霜皮露叶护长身。生来笼统君休笑，腹内能容数百人。"清代名医王学权称赞冬瓜是"蔬圃中之妙品"。冬瓜既无"风姿"可言，价格也很便宜，百姓只把它当作日常饮食中极其一般的平常菜，而它对人们养生保健的贡献却令人惊喜；所以它真正称得上是"隐身"于餐桌中的养生宝贝哩！

冬瓜性微寒，能起到养胃生津、清热降火的功效；更重要的是冬瓜中不含脂肪，而所含的丙醇二酸，能有效地抑制糖类转化为脂肪，对防止人体发胖、保持形体健美起着重要的作用。故有"瘦身瓜"的美誉，奉劝想减肥的朋友，不要再迷信价格昂贵又伤身的减肥药，还是尝试一下简单天然的减肥方法吧！

中医有肺主皮毛之说，即人的皮肤、毛发都需要充足的肺气去滋养，才能抵抗各种细菌、病毒的破坏，保证皮肤水嫩、秀发美丽。冬瓜因其色白、入肺经，有润肺功效，所以多食冬瓜可使皮肤润泽光滑、洁白如玉、美容养颜抗衰老。

除了冬瓜肉之外，冬瓜仁也有很好美容的功效，传说古代美女赵飞燕体态婀娜、身轻如燕，与她长期将冬瓜仁磨成粉服用有关。

冬瓜皮是中医常用的利水剂，消水肿、利小便的效果较好，并治久病津液缺少、口干舌燥等症。

冬瓜是清热解暑的大众菜，它的吃法很多，做汤、清烧、焖炖、蒸炒皆宜。冬瓜质地细嫩、清淡爽口、味道鲜美，冬瓜是一味"能上能下"的君子菜，既能进入寻常百姓家，也能做成上等菜，摆在高档酒楼筵席上。冬瓜可以搭配的食材很多，荤的有火腿冬瓜汤、老鸭冬瓜汤、排骨冬瓜汤、牛肉红烧冬瓜等；也有三菇六耳，笋、腐竹做成的素式佳肴，如八宝冬瓜盅、冬瓜银耳羹、冬瓜炒蒜苗、白玉罗汉。这些美味佳肴，制作虽然精巧，但材料都很简单，劝君亲自动手来个自享、自品、自娱、自乐。

温馨提示 冬瓜性寒凉，脾胃气虚、易腹泻者不可多食；体质寒凉者、久病与阳虚肢冷者、女子月经来潮期间和寒性痛经者忌食。

16 南瓜丝饼蛋花汤，营养丰富又健康

解评 《本草纲目》中记载："南瓜味甘、温、无毒。补中益气"。凡久病气虚、脾胃虚弱、食少腹胀、气短倦怠、水肿尿少者宜用。南瓜已被视为特效保健蔬菜哩！南瓜全身都是宝，对人体有很好的养生保健功效，乡亲们称它为"农家宝"。如今，农家之宝已成为城里人餐桌上养生保健美食了。美国人在感恩节都要吃南瓜，以表示对南瓜的谢意，在有些国家南瓜被誉为"神瓜"呢！

南瓜含有葫芦巴碱、钴等独特成分，可刺激胰岛素分泌，活跃人体的新陈代谢，具有降血糖、调节内分泌的作用，是防治糖尿病的特效营养保健食品，倍受人们的青睐。南瓜多糖有类似磷脂的作用和丰富的维生素 B_6，能提高机体的免疫功能，促进细胞因子生成，能清除胆固醇、防止动脉硬化、高血压、预防脑卒中等心脑血管疾病，所以，老话说："**冬至吃南瓜，脑卒中不进家**"。

南瓜所含果胶有很好的吸附性，能黏结和消除体内细菌毒素和有害物质，起到解毒和保护胃肠道黏膜、帮助食物消化作用。南瓜能消除致癌物质亚硝胺的作用，有防癌功效。南瓜富含锌，参与人体内核酸、蛋白质的合成，促进生长发育。常吃南瓜，可使大便通畅，有美容和减肥作用。南瓜富含的瓜氨酸，可驱除寄生虫，且对治疗血吸虫病及晚期腹水等症状均有一定的疗效。

南瓜子别看它颗粒扁平细小，所含的磷脂在所有含磷脂食物中是当之无愧的冠军，能防止矿物质在体内积聚形成结石，所以，常吃南瓜子可预防胆结石、肾结石。南瓜子富含的泛酸，可以缓解心绞痛，并有降压的作用。

南瓜子富含类胡萝卜素，在机体内可转化成具有重要生理功能的维生素A，并能维护眼巩膜的坚韧度，防止近视，还可保护眼睛免受紫外线的伤害。

自古以来南瓜子都被作为天然杀虫剂来使用，有杀灭人体内寄生虫（如蛲虫、钩虫、蛔虫、绦虫、血吸虫等）的作用。文献报道，南瓜子煎服或炒熟吃，

儿童一般每次用1~2两,于早晨空腹时服,观察5~13岁粪检阳性患儿56例,服药后1~2天共51例排出蛔虫,第5~10天48例复查大便,有33例转为阴性。

南瓜子富含锌,对预防和改善男子前列腺疾病具有很好的药用功效。每天吃一把南瓜子可治疗前列腺肥大,能增进性功能和预防前列腺癌的作用;如今,香喷喷的南瓜子已经成为男士们喜爱的休闲零食,有人调侃"南瓜子是男子汉的专用保健品"。

另外,南瓜花与猪肝同煮,内服可治夜盲。南瓜藤水煎可治胃痛、肺结核。南瓜蒂晒干煎水代茶饮,相传有安胎、防治习惯性流产或乳腺癌的作用。南瓜蒂晒干烧灰调茶油涂患处还可治烫伤、口疮、疔疮、乳头破裂、阴囊涩疹。如把南瓜连根水煎服,对偏瘫患者也有一定疗效。

江苏老百姓有吃八宝南瓜盅的习惯,选圆形老南瓜,将既甜又新鲜的南瓜蒸软,然后将蒸熟拌匀的糯米、血糯米、红豆、花生、莲子,葡萄干、杏仁、百合、红枣、白糖的馅料填入南瓜中,再蒸15分钟。南瓜软糯芬芳、八宝馅甜润不腻,可以健脾和胃、补中益气,特别是作为年夜饭上的餐后甜食,讨个圆圆满满、甜甜蜜蜜、招财进宝的口彩,往往这道甜点一上桌就会被一抢而空。

记得每当青南瓜上市,姥姥就会买来给我们做南瓜丝饼,她把青南瓜去瓤、刨成丝,放盐和味精,经常是加入虾皮(或者加鸡蛋)与面粉(调得稍稀一点)拌匀,在锅里放一点油,抹匀锅底,把适量南瓜面糊放入锅、摊匀,饼有碗口大,煎至两面金黄即成。就着丝瓜蛋花汤吃南瓜饼,美味可口,营养丰富又健康。

温馨提示 青南瓜中维生素C及葡萄糖含量比老南瓜丰富,水分比老南瓜多,适合制作南瓜丝饼。老南瓜则钙、铁、胡萝卜素含量较高,其蛋白质和脂肪含量较低,并且含有丰富的糖类和淀粉,所以吃起来又香又甜。但南瓜性温,胃热炽盛者、黄疸、湿热气滞者少吃或忌食。

16 南瓜丝饼蛋花汤,营养丰富又健康

17 # 虾皮加醋当小菜，身体灵活腿脚健

解评 虾皮其实不是虾的皮，而是一种小虾（中国毛虾）被晾晒至干而成的食品，这种虾肉坚实、细小，晒干后给人只有一层皮的感觉。因此人们就叫它虾皮了，虾皮入口松软，味道鲜美，虽不是主菜，但却是人人喜爱，是不可缺少的海鲜调味品，不论是拌凉菜、蒸鸡蛋、包饺子或做汤均可加入调味提鲜，且经济实惠。人们称赞它是食品中的"好百搭"。

你可能不会想到，干扁的虾皮，貌不惊人，其营养价值之高，出人意料，每 100 克虾皮蛋白质含量为 30.7 克，大大高于青鱼、黄鳝、带鱼、黄鱼等水产品，连牛肉、猪肉、鸡肉等都自叹不如哩！

虾皮所含矿物质的种类、数量丰富，其富含的镁，可减少血液中的胆固醇含量、预防动脉硬化，能很好地保护心血管系统，有利于预防高血压及心肌梗死。

虾皮含有一种重要的营养物质——虾青素，是迄今为止发现最强的抗氧化剂。

虾皮含有大量的钙，素有"钙库"的美誉，是价廉物美的天然补钙佳品。据日本科学家报道，血压的高低与钙含量呈负相关，多吃些虾皮可使某些患者通过提高钙的摄取量来控制血压。据美国《新科学家》杂志报道，在饮食中补充钙，能抑制结肠癌细胞增殖。钙还有助于改善妇女经前期综合征；钙对生育期的妇女特别重要，尤其在妇女妊娠后期是胎儿骨骼、牙齿及神经系统发育的重要阶段，还可预防妊娠高血压。老年朋友多吃些虾皮可提高食欲、增强体质，有助于预防骨质疏松症。

虾皮含钙高是众所周知的，但吃后吸收率却并不高。因为虾皮中的钙虽然在胃酸的作用下会溶出一小部分，但绝大部分都会白白流走。而姥姥常常用"虾皮加醋当小菜"，也许是她歪打正着，用加醋来促使虾皮中的钙溶出吧！

第二篇 夏伏天热心静长，饮食消暑保健康

姥姥虽然没有文化，但是实践出真知啊！姥姥常吃的经典小菜虾皮加醋是绝佳搭配。姥姥常说：**"虾皮加醋当小菜，身体灵活腿脚健"**。

中医认为虾皮味甘、性温，具有补肾壮阳、理气开胃、镇定化痰等功效。可用于神经衰弱、自主神经功能紊乱等症的食疗。

虾皮炒冬瓜有清热、解暑、化浊、开胃等作用。

虾皮萝卜丝有消胀、祛痰、助消化、利大小便等的功效。

虾皮炒韭菜有开胃健脾、补肾壮阳之功效。

虾皮拌香菜有补肾壮阳、祛风解毒之功效。

虾皮拌青椒，有开胃消食、补肾壮阳、祛风湿之功效。

取一小把虾皮，放些紫菜，加点麻油、葱花，用开水一冲，一碗色香味极佳的鲜汤便做成了。

温馨提示 虾皮有生晒虾皮和熟晒虾皮两种，也有加盐或不加盐之分。高血压、心脑血管疾病等患者要选择口味淡的以控制盐的摄入。

注意虾皮的保存，按照存放时间选择冷藏或冷冻，如果颜色变粉红色、有氨味，就不要吃了，吃后可能产生致癌物亚硝胺。要注意各种海鲜干货都有类似的问题。

千万不要买很白的虾皮，那多半是硫黄熏过的。

虾皮含钙高，因此不能在晚上吃，以免引发尿道结石。某些过敏性疾病的患者，如过敏性鼻炎、支气管哮喘，反复发作过敏性皮炎、过敏性腹泻等，不论在缓解期或发作期都不要进食虾皮。

⑱ 多食一点醋，不用到药铺

解评 "每天开门七件事，柴米油盐酱醋茶"。醋用来食用，不仅是增添酸味、更重要的是可使菜肴增加鲜、香、甜、美气味的作用，因此在中国菜的烹饪中有举足轻重的地位，常用于溜菜、凉拌菜等，西餐中常用于配制沙拉的调味酱或浸制酸菜等。醋在调味品中，属于"五味之首"，有"食总管"的美称。它既能使食物在加热中减少维生素 C 等营养物质的损失，又可使骨头中的钙、磷溶解在汤中，使人体容易吸收。

夏季多吃醋能促进消化液的分泌，帮助消化吸收、促进食欲，还有杀菌预防肠道传染病及流行性感冒等呼吸道疾病的发生，也有改善习惯性便秘的作用。醋的杀菌力很强，据报道，伤寒沙门氏菌和副溶血性弧菌在食醋中分别于 10 分钟、15 分钟即死亡，所以有**"多食一点醋，不用到药铺""天天吃醋，年年无灾"**的老话。炎夏出汗多，多吃点醋，会很快解除疲劳、保持精力充沛。醋可软化血管、降低血脂，对高血压和心血管疾病患者也是一味辅助良药；菜肴里加点醋，降血糖的效果亦很惊人。醋能减轻晕车、晕船的不适症状。醋还具有散瘀、止血、杀虫、美白等功效。醋富含的氨基酸，可以促进体内脂肪分解，起到减肥、抗衰老的作用，有利于提高机体免疫力，预防各种老年疾病。

醋本身有养生保健作用，如再加上其他保健食品合理搭配，更能相互促进、如虎添翼，获得意想不到的效果。比如：

（1）醋泡生姜：具有养胃、减肥、防脱发、预防慢性病等功效。

（2）醋泡黑豆：具有补肾、美容、减肥、明目、美发等功效。

（3）醋泡花生：能降低血压、软化血管、清热活血、减少胆固醇堆积，防止血栓形成，是心脑血管病的克星。

（4）醋泡大蒜：有去腥腻、助消化、软化血管、预防动脉硬化、散寒预防感冒、强身健身之功效。

其他可用作醋泡食物还有很多，如醋泡蛋、醋泡黄豆、醋泡葡萄干、醋泡洋葱、醋泡海带、醋泡香菇、醋泡山楂等，都有各自独特的疗效。醋泡食物操作简单、价格低廉、疗效明显，朋友们可自行选择试用，认真试试吧！祝福你因此而祛病健身、延年益寿！

醋泡食物需要注意：一是要 2~3 年陈酿米醋才可入药，其他醋仅能食用；若是勾兑醋吃了非但没有好处，反而对身体有害。二是浸泡容器要用玻璃瓶或瓷器瓶，不能用塑料瓶，因塑料内的有毒物质会渗入醋中。

传说醋是由古代酿酒大师杜康的儿子黑塔发明的，就在杜康发明了酿酒术的那一年，他们举家来到镇江，酿酒卖酒。本来酿酒的下脚料酒糟加水是用来喂马的。一天，黑塔喝了米酒，在醉醺醺的睡梦中见一位白发老翁，正笑眯眯地指着大缸对他说："黑塔，你酿的调味琼浆，已经二十一天了，今日酉时就可以品尝了。"黑塔正欲再问，老翁不见了。黑塔回想刚才梦中发生的事情，将信将疑，喂马用的酒糟加了几桶水，怎么会是调味的琼浆？当时正觉得唇干舌燥，就喝了一勺。谁知一喝，只觉得满嘴甜滋滋、酸溜溜、香喷喷，顿觉神清气爽、浑身舒坦。黑塔将梦中所见、口中所尝一五一十地告诉了父亲。父子俩对仙翁讲的"二十一"天、"酉时"琢磨许久，还边用手比画着，突然领悟："二十一日酉时，这加起来就是个'醋'字，兴许琼浆就是醋吧！"从此杜康父子按照仙翁指点办法，在酒糟缸内加水、经过 21 天酿制就成黝黑透明、香酸微甜、远近闻名的镇江香醋了。

温馨提示 食醋可分为酿造醋和人工合成醋。酿造醋是以粮食为原料，通过微生物发酵而成；人工合成醋是以食用醋酸，添加水、酸味剂、调味料、香辛料、食用色素勾兑而成。将醋蒸熏可预防流感；脾胃湿盛、外感初起者、胃溃疡和胃酸过多者及空腹不宜食醋；骨折治疗和康复期间及低血压的病人应避免吃醋。

⑲ 荷叶茯苓粥，利五脏通经络

解评 "接天莲叶无穷碧，映日荷花别样红。"是赞美荷花和荷叶的佳句。荷叶清雅的香气，令人回味无穷，荷叶无论是入膳还是入药都是不可多得的"药膳两用"防暑佳品。中医认为荷叶味苦辛微涩、性凉，归心、肝、脾经，具有清热利湿、解毒化痰、凉血止血的作用。

荷叶含有多种生物碱及维生素 C，具有明显的降血脂、抗病毒等功效。荷叶富含黄酮类物质，是大多数氧自由基的清除剂，它可增加冠状动脉流量，对治疗冠心病、高血压等有显著效果。中医把荷叶用作减肥消脂的良药，因为荷叶含有生物碱（荷叶碱）和黄酮具调节血脂的保健作用。

广东珠江三角洲群众的夏季名点"荷叶饭"历史悠久，食用方便。据清初《广东新语》记载："东莞以香粳、杂鱼、肉诸味，包荷叶蒸之，表里香透，名曰荷包饭。"更有诗赞美荷叶饭："泮塘荷叶尽荷塘，姐妹朝来采摘忙。不摘荷花摘荷叶，饭包荷叶比花香。"说荷叶饭的清香赛过妩媚的荷花哩！所以，老话说：**"包饭用荷叶，清香又解热"**。

茯苓是寄生在松树根上的一种真菌，其药用价值很高，能全方位地增强人体的免疫功能，被誉为中药"四君八珍"之一，是中老年人延年益寿的良药。茯苓味甘淡、性平，入心、肺、脾经，具有宁心安神、健脾和胃、利水渗湿。可治心神不安、惊悸失眠、健忘、脾虚食少、痰饮咳嗽、水肿胀满、小便不利、便溏泄泻、遗精等症。茯苓所含的卵磷脂和胆碱，能增强和改善大脑功能；其所含的茯苓素利尿功效较佳，有助于降血糖和减肥；茯苓多糖能美容养颜、延缓衰老，具有增强免疫功能、抗肿瘤作用。据报道肺癌患者服用茯苓多糖后可以明显改善临床症状，并能提高多项免疫指标。有研究者对汉唐以来 200 多个传统的中医精华方剂研究表明，用茯苓的占 20%；对清代 64 种宫廷长寿补益秘方的分析，茯苓的使用频率高达 78%；所以，老话说：**"茯**

苓茯苓，一吃就灵""要年轻，吃茯苓"。

茯苓常被用于药膳与保健食品中，如北京的茯苓饼继承清宫御膳房的传统制法，是风味独特的滋补名点。传说慈禧太后在宫中得了心痛病，日夜烦忧，食欲不振，太医们多方调治无效；这时有人献计说附近山中寺院里有个一百多岁的得道高僧，有长寿秘方，慈禧太后亲自前往求秘方，老僧当时给了慈禧太后三张小饼，说吃完必有奇效；几天后慈禧太后果然症状全消，其实老僧饼中的奥秘在于用茯苓粉做配料。后经御厨们不断改良，在保留了其功效的基础上，外观和适口性更完美，慈禧太后特别爱吃"茯苓饼"，还真的"返老还童"，不仅很少犯心痛病，而且头发也由白变黑了。慈禧常以此饼赏赐宫中宠臣。后来茯苓饼流入民间，成了大众的保健珍品并名扬四方；还有茯苓糕、茯苓包子、茯苓茶等也都是有名的滋补食品。

炎夏用荷叶和茯苓搭配煮粥，不但清香甘甜，喝下去感觉非常清凉；而且和中养胃，对五脏都有保健作用，所以，老话说：**"荷叶茯苓粥，利五脏通经络。"**

> **温馨提示** 体瘦气血虚弱者慎服荷叶。虚寒精滑或气虚下陷者忌服茯苓。儿童和青少年也不宜食用，因茯苓趋向收敛，会阻碍生长发育。
>
> 要注意茯苓与土茯苓是完全不同品种及不同功效，绝不能混同。

19 荷叶茯苓粥，利五脏通经络

小暑黄鳝赛人参

解评 黄鳝又名鳝鱼、长鱼、无鳞公子、海蛇等。黄鳝体型似蛇,头粗尾细,无鳞,黄褐色,体表有一层光滑的黏膜。黄鳝全身只有一根三棱刺,肉嫩厚,味鲜美,营养价值高,滋补作用强,有滋补肝肾、温阳健脾、补气养血、祛风通络、强筋骨等功效。黄鳝生活在水岸泥窟之中,以小暑前后一个月(6~8月)的黄鳝最肥、味最美,所以有**"小暑黄鳝赛人参""夏吃一条鳝,冬吃一枝参"**的老话。

黄鳝含有丰富的二十二碳六烯酸(DHA,俗称脑黄金)和卵磷脂,据美国研究报道,经常摄取卵磷脂,记忆力可以提高20%。这是因为DHA和卵磷脂是构成人体各器官组织细胞膜的主要成分,是脑细胞不可缺少的营养素,因此食用黄鳝有补脑健身的功效。黄鳝含有"鳝鱼素",能降低和调节血糖,黄鳝含丰富的硒,对胰岛β细胞有保护作用,而所含脂肪极少,因此被视为糖尿病的天然良药,理想的食疗佳品。黄鳝含有丰富维生素A,能增进视力,故有**"鳝鱼是眼药"**的老话。黄鳝还适宜身体虚弱、气血不足、营养不良、肾虚腰痛、四肢无力、气虚脱肛、痔疮出血、久痢脓血、风湿痹痛、口眼歪斜、高血脂、冠心病、动脉硬化、妇女产后瘦弱、恶露不尽、子宫脱垂和癌症患者食疗。胃肠道癌症患者,吃黄鳝可以治疗便血。

黄鳝可炒鳝糊、做虾爆鳝、可与鸡、鸭、猪等肉类清炖,其味更加鲜美,还可用作火锅原料之一。

杭州有句民谚:"到杭州不吃奎元馆的面,等于没有来过杭州。"把一碗面作为偌大杭城的代表,可想一定有不同寻常之处。奎元馆现有不同花色面条150余种,最负盛名的要数"虾爆鳝面"和"片儿川"。虾爆鳝面选料严格:鳝鱼选用的是大拇指粗细、每斤5条左右活鳝,氽熟后划去背脊骨,片成两侧肉相连的双排鳝片,长度一寸左右;虾仁一定要是鲜河虾,挤取虾仁后用盐及少许酒渍过，再用鸡蛋清混合湿淀粉上浆，放冰箱内冷藏片刻后供使用。烹调讲究：用菜油爆鳝片，黄亮香脆；以猪油炒虾仁，白玉鲜嫩；用麻油浇面，汁浓气香；面条精制，用鸡汤原汁煮面条，烧而不糊，柔韧滑口，色、香、味、形均为一流。当年蔡廷锴将军吃面后，当场挥毫疾书"东南独创"四个大字。中华人民共和国成立后，许多国家领导人与知名人士慕名来品尝"虾爆鳝面"，一位日本名厨品尝之后，伸出大拇指称赞是"天下第一面"。奎元馆这家杭州百年老店，因虾爆鳝面而传名，而虾爆鳝面又因奎元馆而享有盛誉。

黄鳝不仅被当作名菜用来款待客人，近年来活运出口，畅销国外，更有冰冻鳝鱼远销美洲等地。

温馨提示 黄鳝体内含组氨酸较多，因此味很鲜美，但死后其体内的组氨酸会转变为有毒物质，千万不可吃死黄鳝，因组氨在人体内达到一定浓度就会引起中毒，甚至死亡，故鳝鱼宜现杀现烹。

黄鳝性温，平时容易"上火"的人、更年期妇女、孕妇和未发育儿童不宜多食，有瘙痒性皮肤病者忌食；有痼疾宿病者，如支气管哮喘、淋巴结核、高血压、癌症、红斑性狼疮等应谨慎食用；凡病属虚热，或热证初愈，腹胀，肠胃欠佳者不宜食用。

㉑ 飞禽莫如鸪，走兽莫如兔

解评 鹧鸪是产于我国南方形似母鸡的珍禽，雌雄喜对鸣，一唱一和，其鸣声悲婉凄切，极似"行不得也哥哥"，因此，骚人墨客寓鹧鸪以深情，借此常喻夫唱妇随、表达离愁、伤感之意。如唐朝张籍的《湘江曲》："湘水无潮秋水阔，湘中月落行人发。送人发，送人归，白萍茫茫鹧鸪飞"。鹧鸪飞比喻游子佳人惜惜别情，怎一愁字了得？唐朝李群玉在《九子坡闻鹧鸪》中有"落照苍茫秋草明，鹧鸪啼处远人行"，诗中的鹧鸪声里，让人联想到旅途艰险遥远和引发满腔的离愁别绪。被世人赞为"郑鹧鸪"的唐朝郑谷《鹧鸪》诗："暖戏烟芜锦翼齐，品流应得近山鸡。雨昏青草湖边过，花落黄陵庙里啼。游子乍闻征袖湿，佳人才唱翠眉低。相呼相伴湘江阔，苦竹丛深日向西"。诗人把鹧鸪之声与游子之情融为一体，既咏鸟、也咏人，读之清音袅袅，品之余味无穷。

老话说："飞禽莫如鸪、一鸪顶九鸡"。民间把鹧鸪作为健脾消疳积的良药，治疗小儿厌食、消瘦、发育不良，效果显著。哺乳期妇女食用鹧鸪对促进婴儿体格和智力发育具有明显的效果。福建民间有："山食鹧鸪肉，海食马鲛鲙（kuài）"的谚语。

华西医科大学公共卫生学院测定，鹧鸪肉所含蛋白质为30.1%，比普通鸡肉、珍珠鸡均高；脂肪含量为3.6%，比珍珠鸡、肉鸡均低；含18种氨基酸和64%的不饱和脂肪酸，尤其是含有其他鸟类所没有的牛磺酸，是有益儿童智力发育的"脑黄金"，还富含多种维生素和锌、锶、钼、铁、钾等微量元素，有预防和治疗癌症的作用。鹧鸪肉具有高蛋白、低脂肪、低胆固醇的营养特性，可与补药之王——人参相比美，被誉为"动物人参"，具有壮阳补肾、增强人体免疫功能、延缓衰老等多种奇特功效，是男女老少皆宜的滋补佳品。鹧鸪骨细肉厚、肉嫩味美、鲜而不腻、清香可口，一向被视为珍禽上品。

鹧鸪可炸、烧、焖、蒸等烹调，如油淋鹧鸪、白梅鹧鸪等。在广州，病后多以沙参、肉竹、杞子、桂圆肉等与鹧鸪同炖，滋补的功效更好。川菜大师采用炖、烧、煮、蒸、溜、焖、爆、扒等多种烹调技法可烹制鹧鸪菜200多种，被称为"鹧鸪宴"。

鹧鸪蛋也是一种营养价值较高的滋补品。其蛋白质、卵磷脂、氨基酸以及维生素A、D、E、K、B族和锌、硒、铁、钙等均高于普通鸡蛋，尤其是胆固醇比普通鸡蛋低20%~40%；蛋清厚稠，煮七八分熟或烹调后，蛋味醇香，且极易被消化吸收。对儿童的智力发育有促进作用，增强记忆力；对中老年可增强体力，提高工作效率、延缓衰老；对体弱多病者能提高抗病能力，对恢复健康能起到辅助食疗作用。

老话说：**"飞禽莫如鸪，走兽莫如兔"** 高度评价了兔肉营养与保健作用。《本草纲目》记载："兔肉凉血，解热毒，利大肠。兔血凉血活血，解胎中热毒。催生易产。"除兔肉、兔血外，兔肝、兔脑、兔骨、兔屎（称为明月砂）皆可入药。

兔肉蛋白质含量高，富含卵磷脂，有益于儿童、青少年大脑和其他器官发育，有健脑益智、保护血管壁、阻止血栓形成的作用，可用于高血压、冠心病、糖尿病患者食疗。兔肉含有多种维生素和8种人体必需的氨基酸，特别富含赖氨酸，可以调节人体代谢平衡、增加食欲、提高钙的吸收、加速骨骼生长、增强免疫功能和中枢神经组织功能。兔肉质地细嫩，结缔组织和纤维少，比猪、牛、羊等肉类容易消化吸收，特别适合儿童和老年人食用，故被称为"保健肉"。

兔肉所含的脂肪和胆固醇比其他肉类低、且又多为不饱和脂肪酸，故被称为"荤中之素"的佳肴，既能强身健体、抗衰老，又可保持身体苗条，是减肥者理想的肉食；还能增强皮肤细胞活性、润肤美容，深受大众尤其是女士的青睐，被誉为"美容肉"。

鲜嫩的兔肉既可炒、煎、扒，也可以焖、烤、烧、卤，粉蒸、炖汤都可做出各种美味菜肴。兔肉和其他食物一起烹调，会融入其他食物的滋味，遂有"百味肉"之说。

温馨提示 目前在我国范围内活动的鹧鸪只有一种，即中华鹧鸪，属省级保护动物。张网捕鸟、贩卖野生鸟类是违法行为。鹧鸪被驯化的历史较短，仅有50年左右，可为"家禽中的新秀"，现已可大量养殖；另外，个别养殖户把容易养殖的美国石鸡当鹧鸪出售，但其没有鹧鸪的食疗效果；鹧鸪与石鸡的明显区别是鹧鸪的喙是黑色或褐色，石鸡的喙是红色。

兔肉性凉，宜在夏季食用。孕妇及经期女性、脾胃虚寒者、有四肢怕冷等明显阳虚症状的女子不宜吃兔肉。兔肉（尤其是野兔肉）带有土腥气，要用清水反复浸泡一天，直到兔肉泡至发白、除净异味，才能烹制出兔子肉的特殊芳香滋味。要顺着兔肉纤维纹路切，才能保持菜肴的形态美观，肉味更鲜嫩；若切法不当，兔肉加热后会变成粒屑状，且不易煮烂。

一伏火腿二伏鸡，三伏要吃金银蹄

解评　夏至后入伏，有初伏、中伏、末伏之分，三伏天地面受热强烈、空气对流旺盛，午后至傍晚常易形成骤来疾去的雷阵雨，"东边日出西边雨，道是无晴却有晴"的著名诗句正是对雷雨天最精辟形象的描述。老话也说：**"夏至有雷三伏热，重阳无雨一冬晴"**。三伏天是阳气最旺、最炎热的时节，也是一年中人体消耗最多的阶段，有些人因为吃不好、睡不实，受到炎热的煎熬，出现疰夏；因此，老话说：**"一夏无病三分虚"**。夏季养生要顺应阳盛的特点，注意保护阳气；故三伏天也是进补的最佳时机之一。

老话说：**"一伏火腿二伏鸡，三伏要吃金银蹄"**。就是在初伏要吃火腿作为进补的佳品。火腿制作经冬历夏，经过发酵分解，各种营养成分更易被人体吸收。因火腿有加速创口愈合的功能，可作为产妇或术后病人的辅助食品，具有健脾开胃、生津益血、益肾壮阳、固骨髓、健足力、愈创口等功效。

想饱尝火腿的口福，就要挑选誉满中外的金华火腿，它选用著名的"金华两头乌"良种猪，后腿肥大、肉嫩，经过上盐、整形、翻腿、洗晒、风干等工序数月制成，形似琵琶，皮色黄亮、肉色红润、香气浓郁、营养丰富、鲜美可口，素有色、香、味、形"四绝"闻名于世。

相传火腿起源是北宋名将宗泽战胜还家，乡亲争送猪腿让其带回慰劳将士，因路途遥远，便撒盐腌制以便携带；腌制而成的猪腿色红似火，被称为火腿；宗泽挑选了几只最好的猪腿献给皇上，皇帝和文武官员尝后，赞不绝口；从此，火腿被列为贡品。在 1915 年巴拿马国际商品博览会上金华火腿荣获金奖，1981 年更荣膺国家优质产品金质奖章，1995 年浙江金华获"中国火腿之乡"称号。

火腿要存放在干燥通风的地方，不要放在冰箱里，因为火腿经过冰箱冷冻，会使肉中的水分析出，肉质变得松散更易变质。最好买分割好的小块火腿，清洗火腿可用淘米水浸泡，能去掉过多的盐分和油腻，也可用刀削去脏污的表层，直到看见鲜红的肉色方可，肥肉要尽可能去掉发黄的部分，因为吃了酸败的脂肪，轻的造成咽喉不适、腹泻，严重的还可能致癌。

火腿的吃法多种多样，一般以清炖和蒸吃为宜，也可作羹、汤。如金腿金粟羹、火腿黄鱼羹、火腿海参羹、火腿鸽子汤、火腿竹荪汤、火腿凤爪汤、火腿海棠汤、火腿冬瓜汤、火腿白菜汤等，多达数百种。火腿汤菜制作方便、芳香清雅，素有"火腿熬汤，垂涎流芳"之誉。

"一伏火腿二伏鸡"，其实二伏吃鸭比鸡更好，因为鸭肉特别适合夏季食用，有"**防苦夏，吃吃鸭**"的老话。这句老话应该把鸡换成鸭："**一伏火腿二伏鸭，三伏要吃金银爪**"。

鸭属水禽，性寒凉，特别适宜体内有热的人、体质虚弱、食欲不振、发热、大便干燥和水肿的人，能从鸭肉中获得夏天急需的蛋白质等营养，而且能防治疾病。

鸭肉脂肪的含量适中，比猪肉要低，易于消化，并均匀地分布于全身组织中。鸭肉是含 B 族维生素和维生素 E 比较多的肉类，对心脏有一定的保护作用，可抗脚气、神经炎和多种炎症。与畜肉不同的是，鸭肉钾含量很高，还含有较多的铜、铁、锌等微量元素。吃鸭子可以滋阴补虚、利尿消肿，在满足口福的同时，对健康也大有裨益。世界卫生组织公布 2016 年健康食品排行榜，鸭肉被列为肉食榜亚军。

烹制鸭子的方法很多，家常做法有红烧、炖汤、清蒸等等。烤鸭、盐水鸭、板鸭更是让人赞不绝口。具有"天下美味"而驰名中外的北京烤鸭，用料为肉食优质的北京鸭，用木炭火烤制，色泽红润、肉质细嫩、味道醇厚、肥而不腻，用筷子挑一点甜面酱，抹在荷叶饼上，放几片烤鸭盖在上面，再放上几根葱条、黄瓜条或萝卜条，将荷叶饼卷起，真是美味无比。

南京鸭肴驰誉海内外，让南京享有"鸭都"的美誉。大街小巷三步一鸭摊、五步一鸭店，什么酱鸭、卤鸭、板鸭，琳琅满目，竞奇斗胜，但在这些鸭菜中流传最久、最广的美味要数盐水鸭，相传已飘香 2500 余年。此鸭皮白肉嫩、肥而不腻、香鲜味美，具有香、酥、嫩的特点；而以中秋前后、桂花盛开季节制作的盐水鸭色香味最佳，名为桂花鸭，是下酒佳品。南京人爱吃鸭子，几乎到了"一日不可无此君"的地步，逢年过节或平日家中来客，上街买一碗桂花鸭，似乎已成了夜幕降临、万家灯火时的世俗礼节。南来北往的人们来到南京，都要随手带上一些鸭子回家。

杭州张生记祖传名菜老鸭煲特具江南风味，鸭肉嫩而不肥，火腿酥香扑鼻，笋干鲜嫩无比，汤汁油而不腻，漂在汤汁上的青菜特别入味，砂锅底上垫有江南粽叶，文火煨炖四个小时以上，真是道工夫菜。江南历来有伏天吃鸭子滋补身子的习惯，笋干不仅增添鲜味，而且能解除油腻，令口感清爽，美味超群，色香味形俱佳，赢得广大顾客的一致好评，老鸭煲是张生记的招牌名菜，张生记成了杭帮菜的领头羊，杭帮菜从此名扬四海。

三伏要吃金银蹄是指火腿爪与鲜猪爪一起炖食，是一道色泽红润、肉质酥糯、鲜咸浓香、汁稠味醇的滋补佳品。金银蹄是杭州民间流传的一道传统家常菜；因乾隆皇帝赞赏而被搬上菜馆的高档酒席成为杭邦名菜。乾隆皇帝下江南，有一次到杭州正好是"三伏天"，热浪腾空、酷暑难熬，乾隆微服私访，走街串巷来到一家临街菜馆用餐，对跑堂说："把你们菜馆的看家菜烧几只出来品尝品尝"。跑堂端出夏天的一道滋补佳肴说："三伏吃个金银蹄"。乾隆吃着这酥糯、浓香的鲜咸同炖的金银蹄，赞不绝口，胃口大开，米饭比平日多吃了一碗。回到皇宫后，乾隆皇帝念念不忘在杭州吃过的金银蹄。每到酷热难熬的盛夏，乾隆皇帝就一定要御厨给他炖个金银蹄；因此金银蹄一菜便出了名、上了高档酒席。

温馨提示　三伏天民间多以容易消化的馄饨、面类改善食谱，刺激食欲，因此，有许多老话**"头伏饺子，二伏面，三伏烙饼摊鸡蛋""冬至饺子，夏至面""夏至吃馄饨，热天不疰夏""吃面多喝汤，免得开药方"**来指导夏季养生保健。中医认为，小麦味甘，性凉，有养心安神、益气除热、除烦止渴、和五脏、调经络、利小便之功效。三伏天吃上两碗新小麦做成的汤面，淋漓地出一身大汗，既尝鲜又驱瘟疫邪气，是何等快意！

22

一伏火腿二伏鸡，三伏要吃金银蹄

23　三伏培本扶正气，冬病夏治好时机

解评　"冬病夏治"是我国传统中医中药疗法中最具特色的养生保健法。是把一些冬季易发的疾病，提前到夏季来治，往往起到事半功倍的效果。三伏天是全年最为炎热的时期，人体阳气最为旺盛，汗孔开张，经络气血流通，有利于药物的吸收，有助于邪气的外驱，是"冬病夏治"敷贴药物产生疗效的最佳时机。

所谓冬病，顾名思义就是那些每逢冬季人体受到寒凉以后容易发作或复发、加重的疾病，如慢性支气管炎、支气管哮喘、阻塞性肺气肿、慢性咳嗽、慢性鼻炎等呼吸系统疾病，因虚寒所致的腰腿痛、类风湿性关节炎、四肢麻木、强直性脊柱炎、颈椎病、肩周炎、骨关节等疾病。采用中药穴位贴敷方法，通过刺激穴位、达到理气血、调阴阳、补虚损的效果。每个伏天贴一次，连续贴三年，可增强机体非特异性免疫力、降低机体的过敏状态。这种中医的内病外治法可以有效地根除或缓解症状；在夏天未发病时，就"培本"以扶助正气，人体正气旺盛、抗病力增强，到了冬天就可以少发病或不发病。

"冬病夏治"强调预防为主，实际是倡导实践中医的"不治已病治未病"的精神。实践证明，这是个巧治法、好疗法，其方法简单、使用方便、效果良好和费用低廉的特点而受到大众的欢迎。

温馨提示　需要强调的是并非所有"冬病"患者都适合"夏治"。"冬病夏治"也有其严格适应证和禁忌证，一定要到正规医院找专业医生明确诊断才可以进行"夏治"。特别是孕妇、3岁以下儿童、80岁以上老人、有"内火"者、有瘢痕体质者及对疼痛敏感者都不宜"夏治"。

第二篇　夏伏天热心静长，饮食消暑保健康

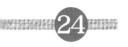

24 常灸足三里，胜吃老母鸡

解评 《千金要方》中记载："若要安，三里常不干"，意思是说要平安，常艾灸足三里，使穴位处出现小水疱、甚至化脓、结痂，形成瘢痕（现称瘢痕灸）。中医认为"足三里"为胃经主要穴位，具有调理脾胃、补中益气、通经活络、疏风化湿、扶正祛邪之功效。名医孙思邈常用此法，至年老犹视听不衰、神采奕奕，寿超百岁。

现代医学研究证实，艾灸足三里，可调节胃肠蠕动和胃酸分泌，提高多种消化酶的活性，帮助消化、增进食欲、增加营养吸收；能健脑、缓解头痛、失眠、神经衰弱等症状，改善心功能、调节心率，对调节内分泌、调节血糖等有良好效果；还可降低血脂和血液黏稠度，预防血管硬化及脑卒中发生；有补益肾气的作用，对耳鸣、眩晕、哮喘、腰痛、尿频、遗尿、小便不通、遗精、阳痿、早泄等有治疗效果；对股膝酸痛、软弱无力诸症、小儿麻痹、脚气、末稍神经炎等均有防治作用；能增加白细胞数量并增强其吞噬功能，提高机体免疫力，对全身各系统都有强壮作用，能延缓衰老，因此把三里灸叫作长寿灸。所以，老话说："**常灸足三里，胜吃老母鸡**""**旅行灸三里，健步行如飞**"。

足三里穴在哪里呢？位于外膝眼直下三寸、胫骨前嵴外侧一横指处。人正坐在椅子上，用本人之手虎口围住膝盖，食指放于膝下胫骨前缘，四指并拢，中指尖着处即是穴位。专家提倡自灸"足三里"采用非化脓法（非瘢痕灸），可用"艾条灸"法，将艾条点燃对准足三里穴，距离以皮肤感到温热为度，每次 10~15 分钟，待穴位皮肤出现红晕即可。如果没有艾条，最简便的刺激方法，即大拇指按压穴位，可加上揉动，直至局部有酸胀发热的感觉。

说到艾灸，不得不再说说艾叶的功效，几千年来艾叶已成为预防瘟疫的功臣，民间常用艾叶烟熏，就是一种简单易行的防疫措施，可有效抑制多种病菌在空气中的传播，而对人畜无害。老话说：**"清明插柳，端午插艾"**。端午节，家家户户门前都挂上艾叶和菖蒲，也有古诗赋曰："五月五日午，天师骑艾虎。手执菖蒲剑，瘟神归地府"。这种习俗的用意是人们为了祈求太平盛世，家人吉祥平安；其实更重要的是五月天气开始炎热，又多雨潮湿，蚊蝇和病菌繁殖快，容易传播许多种疾病。艾叶、菖蒲，具有芳香气味，确有驱逐蚊蝇、净化空气、消除病毒和病菌以保持居室内卫生，起到辟邪、防病、保安康的作用。艾灰是天然的除味剂，用小布袋子装起来，放在厕所、厨房或者是冰箱里，能起到除异味的效果，可以跟竹炭相媲美。所以，端午节历来有"卫生节"之称，老话也说：**"家有三年艾，郎中不用来"**。

中医认为艾叶是一味价廉物美、不可多得的中药，具有理气血、逐寒湿、活血、止血、止痛、调经、安胎等作用。现代药理研究表明，艾叶除含有独特的香精油外，还含有鞣质、黄酮、腺嘌呤、甾醇、多糖、微量元素等几十种对人体有益物质。艾叶是一种广谱抗菌及抗病毒药物，对呼吸系统疾病，如平喘、镇咳及祛痰等有一定的防治效果；还有止血、活血、抗凝血、镇静、抗过敏、护肝利胆等作用；艾叶中所含的腺嘌呤，可以使心脏强壮，对预防心、脑血管疾病有很好效果；特别对妇科疾病如子宫出血、月经不调、痛经、宫寒不孕、胎动不安等有显著疗效，为妇科良药，产妇可用艾水洗澡或熏蒸以达消毒止痒作用；艾叶泡脚还能够改善肺功能，对患有慢性支气管炎和容易咳白痰的人很有好处。

将艾叶晒干碾轧成绒，作为艾灸的原料，点燃之后在人体皮肤特定穴位或患处进行温灸，其药性借艾火的热力通过体表穴位透入肌肤，进入体内，渗透诸经，以起到温经散寒、通络止痛、醒脑安神、扶正驱邪的作用。艾灸是中华民族传统医学中的一枝奇葩，艾灸功效显著，适用范围十分广泛，内、外、妇、儿各科的急、慢性疾病都可应用，很少有副作用；而且取材简便、操作容易，还能提高机体免疫力，真是有病治病、无病强身，在众多保健方法中艾灸可称得上简单而有效的绿色疗法哩！如果你有兴趣，买些艾灸法治病书籍，边学习、边实践，很有可能你将会自学成才，成为自我保健灸法的高手呢！

艾叶除被用作药材外，还可以做成各种美味食物，如"艾叶茶""艾叶汤""艾叶粥"等，以增强人体对疾病的抵抗能力。如皋的长寿老人们喜欢以艾叶嫩芽为原料，做成各种传统的长寿食品，如艾叶糍粑、艾叶芽煎鸡蛋、艾叶芽肉丸、香艾饺子、香艾鸡煲、艾叶薏仁粥、艾叶煨鸡蛋等。最简单的是将艾叶嫩芽摘下来，直接放入口中咀嚼。艾草可外用、可内服，不愧是给人带来长寿的神仙之草。

温馨提示 艾灸足三里无任何毒副作用，贵在坚持。如果能做到定期施灸、长期不懈，定可收到强身健体、益寿延年之效。如果采取化脓法，最好在有经验的中医师指导下进行。艾灸后半小时内不要用冷水洗手或洗澡，艾灸后要喝较平常量多的温开水（不可喝冷水或冰水），以助排出体内毒素。胃酸过多、空腹时烧心者，不宜灸足三里；有哮喘的朋友要谨慎用艾叶熏，并非艾叶对此类疾病有害，而是很多患者对各种烟熏都会过敏而使症状加重。

25 心静自然凉

解评 白居易的著名诗："人人避暑走如狂，独有禅师不出房；非是禅房无热到，为人心静身即凉"。该诗精辟地分析了不是禅房无热、而是禅师心静身即凉。**"心静自然凉"**，这句蕴含着古人无穷智慧和代表古人精神境界的至理名言一直流传至今，它是有科学道理的。我们可能都曾体会过，当人情绪激动时，心率加快，大冷天也会逼出汗来；而当人身松心静时心率正常，血液循环速度减慢，产生的热量小，虽是炎夏，仍能感觉遍体清凉。散热由心静，心静则身凉，这是古今认同的消暑之道。老话说：**"静则神藏，躁则消亡"**，其实，心静是一种境界，是全身心地投入，是全然抛开身外的干扰。

夏天钓鱼独具魅力，可养心养性，解除"心脾燥热"。当你来到茂盛的树荫下、池塘边，微风吹拂，用脑、手、眼配合，静、意、动相助挥竿垂钓时，能够体会到老话所说的 **"湖边一站病邪除，养心养性胜药补"** 的意境。

唐代李白喜欢钓鱼，在《行路难》中有"闲来垂钓碧溪上，忽复乘舟梦日边"的佳句。大文豪柳宗元是垂钓高手，"千山鸟飞绝，万径人踪灭。孤舟蓑笠翁，独钓寒江雪。"寥寥几笔，勾画出了一幅寒江独钓的画卷，表现出诗人浓厚的钓鱼兴趣，可谓是垂钓近痴的写照。

历代皇帝寿命最长的乾隆帝活了 89 岁，他的长寿与快乐扬竿恋钓有关。他经常去望海楼垂钓，大臣们有时得去那里禀奏急事。公元 1774 年，乾隆在望海楼垂钓时，雅兴上来挥毫泼墨，亲手写下"钓鱼台"三个遒劲大字，从此望海楼易名为"钓鱼台"而驰名中外。

温馨提示 夏季室内挂有瀑布、冬雪等题材的风景画,也可放"高山流水"的优雅轻松的音乐,有助于心静,使人产生"凉快"的感觉。另外,扇子既是我国几千年来的一种养生工具,又是一种文化修养,热的时候多扇两下、凉的时候少扇两下,它扇出的是自然风,比空调吹出来的凉气透骨的风要健康得多哦!

26 常打太极拳，益寿又延年

解评 老话说：**"冬练三九，夏练三伏"**。夏天可选择早晚打太极拳。太极拳是中国传统武术的一枝奇葩！是最适合养生健身的运动。太极拳运动有缓慢入静、逐步预热的过程，决定了它独特的排汗功能。一套拳打完，大气不喘而汗腺全张，全身排汗均匀，可保持身体处在恒温状态；通过排汗排泄废物，也缓解肾脏的代谢负担；通过排汗使皮肤表面保持酸性，防止细菌侵袭，减少皮肤疾病。

太极拳之所以具有养生保健功能，其奥秘在于"一动无不动"的身体活动，能达到放松心志、陶冶情操的有氧运动，以柔和缓慢的运动，深柔的膈肌升降，强度不大而又能推动气血的循经走脉，促进新陈代谢，激发和促进身体发生一系列适应性变化，增强体质，推迟身体各组织器官结构和功能上的退行性变化，达到防病治病、延缓衰老的目的。太极拳的另一个优点，就是男女老幼皆可练、身强身弱都适宜，既不需要什么设备、也不很讲究场地，既简便又安全，如能从少年时期就开始练，可一直伴随终生，并且越练兴趣越浓、越练功夫越深、越练养生保健效果越好；有调查发现，坚持练太极拳的老人比不练太极拳的人，他们的器官功能衰退能延缓 10~20 年哩！所以，老话说：**"常打太极拳，益寿又延年"**。

夏季昼长夜短，白天气温较高，锻炼最好安排在早晚，早晨锻炼有助于促进血液循环，傍晚健身有助于睡眠。避免在中午和下午气温高、湿度大的情况下运动，因长时间在阳光下暴晒，人体的散热困难，脑和脑膜很容易发生损伤，而引起与中暑相类似的日射病。

养生要讲辩证法，具体问题一定要具体分析。例如，清晨运动好还是晚上运动好？这也要因人而异。一个人如果血压很高、心率快，那就不宜在清晨运动。因为上午 6~9 时是"魔鬼时间"，如果再加大运动量，就会升高血

第二篇　夏伏天热心静长，饮食消暑保健康

压、增加心脏负担，容易出现心脑血管事件，这类人最佳的运动时间为下午4~6时。又如，生命到底是在于运动还是静养呢？应该说，生命在于动静结合；正如老话说："**适者长寿**"。

> **温馨提示** 夏天骄阳似火、热风扑面，选择游泳也是一项最舒服的运动，又可祛暑消夏，游泳会使人感到精神振奋、疲劳消失、全身轻快。另外，还可参加夏令营活动、外出旅游等，这样既使人心旷神怡，又可以锻炼身体。夏季运动，应根据自己的体能选择适宜运动项目，只有合理安排才能收到好的健身效果。

27 # 后背撞撞墙，浑身有力量

解评 每天早上你要是去公园转上一圈，就可以看到有的跳舞、有的唱歌、有的舞剑、有的打太极拳……，无不春风满面喜气洋洋的各种人群。但是也能够看到有那么几个孤独的人，呆板地、不停地用后背去撞墙或撞树；这种功法简单易行，既不用学习、也不用动脑筋，闭着眼睛、一成不变地用后背去撞墙来锻炼身体，有人笑称是"傻人健身法""呆子锻炼法"。

其实，撞墙健身，古已有之，古人叫"铁背功""贴墙功""靠山功"。是武林高手们为了提高后背的抗击力及内脏的抗震力，而需要长期苦练的一种功法。这种功法，易学易练、易练易健，效果显著；对此功法，他们还秘而不宣，不肯向外传布哩！

撞墙健身有什么益处呢？中西医都有科学的解释。

中医认为，人体背部脊柱及脊柱的两侧，分布着许多重要穴位，通过经络与体内五脏六腑密切相连。当撞击背部时，可以刺激穴位，能起到防治相应疾病的效果。如当撞击左右肩胛上的穴位，对头面部疾病、颈椎病、肩周炎有一定疗效；当撞击主治心脏疾病、肺部疾病的穴位，能宽胸理气；当撞击下背部时，可健脾化湿、和中暖胃；撞击背的侧部，还能缓解肋间疼痛。有人担心对穴位与经络一窍不通怎么办？你只要撞背时上上下下、左左右右，把整个后背撞个遍，后背的穴位与经络不都一网打尽了吗？

现代医学认为，人体背部的脊神经，将人体的大部分器官与脊髓连结起来，支配着全身运动，当它受到撞击时，能促进局部乃至全身的血液循环，并通过神经系统的传导，有效地增强人体各个系统的功能。后背部皮下有大量处于休眠状态的免疫细胞，撞击后背可使其活跃起来，进入血液循环激发出强大的抗病防病能力，尤其对抗菌和抗癌有着神奇的效果。

说得更简明一些，当你腰酸背痛时，有人给你敲敲背、揉揉腰，不是很

快就轻松下来了么？到医院里去，医生给你背上拔火罐或者给你背部推拿按摩，通常效果不错吧。后背撞墙健身，也就是这个道理，但它有个更大的优点，撞背健身，可以天天撞、月月撞，你不用找医生、也不花一分钱，却能边撞边练、边练边健，难道这不是自我养生保健的良方妙法吗？

"后背撞撞墙，浑身有力量"，撞墙健身，简单方便，疗效显著，撞吧！墙壁到处都有，公园里有、办公室里也有、家家户户都有，只要你"有心"，处处可撞、时时可撞。功夫不负有心人，背部撞墙——托起人体内的"小太阳"！

温馨提示 撞墙健身应根据个人年纪、体质等情况量力而行，循序渐进。开始时可撞5~10分钟，以后逐渐增加到半小时；一天可撞1次、也可2~3次。撞墙健身方法：全身放松站立，离墙20厘米左右，用背部撞击墙壁，待身体弹回后再撞击，约1秒一下。有少数人开始时会有打嗝、放屁，这是在排除废气与毒气，可不必介意；有人可能出现头疼、头晕、头胀的现象，也不必惊慌，只要减少撞击次数与力度，一周后适应了，这些症状就会消失的。但高龄朋友、心脑血管病患者，晚期癌症、孕、产妇应慎用或禁用。

27

后背撞撞墙，浑身有力量

28 若要身体壮，饭菜嚼成浆

解评 "若要身体壮，饭菜嚼成浆"这句老话是讲吃饭要细嚼慢咽。我国历代医学家和养生家都非常看重吃饭时的细嚼慢咽。唐代名医孙思邈在《每日自咏歌》中说："美食须熟嚼，生食不粗吞"。清代医学家沈子复在《养病庸言》云："不论粥、饭、点心、肴品，皆嚼得极细咽下，饭汤勿作牛饮，亦徐呷徐咽"。明朝郑瑄的《昨非庵日纂》云："吃饭须细嚼慢咽，以津液送之，然后精味散于脾，华色充于肌。粗快则只为糟粕填塞肠胃耳"，这些说的都是进食时应细嚼慢咽。古人还把唾液与男子的精液同等视为"元神之液"，认为弥足珍贵，不可轻易外唾外泄。

为什么说细嚼慢咽能够益寿延年呢？！

细嚼慢咽可让舌头味蕾充分品尝每一种食物的好滋味，越嚼越有味，细嚼慢咽产生舒畅的感觉，增强食欲，又饱口福。多咀嚼还可使下颌肌肉牵拉该部血管，加速太阳穴附近血液的流动，改善脑部血液循环，使大脑的血流量增多，可激发脑神经的活动，解除精神紧张，可有效提高大脑判断力和记忆力，起到防止大脑老化和预防老年痴呆症的作用。据美国专家报道，咀嚼少的儿童智商普遍低于以耐咀嚼食物为主的儿童；同时咀嚼会锻炼嘴巴周围的肌肉群，使脸部肌肉更紧致、减少皱纹、面色红润，达到美容目的。

细嚼慢咽可让食物变得细小，同时让腮腺、颌下腺和舌下腺有足够的时间分泌唾液。唾液中含有多种特殊作用的消化酶及免疫球蛋白，让食物与消化酶充分混合，还可引起胃液和其他消化腺分泌的增多，使胃肠道更快消化吸收，促使血糖更快升高，更容易兴奋饱食中枢，较早出现饱足感、停止进食而减肥。细嚼慢咽还有助于杀菌、洁齿防龋，加快了牙龈部的血液循环，预防牙周病，能使牙齿长得结实。人到老年，胃肠功能减退，吞咽反射减弱，细嚼慢咽可起到防噎、助消化、抗衰老的功效。

正常成人每天约分泌 1.5 升唾液，唾液是身体的"健康巡逻队"，也是体内的"自助药房"。实验发现，唾液与食物中的黄曲霉毒素、亚硝胺、苯并芘等多种致癌物接触 30 秒钟以上就有分解其致癌毒性的作用。嚼的次数越多，抗癌作用越强。当某些含有致癌物质的食物进入人体时，唾液就是第一道防线。如果你按每咀嚼一次 1 秒钟计算，一口食物咀嚼 30 次再咽下去，恭喜你已经加入了高科技抗癌领域。

虽然大家都知道细嚼慢咽有利于健康，但现实生活中还是有很多人吃饭时如风卷残云，尤如猪八戒吃人参果，狼吞虎咽，大快朵颐。狼吞虎咽有什么危害呢？

粗嚼快咽很容易咬伤舌头、腮帮及损害牙齿和牙床，可引起口腔溃疡；咀嚼次数少，会导致下颚退化，使牙床变得脆弱。吞咽异物十有八九是因"囫囵吞枣"造成的，也是医院常见急症原因之一，如鱼刺梗在食管内，严重者甚至可穿破主动脉壁引起大出血而丧命！

人体内与食欲相关的荷尔蒙可在吃饱后"提醒"人们停止进食。大脑神经接收饱腹感信号通常需要 20 分钟左右，狼吞虎咽者尚未收到饱腹信号，就把胃撑饱了，超出胃肠承受能力，既影响消化，也促使肥胖。

日本科学家发现吃东西太快是最容易增加患糖尿病风险，这类人发展为糖尿病前期的风险是普通人的两倍。因为进餐后 30 分钟出现胰岛素分泌高峰，糖尿病患者如果进食过快，胰岛素会跟不上，葡萄糖迅速进入血液循环，造成血糖升高，甚至有加重病情的危险。

快速吃进滚烫的汤、粥、羹、茶之类的饮食，会灼伤食道黏膜，造成坏死、增生、癌变。流行病学调查表明，喜欢吃烫食的人易患食管癌；吃饭过快易引发胃疼、胃胀等不适，还存在其他一些慢性、长期的隐患。所以，老话说："吃得慌，咽得忙，伤了胃口害了肠"。

怎样才能做到细嚼慢咽呢？

给自己规定用餐时间（早餐 20 分钟、午餐 30 分钟、晚餐 40 分钟以上）。要让食物流连在唇边齿间，满足眼、鼻、舌对食物色、香、味的完美体验。"一口饭嚼 30 次"，即半分钟，一顿饭吃半个小时，把咀嚼看成愉快的事，给牙齿一点美妙的感受，慢慢体会"嚼"的节奏。试用左手进餐，除

28 若要身体壮，饭菜嚼成浆

可延长吃饭时间外，还可开发右脑（因左手由右脑支配）；在享受美餐的同时，给您的下丘脑摄食中枢足够的兴奋时间，给您带来精神愉悦。

> **温馨提示** 进食中细嚼慢咽既是一种文明举止、良好的习惯，更是养生保健、防病美容的有效方法。吃饭时不要一边看电视、看书一边吃饭，也不要边吃边说话，吃饭时专心细嚼、以利消化。特别要让孩子从小养成细嚼慢咽的习惯，这对其一生健康将有重要意义。

㉙ 每餐留一口，活到九十九

解评 劝君少吃一口饭，不是为你节省点饭菜钱，而是给你一把打开健康之门的金钥匙，是古今中外一直提倡的强身健体的法宝之一。

不相信吧？请看一项极其生动和有说服力的科学实验吧！

美国威斯康星大学 Ricki J.Colman 等在《科学》杂志报道："经 20多年实验后，显示严格控制饮食的猴子更健康，包括少发糖尿病、癌症、心脏和大脑的疾病。显示控制热量的饮食可延缓灵长类动物老化。对照组37% 的猴子到老龄段就死亡了，而控制饮食的猴子中只有13% 的猴子死亡"。Weindruch 博士认为对猴子热量限制的生物学实验适用于灵长类，也就说明人类也可能会从中受益。这项研究估计还需再持续 15 年，直到最后一只猴子死去为止。

其实，主张节制饮食，历来是我国养生界的共识。早在春秋战国时期，孔子就说："食能养人，亦能伤人，取养之道，贵在有度"。道家养生学家葛洪强调，起居方面要做到"六勿"："不饥勿强食，不渴勿强饮"；"冬朝勿空心，夏夜勿饱食"；"劳作勿过极，少食勿至饥"。前两"勿"是告诫人们不可贪食、贪杯；中间两"勿"是告诫人们不能不吃早餐，睡前不可过量饮食；最后告诫人们节食不可无度，应以满足人体需求为准。这种积极主动的养生态度实在难能可贵。清代文学家袁枚在自己书斋中的楹联就是"无求便是安心法，不饱真为却病方"。

有些家庭主妇经常在洗碗前，为了不占餐具，一定要大家把剩饭剩菜吃光，"宁可撑着人，也不占着盆"。吃得过饱害处不少，吃得过饱时，使人感觉精神恍惚、昏昏沉沉，大脑反应迟钝，加速衰老。吃得过饱时，肠胃负担过重，消化不良，引发胃肠疾病、急性胰腺炎和肝功能异常。身体肥胖、肾病、癌症、冠心病、高血压、糖尿病、脑动脉硬化、脑血栓、老年痴呆症等"富贵病"就会接踵而来。过去所谓有吃、能吃是福气,现代医学认为过饱是祸害啊!相比过去"吃不饱",现在是好日子中主动"不吃饱"。劝君"宁可锅中存放,不让肚子饱胀",剩饭占着锅没关系,把身体搞坏可就不划算了。

营养学研究发现,每天吃饭七八分饱,稍微给自己一点饥饿的空间,能够激发人体免疫功能,如白细胞数量激增、增强吞噬病原菌的能力;稍微饥饿后,可避免过剩热量在体内囤积,减少人体负担,会激发体内很多相应的活性因子,对人体有巨大的祛病功效;稍微饥饿后,人体的新陈代谢能力倍增,吸收功能特别旺盛,大脑会分泌一种活性物质,让人头脑清晰,记忆力增强,使人恢复年轻的活力;稍微饥饿想吃东西时,请忍耐半个小时再吃,能帮助激活体内"长寿基因",让我们更健康长寿。如今生活好了,餐桌上难免酒肉飘香,聚餐时刻请别忘了**"每餐留一口,活到九十九"**啊!

> **温馨提示** 少食,到底吃多少呢?老话说:**"每餐七分饱,健康活到老"**,就是说,吃到七分饱时,再美味的佳肴也该刹车了。如果吃饭时间相对固定,吃了七分饱,下一餐之前是不会提前饿的;如果提前饿了,说明没有吃到七分饱,可适当再加一点饭量。
>
> 在营养摄取上,比起"量"来,更重要的是"质",尽量做到食物合理搭配。饭前喝汤,吃饭细嚼慢咽,适当多吃凉拌菜和粗粮可帮助控制进食。使用小尺寸的餐具,也能帮助减少食量。

30 腰带越长，寿命越短

解评 自古以来，社会上有很多男人以挺着大肚子为荣，认为这是社会身份与地位的象征；也有心宽体胖、好福气的说法。但从医学的角度看，大腹便便却是一种病态，真如老话所说：**"腰带越长，寿命越短"**。腰带越长，说明肚子越大、脂肪越多、肥胖超标；人胖了，就会百病缠身，肥胖影响消化系统和内分泌系统的功能、肥胖增加糖尿病和脂肪肝的发生率、肥胖增加心脑血管疾病的危险、肥胖增加癌症发生的危险性，此外还有关节软组织损伤、生殖能力下降以及心理障碍、胆结石、水肿、痛风等，这些疾病都可降低人的寿命。日本是世界上寿命最长的国家，日本女性平均寿命达 86 岁，男性平均寿命为 81.7 岁；而在日本也存在一批短寿者，那就是肥胖的日本相扑选手，他们的平均寿命仅 57 岁。

中国肥胖问题专家组历时 9 个月，在全国 21 个省市自治区的 30 万成年人的腰上"量"出来的成年人腹型肥胖诊断简易指标:男性腰围≥85 厘米，女性腰围≥80 厘米。

中国人的体重指数：即体重（公斤）除以身高（米）的平方，正常值确定为 24 以内，超过即为超重，肥胖体重指数为≥28。将体重指数控制到低于 24，可防止人群中 38% 以上的高血压、33% 以上的糖尿病，可分别防止男性和女性人群中 8% 和 29% 的冠心病、8% 和 22% 的脑卒中猝死。

有研究表明，腰围是比全身肥胖更加准确、可预测心脏疾病风险的指标。男性每增加 14 厘米、女性每增加 14.9 厘米，患心脑血管疾病的可能性就升高 21%~40%。20~30 岁腰围增粗，高血压发生率比同龄正常者高 1 倍；40~50 岁腰围增粗，高血压发生率比同龄正常者高 50%。男士腰围大于 85 厘米与小于 85 厘米相比，糖尿病的发病率要高 3 倍；大于 90 厘米与小于 70 厘米相比，糖尿病发病率高出 8.6 倍。

英国人保罗·弗伦奇和马修·格莱考察了中国人饮食和生活习惯的变动之后，写了一本书《富态：腰围改变中国》，作者记录了一组数据：1985年，中国城市男性平均腰围是63.5厘米，现在（27年后）已接近76.2厘米；其中，40~50岁的男性，平均腰围已达82.6厘米。作者说："肥胖问题将成为中国未来经济发展和公共卫生系统的一枚定时炸弹"。

1985~2010年25年间，我国儿童肥胖检出率从几乎为零到近年来的全面蔓延，"小胖皇帝"越来越多。2012年，国际肥胖研究协会主办的《肥胖综述》月刊公布显示，中国有12%的儿童超重，不满17岁的青少年中，有1/3至少出现一种心血管病危险因素；12~18岁的孩子中1.9%患有糖尿病，相当于美国同龄人（0.5%）的四倍多。说明青少年肥胖问题非常严峻。

老话说："一白遮三丑，一胖毁所有"。人丑点没有关系，但过于肥胖真的是毁所有；而且胖子的价值观、人生观、爱情观都受到影响。过于肥胖不是喜事，而是坏事；肥胖不仅体态笨重、活动不便，而且衣食住行花费增加；更重要的是带来致命性疾病，虽然肥胖本身并不致命，但肥胖所带来的糖尿病、冠心病、高血压、恶性肿瘤等疾病都是人类健康杀手，因而缩短了寿命。

为了健康长寿，肥胖的朋友应尽早减肥甩掉"啤酒肚"，让体质增强、体态健美起来。要严把食量关，在饮食上要合理搭配，选择清蒸、水煮，少油煎、油炸，少吃热量高的食物，保证足够的蔬菜摄入，晚饭一定要吃得少而清淡。要增加运动，走路时不妨两只手敲打左右两侧腰部，每天坚持半小时，腰腹部的赘肉自然就会减少，腰围也会飞速下降。针对腹型肥胖的人群，建议饭前点按腹部天枢穴、气海穴和大横穴15~20分钟，以出现酸麻胀痛的感觉为最佳，具有调理脾胃、运化腹部脂肪的效果。

温馨提示 目前市场上宣传的减肥办法名目繁多，很多并不靠谱，要擦亮眼睛多番考察、认真选择，以免劳民伤财、得不偿失。说来说去可能还是那句老话，依靠自己、相信自己，坚持不懈地"管好嘴，迈开腿"，才是最可靠、最安全、最经济的减肥法宝吧！

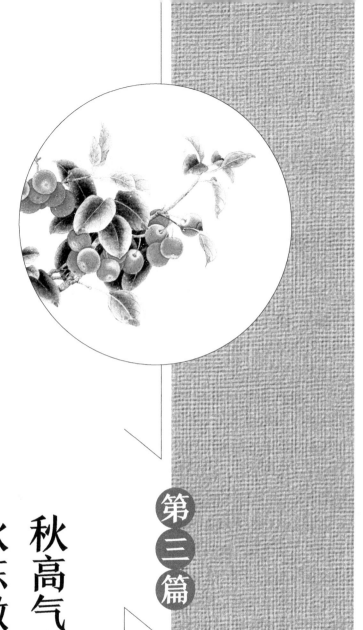

第三篇

秋高气爽庆丰收，
秋冻傲霜人长寿

① 立了秋，把扇丢

解评 秋天是金风送爽、万物成熟、喜获丰收的季节，素有"立秋十天遍地黄"的美景。秋季的气候是处于"阳消阴长"的过渡阶段，阳气渐消、阴气渐浓，气候逐渐凉爽干燥，秋季从立秋开始，历经处暑、白露、秋分、寒露、霜降六个节气。我国古代将立秋分为三候："一候凉风至；二候白露生；三候寒蝉鸣"，是说立秋过后，刮风时人们会感觉到凉爽；接着，大地上早晨会有雾气产生；并且秋天感阴而鸣的寒蝉也开始鸣叫。

老话说："**早立秋冷飕飕，晚立秋热死牛**"，早立秋是指立秋时间出现在上午，晚立秋是在下午；另一种说法是，看立秋那天是农历六月还是七月，立秋在农历六月为早，农历七月为晚。就拿 2016 年来看立秋是 8 月 7 日 09：52，如果按照上午，是早立秋；而 8 月 7 日是农历七月初五，按照农历七月应该是晚立秋。其实从气象学的角度看（有关部门曾做过统计），这种说法并没有什么科学根据，只是提醒人们不可对立秋盲目乐观，不是都可以"**立了秋，把扇丢**"的，而是应该"**立了秋，扇不丢**"，因为有时候立秋过后，还有"秋老虎"的余威。老话说："**立秋处暑，上蒸下煮**"，立秋至处暑，正是"秋老虎"显威的时期，秋阳肆虐，日射强烈，温度较高，气温回升至 35℃以上，晴天下午的炎热亦不亚于暑夏；空气或干燥、或时有阴雨绵绵，湿气较重，天气以湿热并重为特点，持续时间一般约 7～15 天。

"秋老虎"时节的个人养生应该按照夏天一样，注意出行躲避烈日、及时补充水分、特别注意睡眠时间及质量，多吃清热利湿、有效防暑的食物，提倡"一浆一汤一粥一奶"的基础上再添加个人喜欢食品，即早餐喝豆浆、午餐喝汤、晚餐食粥、睡觉前半小时喝牛奶。为了安全度过"秋老虎"，也应准备一些防暑药物以预防中暑。

　　温馨提示　积极地预防"秋老虎"对人体的危害是避免秋季疾病的重要措施。适当调节居室的温度和湿度环境，空调温度以 26~28℃为宜，相对湿度以 40% 为宜。

② 春捂秋冻，不生杂病

解评 老话说：**"春捂秋冻，不生杂病""春不减衣，秋不加帽""热不马上脱衣，冷不立即穿棉"**。这些谚语符合秋天"薄衣御寒"的养生之道。秋季气温日趋下降，昼夜温差逐渐增大，穿衣也要顺应"阴津内蓄，阳气内收"的需要，从防病保健的角度出发，循序渐进地练习"秋冻"，锻炼薄衣御寒，不要气温稍有下降就立即增衣添棉。加强御寒锻炼，可增强心肺功能、促进新陈代谢，提高机体适应自然气候变化的抗寒能力，有利于预防呼吸道感染性疾病的发生。姥姥常常告诫我们：**"每餐只吃七成饱，衣服少穿耐点寒""若要身体安，三分饥和寒"**。

坚持冷水洗脸或洗冷水浴也是御寒锻炼的健身方式。秋天气温、水温与人体体温较接近，冷水对人体的刺激较小。从秋天开始冷水洗脸，并按摩鼻部，有助于养肺，老话说：**"冷水洗脸，美容保健"**；或洗冷水浴，可以使身体对冷水的刺激产生适应力。只要坚持不懈、持之以恒，对冬季人体适应寒冷的能力及预防感冒等疾病大有裨益。老话说：**"常洗冷水澡，包你活到百岁老"**。冷水浴比较适合 18~50 岁的人群，但有关节炎、风湿病及心脏病的人最好不要轻易尝试。

"秋冻"并非人人可冻，有五种人要注意别冻着。（1）心血管病患者（包括高血压、冠心病及心力衰竭等），受寒可引发血压波动和心血管事件发生；（2）慢性肺病患者，受寒可诱发气管炎、支气管炎、支气管哮喘的发作或加重；（3）糖尿病患者，受寒容易感冒，会发生血管痉挛，导致微循环障碍，容易引起组织坏死和糖尿病足；（4）关节病患者，受寒会出现关节疼痛或疼痛加重的症状；（5）胃肠病患者（包括慢性胃炎、慢性肠炎、消化性溃疡等），受寒容易感冒，一般自秋季至次年早春，都是溃疡易发季节。

人体 6 个部位不能冻。（1）老年人、心脑血管病患者、偏头痛人群要注意保护好头部，出门最好戴个帽子；（2）颈部血管多，血管受冷，不利于脑部供血，出门围个围脖；（3）后背保暖养护阳气，可穿个马夹背心；（4）腹部，特别肚脐（神阙穴），是人体的长寿大穴，要保暖；（5）腿部会因风寒的袭击而出现发凉麻木、酸痛不适等症状，要加一个护膝；（6）老话说：**"寒从脚生"**，入秋不再穿凉鞋，或穿上袜子再穿凉鞋，晚上热水泡脚可舒筋活血、缓解疲劳。另外，劳宫穴是手上的取暖开关，搓手或按摩劳宫穴可取暖。

温馨提示　要科学领悟"秋冻"的真髓，不能简单地理解为"遇冷不穿衣"。凡事皆有个度，如果深秋时节，遇天气骤变，气温明显下降，阴雨霏霏，仍是薄衣单裤，极易受凉惹病。晚秋可适当拖延增加衣服的时间，但要以自己能接受为限度，增衣以让自己略感凉而不感寒为宜。适时地增减衣服，做到"秋冻"有节，与气候变化相和谐，方为明智之举。

③ 白露身不露，寒露脚不露

解评　白露节气以后，气温开始下降，天气转凉，霜气渐渐地重了，清晨的露水，会在树叶上、花瓣上、草地上，凝结成一颗颗白净晶莹的小水滴，所以叫作"白露"。白露身不露就是说，白露节气一过，阴气逐渐加重，就不能再赤膊露体了。也有老话说："**处暑十八盆，白露勿露身**"，这话的意思是说，处暑仍热，每天须用一盆水洗澡，过了十八天，到了白露就不要赤膊露体，以免着凉，亦有老话："**白露身不露，着凉易泻肚**"。

白露过后，寒露的前后进入深秋，白天晴空万里，夜间气温下降明显，北方冷空气会不断入侵，出现"一场秋雨一场寒"，即每降一次雨，气温就下降一些，已经进入晚秋。王安石在诗中描述"空庭得秋长漫漫，寒露入暮愁衣单"。老话说："**白露白茫茫，寒露添衣裳**""**白露身不露，寒露脚不露**"。寒露，标志着天气由凉爽向寒冷过渡，人体阳气逐渐收敛。因此，寒露后不宜再"秋冻"，应添衣裳要避免受凉，尤其要注意肩颈、腰背、脚部的保暖；因为"病从口入，寒从脚起"。老话说："**夏不睡石，秋不睡板**"是指夏天不能睡在石头上，秋天睡觉板上要垫褥子了，都是告诉人们预防睡觉时受寒。

《黄帝内经》称："秋三月，早卧早起，与鸡俱兴……"，意思是说在秋季的三个月里作息时间要如同鸡一样，早睡早起。进入秋季"早卧"以顺应阴精的收藏，调养阳气之收敛；"早起"则顺应阳气的舒张，可使肺气得以舒展，防止收敛太多，这样才合乎秋季养生之道。寒露虽寒，气候却是一年中最为燥热的时节，寒露前后是秋食进补最好的时机，秋季养生的重点是养阴防燥、润肺益胃。

　　温馨提示 "白露"过后，天气干燥、昼热夜凉、气候寒热多变，稍有不慎，容易伤风感冒，许多旧病也易复发，故被称为"多事之秋"。特别是患有慢性支气管炎、哮喘、心脑血管病、糖尿病等中老年人，若不注意天气变化、防寒保暖，一旦受凉感冒，极易导致旧病复发。

3

白露身不露，寒露脚不露

4 金秋欲解燥，梨子百合最奇妙

解评　秋天气候逐渐凉爽干燥，"燥"是秋天的主气。中医理论认为：秋天与人体肺脏相应，故燥气易入肺经，许多人到了秋天就口干舌燥、咽部不适、皮肤干燥甚至干裂，皆是秋燥所致。老话说：**"金秋欲解燥，梨子百合最奇妙""生梨润肺化痰好，百合除燥营养高"**。

梨又叫玉乳，一向被认为"百果之宗"。已有三千多年栽培历史，目前优良品种不少，有的汁鲜味美、皮薄肉细，有的香脆适口、肉酥汁浓，各有其独特的风味。

你知道梨中之最吗？安徽砀山酥梨最松脆，烟台梨最绵软，京白梨最京味，库尔勒香梨最出名，玉露香梨最多汁，河北泊头和山东阳信鸭梨最解腻，河北赵县雪花梨最养生、黄金梨最甜，辽阳等地南果梨最味浓，早红考蜜斯西洋梨最洋气。

新疆特产库尔勒香梨是我国出口的主要梨品种之一，远销北美、欧洲、中东等地，名扬海内外。据《大唐西域记》中记载，唐玄奘西域取经时，就在库尔勒一带见到许多梨树，猪八戒吃的人参果便是这种香梨。个头虽小、却幽香扑鼻，皮薄肉脆、香甜可口、汁多无渣，更有极耐贮藏和运输的特点。汉唐时期库尔勒香梨通过"丝绸之路"传入印度，被誉为"西域圣果"。在1924年举行的法国万国博览会上，在参展的1432种梨中，仅次于法国白梨被评为银奖，被誉为"世界梨后"。

梨因其鲜嫩多汁、酸甜适口，所以有"天然矿泉水"之美称。

梨富含果糖、葡萄糖、蔗糖等可溶性糖，并含多种有机酸和多种维生素A、B、C、D、E及纤维素，富含钙、磷、铁、碘、钾等微量元素及有大量的水分，具有清热润肺、化痰止咳、降火解暑、降血压、软化血管、促进血液循环、镇静、利尿通便、解疮毒和酒毒等功效，对感冒、咳嗽、急慢性气管炎、肺心病、高血压、肝炎、肝硬化病人能起到生津、润燥、保肝、助消化、增食欲的作用。实验证明，加热的梨汁含有大量的抗癌物质多酚，给注射过致癌物质的小白鼠喂灌梨汁，其尿液中就能排出大量的 1-羟基芘毒素，从而有效预防癌症。因此，饭后吃个梨，积存在人体内的致癌物质可以大量排出。

老话说：**"一颗荔枝三把火，日食斤梨不为多"**。入秋后，正是吃梨的好季节，是秋季养生的清凉果品。

老话有**"生者清六腑之热，熟者滋五脏之阴"**的说法，即生食祛实火、熟食祛虚火。因此，生吃梨能明显解除上呼吸道感染患者所出现的咽喉干、痒、痛、音哑以及便秘尿赤等症状。吃梨子必须细嚼慢咽才能更好地被消化吸收，起到应有的效果。但体虚胃寒的人不宜多吃生梨，最好煮熟吃。冰糖蒸梨是我国传统的食疗补品，可以滋阴润肺、止咳祛痰，对嗓子具有良好的润泽保护作用。

"梨膏糖"更是闻名中外，对患肺热久咳症的病人有明显疗效。梨膏糖已有 1300 多年历史，传说梨膏糖的发明者是唐朝丞相魏征。魏征母亲年迈体弱，得了气喘病，终日咳嗽不止，朝中派太医给魏母诊治，以百部、前胡、款冬花、杏仁、川贝、橘红等药材配伍煎服。哪知老夫人刚喝了一口，就连吐不止。为啥？药味太苦，难于入口。魏征对老母非常孝顺，见母亲咳得这般痛苦，又不肯吃药，心里像针刺似地难受。魏征动足脑筋，冥思苦想，一日，见家人从市上买来不少梨子，想到老母平日最爱吃梨，他就亲自动手，去掉梨子皮、捣碎，再加上红糖，跟药物拌在一起煎熬成了浆状，这就是我国最早的梨膏糖浆。老夫人喝起来甘甜如蜜、眉开眼笑，不久咳嗽气喘痊愈。从此梨膏糖便成为宫廷一剂良方。后来，达官贵人和黎民百姓竞相仿制，梨膏糖便像长了翅膀一样名闻遐迩了。

百合因花朵艳丽，其鳞茎瓣片紧抱，"数十片相摞"，状如白莲花，故有"百年好合""百事合意"之美誉。因其集名花、美食、良药于一身，故一直受到人们的青睐。人们常把百合视为纯洁、高尚、健康、幸福的象征，凡是婚嫁祭神都会把它派上用场，婚嫁时常将百合放在嫁妆合上，以示吉利。民间每逢佳节也有互赠百合的习惯或将百合做成糕点招待客人。

④ 金秋欲解燥，梨子百合最奇妙

宋代大诗人陆游很喜爱百合，还在窗前的土丘亲自种植，经常欣赏，寄情于百合花，并留下了赞美诗："芳兰移取遍中林，余地何妨种玉簪，更乞两丛香百合，老翁七十尚童心"。

东汉医圣张仲景对百合良药使用，有独特的创见，百合枣仁茶源自于他编著的《金匮要略》，主要配方为：百合、酸枣仁、枸杞子、茯苓、桂圆和小麦。这6种都是药食同源的材料，该方是历经1000多年验证的经典古方，常喝百合枣仁茶对于血虚所引起的心烦不眠、心悸不安有明显的作用，治失眠效果好且没有吃安眠药形成依赖性的副作用！

百合除含有蛋白质、脂肪、钙、磷、铁、维生素 B_1、B_2 和维生素 C 等外，还含有一些特殊的营养成分，如秋水仙碱等多种生物碱，不仅具有良好的营养滋补之功，而且对秋季气候干燥而引起的多种季节性疾病及对白细胞减少症有预防作用，对癌症患者因化、放疗后白细胞减少症有辅助治疗作用；对支气管炎、病后体弱、神经衰弱等症大有裨益。常食有润肺止咳、补中益气、养心安神、健脾和胃之效。百合中的硒、铜等微量元素能抗氧化、促进维生素 C 吸收，可显著抑制黄曲霉素的致突变作用，临床上常用于白血病、肺癌、鼻咽癌等肿瘤的辅助治疗，如可改善肺癌病人的咳嗽、咯血等症状。100 克鲜百合含 510 毫克钾，在蔬菜中排名亚军，钾可预防脑卒中，具有辅助降压的作用；钾还对于维持身体电解质平衡具有关键作用。

鲜百合富含黏液质及维生素，有利于皮肤细胞新陈代谢，常食百合有美容养颜的功效。

百合是药食两用佳品，也是老少皆宜的食疗上品。百合可做菜、煲汤、煮粥、制点心等，可随心所欲，做出许多美味佳肴，比如百合炖土鸡、百合炖老鸭、百合煨肉、百合炒虾仁、百合炒西芹、蜜煎百合、百合薏米粥、百合香米粥、百合银耳羹、雪梨百合豆浆、百合鲫鱼汤、百合党参猪肺汤、木瓜银耳百合汤等美味的食品。宜兴百合和兰州百合较为有名，尤其兰州百合被称为世界上生长期最长的蔬菜人参，我国著名植物分类学家孔宪武教授曾评价："兰州鲜百合味极甜美，纤维很少，又毫无苦味，不但闻名全国，亦堪称世界第一"。

温馨提示 梨性偏寒助湿，多吃会伤脾胃，故脾胃虚寒、畏寒、腹泻、风寒咳嗽、手脚发凉者应少吃；胃酸多者不可多食；梨还有利尿作用，夜尿频者睡前要少吃；梨含糖量高，糖尿病患者应慎食，因过食会引起血糖升高、加重胰腺负担。

百合为药食兼优的滋补佳品，四季皆可食用，食疗选择新鲜百合为佳，秋季最宜。百合性偏凉，凡感冒、风寒咳嗽、虚寒出血、脾胃虚寒、腹泻便溏者不宜选用。

柑橘营养价值高，香蕉润肠通便好

解评 柑橘类水果包括柑、橘、柚、甜橙、酸橙、金橘、柠檬等一大家族。柑橘有悠久的栽培史，早在夏朝（约公元前 21 世纪～公元前 17 世纪），我国的江苏、安徽、江西、湖南、湖北等地就已经生产柑橘了。我的老家黄岩是世界最古老的柑橘产地之一，被称为世界柑橘的始祖地。黄岩蜜柑，橘中的"王牌"，皮色橙黄有光、果肉橙红、汁多味浓、酸甜适度，美誉天下。

据考证，直到公元 1471 年，桔、柑、橙等柑橘类果树才从我国传入葡萄牙的里斯本，公元 1665 年才传入美国的佛罗里达；1821 年，英国人来中国采集标本，把金柑带到了欧洲；目前世界上有 135 个国家生产柑橘。世界卫生组织公布 2016 年健康食品排行榜，柑橘被列水果榜亚军，仅次于木瓜。

柑橘富含维生素 C 能提高机体的免疫力，还具有美容作用；富含柠檬酸对维生素 C 具有保护作用，因此在加工成果汁之后，最易被破坏的维生素 C 能够大部分保存下来，且具有消除疲劳的作用；柑橘含有膳食纤维及果胶，可以促进通便，并可以降低胆固醇；橘皮苷可以加强毛细血管的韧性，降血压，能预防冠心病及动脉硬化的发生；橘皮中含有挥发油，可促进胃肠蠕动，增加胃液分泌，对食物的消化和吸收很有好处。

柑橘全身都是宝，皮、肉、核、络、叶等都是"地道药材"。陈皮（晒干的成熟柑橘皮）可理气健脾、和胃止呕、化痰止咳；青皮（未成熟的柑橘皮）可舒肝破气，消积化滞；橘络（柑橘皮内层的筋络）是通络、活血、理气、消痰积、治久咳胸痛的良药；橘核（柑橘的种子）可理气、散结、止疝气肿痛和缓解女性痛经之功效。

苏东坡在《赠刘景文》诗中"荷尽已无擎雨盖，菊残犹有傲霜枝。一年好景君须记，最是橙黄橘绿时"。诗人的眼里一年最美好的景色，不是繁花盛开的夏天，是橙子将黄、橘子犹绿的季节。表现了诗人乐观向上的精神，安慰他的好友，虽然青春年华不再，但是人到了壮年，拥有丰富的人生经验，仍然可以大有作为，仍然有硕果累累的丰收。

香蕉肉质软糯，香甜可口是老少皆宜的佳果，因其价格低廉，被称为来自热带雨林的"平民水果"。因此也是老百姓水果盘中的"常客"。

香蕉性寒味甘，富含食物纤维，能清肠热，润肠通便，对习惯性便秘患者有良好食疗效果。香蕉有柔软润滑的纤维可以中和胃酸和减少胃痛；香蕉里的益生菌能提高人体的消化能力，是调理肠胃失调的食疗方；香蕉还是很不错的减肥水果，卡路里不高，吃后既有饱腹感又能促进肠道蠕动，是胖大姐们的最爱。

香蕉富含钾元素和血管紧张素转化酶抑制剂等物质，可保护动脉内壁、抑制血压升高，吃香蕉可维持体内的钠钾平衡和酸碱平衡，使神经肌肉保持正常、心肌收缩协调，从而有利于稳定血压和预防心脑血管疾病。高血压、动脉硬化、冠心病患者，每天吃香蕉有辅助治疗作用。据《新英格兰医学杂志》报道，如果平时多吃点香蕉，脑卒中死亡的几率会降低 40%。美国食品和药物管理局宣布，允许香蕉业宣传"香蕉能降低血压和脑卒中机会。"

香蕉被认为最符合营养标准又为人脸上增添笑容的水果，因它富含色胺酸、叶酸和维生素 B_6，这些都可帮助大脑制造血清素，提高 5- 羟色胺水平，是人体的"开心激素"，能有效减轻心理压力、缓解紧张、抑郁情绪，使人心情变得愉快、活泼开朗、振奋精神和提高信心，故有"快乐水果"的美名。因此，老话说：**"饭后一根蕉，让你开心笑""香蕉润肠通便好，降压解郁抗疲劳"**；另外，睡前吃香蕉，还有镇静、催眠的作用。

香蕉的含铁量很高，且富含胡萝卜素，因此能刺激血液内血红蛋白的产生，有助于减轻贫血症状。香蕉富含的碳水化合物，可迅速补充运动中所消耗的能量。香蕉富含钾、镁、硼等多种矿物质，钾能够增强神经和肌肉的兴奋性、强化肌力及肌耐力，镁可以减少抽筋，硼可消除疲劳，运动中或者运动后吃香蕉可以及时补充体内流失的电解质。研究发现 2 根香蕉，可以提供足够维持 90 分钟剧烈运动的能量。

难怪世界杯进入点球大战前夕，球员们会先吃几口香蕉呢！香蕉被誉为

"最好的运动水果"，真是名副其实啊！

香蕉还有神奇的护肤美容效果。因其富含维生素A，能有效维护皮肤毛发的健康。香蕉半只，捣泥加适量牛奶，调成糊状，做香蕉面膜，敷在脸上，保持10~15分钟后洗去，可去除脸上痤疮、淡化雀斑、令皮肤光润细滑。特别是将香蕉皮贴敷在皮肤上，对手足皮肤裂口十分有效，有止痛、抑制真菌、细菌的作用，是因为香蕉皮中含有抑制真菌的有效成分——蕉皮素，可治疗由真菌或细菌感染引起的皮肤瘙痒症。蚊子叮咬后用香蕉内皮轻擦患处，可退肿消炎。

在电脑前工作的人常常会觉得眼睛干涩或红肿、疼痛，如果每天吃一根香蕉，就能缓解眼睛疲劳、避免其过早衰老。

香蕉可以帮助戒烟，是因为香蕉含维生素B_6和B_{12}、钾和镁，可以减少尼古丁对戒烟者刺激的影响。

全世界最喜爱香蕉的人们在非洲的乌干达，他们"国宴"的主菜是香蕉。以香蕉和高粱面混合发酵酿成的"国饮"，香甜醇厚。每当贵宾来访或是旧友相聚，乌干达人往往要砍下香蕉树，插路口或倚门口，表示对宾客的欢迎和祝福。招待客人自始至终不离香蕉，客人刚到，立即敬上一杯鲜美可口的香蕉汁、或用肥嫩滴翠的香蕉叶子端上几支黄澄澄的香蕉角；稍待片刻，端上烤得焦黄的香蕉点心；等到正餐，请客人吃地道的乌干达风味"马托基"的香蕉饭，这种饭是以一种不甜的香蕉品种，剥皮捣泥蒸熟后拌多种精美的配料如烧鸡块、咖喱牛肉、花生酱、红豆汁等，鲜香无比。吃过"马托基"的人，无不称赞这是"世界上最好吃的饭"。

温馨提示 柑橘类中柚子去火，橙子不上火，其他上火。柑橘虽然好吃，但每天别超过3个；因每天吃3个柑橘就已足够人体所需的维生素C，吃多了反而对口腔、牙齿有害。多吃使手掌、足掌皮肤黄染，也称胡萝卜素血症，是因为柑橘中的胡萝卜素，进入血中含量骤增并大量积存在皮肤内，一般不需治疗，只要停吃柑橘即可好转。许多人在吃柑橘时，喜欢把橘络扯得一干二净，其实应该连同橘络一起吃下，因橘络可疏通经络，稀释黏稠的血液和体液，消解郁结。也可买橘络泡水代茶饮。

香蕉虽好，因香蕉含有很高的糖分，特别是血糖高者和肾功能不全者、虚寒、胃痛、腹泻者要少吃。

空腹吃香蕉会使人体中的镁骤然升高，破坏人体血液中的镁钙平衡，不利于身体健康。

6 一天一苹果，疾病远离我

解评 苹果素有"记忆果""智慧果"的美称。这是因为苹果富含锌元素，锌通过人体内许多重要酶广泛参与蛋白质、脂肪和糖的代谢；锌还是构成与记忆力息息相关的核酸与蛋白质的必不可少的元素。因此儿童多吃苹果有促进生长发育、增进记忆、提高智力和人体免疫力的效果。

老年人多吃苹果有助于预防老年痴呆症的发生。美国的一项研究发现苹果有助于预防老年痴呆症和帕金森综合征的保健机理，是因为新鲜苹果含有的"栎精"（又称栎皮黄素、槲皮素）是最好的抗氧化剂之一，是最好的血管清理剂，而且是降低癌症发病率的有效物质；多吃苹果的人，患大肠癌的风险降低一半，得其他癌症的风险降低30%~40%；抗氧化剂能抵抗阳光辐射、化学反应以及日常生活压力所造成的化学损伤。红苹果又比黄苹果和绿苹果含有更多的栎精。另据国外报道，精神抑郁症患者可把两个成熟的苹果放在玻璃瓶中密闭备用，每次打开瓶口嗅苹果味15分钟，每天3~5次，数天后心情大为好转，精神轻松愉快，压抑感消失。

苹果中含有果胶，能防止胆固醇增加、减少血糖含量，苹果的甜味来自蔗糖和果糖，两者都是自然糖，糖尿病患者也可以吃，但医生建议宜吃酸苹果，而预防心血管病和肥胖病则应选甜苹果。治疗便秘时，应将苹果煮熟后再吃，而且果胶是一种水溶性食物纤维，能减少肠内不良细菌数量，帮助有益细菌繁殖，能刺激肠蠕动，使大便松软，防止便秘，又有轻度止泻作用，故苹果具有通便、止泻的双重功能。

成熟的苹果含有80%的水和零脂肪，很多美国人都把苹果作为瘦身必备之物，就是利用它能让人有饱腹的感觉，并具有调整肠胃的作用达到减肥效果。苹果中含有神奇的"苹果酚"，极易在水中溶解、易被人体所吸收，具有抗氧化、除口臭、防蛀牙、降血压、抗过敏、抗癌的作用。苹果中所含的多糖、钾离子、果胶、酒石酸等，可以中和降低体液中的酸性，从而缓解疲劳，钾可将人体血液中的钠盐置换出来排出体外，从而调节钠钾平衡，对心血管起保护作用，因此苹果是高血压和肾炎水肿患者的"健康之友"。

苹果中含有能增强骨质的矿物元素硼与锰，绝经妇女多吃苹果有利于强化骨骼、防治骨质疏松。苹果富含维生素 C 也是心血管的保护神、并可有效抑制皮肤黑色素的形成，帮助消除皮肤雀斑、黑斑，保持皮肤细嫩红润，具有美容养颜的功效。每天吃一个苹果，就可满足人体所需的维生素 C。苹果味道酸甜可口，使人胃口大开，因此有**"苹果不断，顿顿加饭"**的老话。苹果甚至被比拟为"全方位的健康水果"或"水果界的全科医生"，因此老话说：**"一天一苹果，疾病远离我"**。

温馨提示 苹果中的酸味能腐蚀牙齿，吃完苹果后最好漱漱口；吃苹果时要细嚼慢咽，最好 15 分钟吃完一个苹果，可以洁齿和杀灭口腔病菌哦！还可分泌出更多的唾液和胃液，不仅有利于消化，更重要的是对减少疾病大有好处。吃苹果最好安排在两餐之间，当加餐可提供身体所需的水分和营养，还可带来饱腹感，减少正餐的饭量。患有溃疡性结肠炎、白细胞减少症、前列腺肥大及有胃寒症状者不宜生食苹果。

苹果皮中的各种营养成分，包括总多酚、总黄酮、原花青素等含量都比肉高，苹果皮是可以吃的。但要选择套袋处理的苹果或者无公害、绿色和有机认证的苹果，这种苹果表皮干净而均匀，受到污染气体与农药喷洒等的影响比较小，吃果皮较为放心。

6

一天一苹果，疾病远离我

7 一天吃三枣，终生不显老

解评 自古以来大枣就被列为养生保健之佳果。很多古农书中都把枣树列为果木之首，把枣列为"五果"（桃、李、梅、杏、枣）之一。

唐代名医孙思邈享年101岁他能够长寿，除对养生延寿有特殊的理论和方法外，常食大枣为他的延年益寿立下了汗马功劳！孙思邈认为大枣"久服轻身，长年不饥，似神仙"。他在《千金方》里记录"大枣葱白汤"专治心烦失眠，用大枣10枚，葱白3根；锅中放入适量清水，加入洗净浸泡去核的大枣，大火烧沸，小火煮约20分钟，再加入洗净的葱白煮10分钟后，去除葱白即成。于睡前吃枣喝汤，疗效很好。现代医学证实，大枣中所含有黄酮类化合物（黄酮-双-葡萄糖苷A）有镇静、催眠和降压作用，其中被分离出的柚配质C糖苷类有中枢神经抑制作用，所以大枣具有安神、镇静之功。

红枣有"天然维生素C丸"的美称，其维生素C含量居百果之首，比苹果、桃子高50~90倍，比梨高140倍；对防癌、抗癌有重要作用。枣富含维生素P，在体内，能增强维生素C的作用，维持血管弹性，能使血中含氧量增强，增加心肌收缩力，对防治心血管系统疾病有良好的作用。

红枣含有丰富的营养成分，如蛋白质、脂肪、有机酸、多种氨基酸、维生素A、维生素B、胡萝卜素等，具有补中益气、健脾和胃、养血安神、滋补身体的功效。红枣富含三萜类化合物和二磷酸腺苷，三萜类化合物大都具有抑制癌细胞的功能。红枣能够调和百药，缓和药性，甚至解药毒，因此中医常常将红枣用做药引子。

红枣是天然的美容食品，促进气血生化循环和抗衰老。常吃红枣可使人面色红润、容光焕发、身强体壮、轻身延年。所以有许多赞美吃枣好处的老话："一天吃三枣，终生不显老""每天吃点枣，气壮身体好""五谷加红枣，

第三篇 秋高气爽庆丰收，秋冻傲霜人长寿

胜似灵芝草"。

红枣在中国老百姓的心目中还有"早生贵子"的象征意义呢！在中国式婚宴上都必不可少要上由红枣、花生、莲子、桂圆组成的"早生贵子"甜品。在有些地方，新婚之夜婆婆会把大红枣扔进洞房的风俗，这"送子枣"也是象征"早生贵子"。

枣树生命力强，易栽种、易成活，结果早、产量高，枣树的适应性特别强，即使在盐碱、干旱的地方，也能结出累累硕果。老话说："**桃三杏四梨五年，枣树当年就见钱**"。加上枣树寿命上百年，其经济寿命大约 60~80 年，经济收入可观。枣树的枝干，木质坚硬，是制作家具、农具、车船的好材料，还可以用来雕刻。初夏枣树长出新枝，仲夏黄绿色的枣花一开放就散发出缕缕幽香，招引成群的蜜蜂前来采蜜，酿出来的"枣花蜜"，颜色纯正、味道甘甜清爽，若吃上一口，真是沁人心脾。

9 月鲜枣上市，甜脆多汁，鲜枣生吃最有利于营养吸收，干枣则适合煮粥或煲汤，如果能将干枣和一些食物搭配起来，能起到增强疗效的作用，老话说："**红枣芹菜根，能降胆固醇**""**红枣芹菜汤，能降高血压**""**红枣黄芪汤，补血养气好效方**""**红枣当归汤，治失眠良方**""**红枣茵陈汤，肝病好单方**"。

在日常生活中用枣制成的传统食品琳琅满目，如枣粽子、枣花糕、枣发糕、长寿糕等。枣除生食外，还可加工成红枣、黑枣、蜜枣等；但蜜枣中的营养损失较大，特别是维生素 C 几乎全被破坏了。

在枣的大家庭中还有一个自古主要野生于我国北方山区的酸枣，又名棘、棘子、野枣、山枣、葛针等。酸枣远在《神农本草经》中就被列作上品："主治心腹寒热邪结气，四肢酸疼，湿痹。久服安五脏，轻身延年"。新鲜的酸枣中含的维生素 C，可称枣中之王，其含量是红枣的 2~3 倍、柑橘的 20~30 倍。酸枣的营养价值很高，具有健脾开胃、消食止滞、生津止渴的疗效。酸枣叶中提取的酸叶酮对冠心病有较好的疗效。酸枣仁（炒枣仁）含有脂肪油及蛋白质、植物甾醇及皂苷，中医认为酸枣仁有宁心安神、养肝理气、益阴敛汗的功效，可治疗神经衰弱、虚烦不眠、多梦盗汗等症；近代药理证实，酸枣仁确有镇静、催眠、降低血压的作用。

传说名医孙思邈取酸枣仁、配伍朱砂，治愈癫狂症。唐代永淳年间，相国寺允惠和尚患了癫狂症，常妄哭妄动、狂呼奔走。虽服了许多汤药，均不见好转。允惠的哥哥恳请孙思邈治疗，孙详询病情，细察苔脉，然后吩咐："先取些成食给小师父吃，待其口渴时再来叫我"。傍晚时分，允惠和尚口渴欲饮，家人赶紧报知孙思邈，孙取出一包药粉，调入约半斤白酒中，让允惠服下，并安排允惠住一间僻静的房间。允惠便昏昏入睡，孙再三嘱咐不要吵醒病人，待其自己醒来，并说："令弟今夜睡着，明日醒来便愈"。直到次日半夜，允惠醒后，神志已完全清楚，癫狂痊愈，家人大喜过望，并问其治愈道理。孙答："此病是用朱砂、酸枣仁、乳香散治之，即取辰砂一两，酸枣仁及乳香各半两，研末，调酒服下，以微醉为度，服毕令卧睡。病轻者，半日至一日便醒，病重者二三日方觉，须其自醒，病必能愈，若受惊而醒，则不可能再治了"。这一巧治癫狂之法被后人传为佳话。

> **温馨提示** 一些女性月经期间会出现眼肿或脚肿的现象，这是湿重的表现，这些人就不适合服食红枣，因为红枣味甜，多吃容易生痰生湿，水湿积于体内，水肿的情况就更严重。腹胀、痰热者不宜食用红枣，患有黄疸、寄生虫患者也应少食。更值得注意的是枣一旦腐烂，就千万别食用，枣腐烂后微生物大量繁殖，使枣中的果胶分解生成有毒的甲醛和甲醇，吃了腐烂的枣，轻者可引起头晕乏力，重则危及生命。

⑧ 核桃山中宝，补肾又健脑

解评 核桃、榛子、杏仁、腰果被称为"世界四大坚果"。核桃的栽培遍及世界五大洲，中外人士都知道核桃的珍贵，西方人称它为"大力士食品"和"益智果"。我国自古以来就认为核桃是延年益寿的保健佳品，享有"长寿果""万岁子"的美称。

核桃很像一个微型的"大脑"，其折叠或褶皱就像大脑皮层。因民间有以形补形的说法，认为吃核桃能补脑，老话也说：**"核桃补肾又健脑，常吃身体好""小小核桃是个宝，补血润肺又健脑"**。老人多吃可防记忆力衰退和老年痴呆症，小孩多吃会变得聪明伶俐。

据测定，一斤核桃相当于九斤牛奶、五斤鸡蛋的营养价值。核桃仁中含的丙酮酸，具有溶解、消退和排泄等功能，对胆结石有较好的疗效，因此老话说：**"欲治胆石症，常吃核桃仁"**。

核桃富含维生素E，具有美容的功能，经常食用可使肌肤光滑、舒展、细腻、白嫩、延缓衰老，还能防治头发过早变白和脱落，使头发乌黑发亮，故老话说：**"常把核桃吃，润肤黑发须"**。

核桃所含的不饱和脂肪酸及优质蛋白质、碳水化合物、钙、磷、铁、钾、锰等矿物质及多种维生素。是治疗神经衰弱、健忘、失眠多梦的良药，最新研究表明核桃含相当多的褪黑激素，能调节人体睡眠节律，帮助入眠。核桃仁的镇咳平喘作用也十分明显，对慢性气管炎和哮喘病患者秋、冬季食疗效果好。

核桃仁所含脂肪成分主要是亚油酸甘油酯、亚麻酸及油酸甘油酯，常吃能减少肠道对胆固醇的吸收，减少血液中胆固醇含量、防止动脉硬化、保护心血管，很适合心脑血管病患者作为滋补品食用。核桃降胆固醇的功效，比深海鱼及橄榄油更强。

核桃树枝对癌症患者有改善症状，还有镇痛、提升白细胞及保护肝脏等作用。方法是用新鲜的核桃树枝和鸡蛋加水同煮，然后吃蛋。

中医认为核桃味甘、性温，入肾、肺、大肠经；有补肾固精、润肺定喘、润肠通便、健胃补血的功效；主治肾虚喘嗽、腰痛脚弱、阳痿遗精、小便频数、石淋、大便燥结。

世界卫生组织公布 2016 年健康食品排行榜，核桃被列零食榜冠军。难怪老话说：**"仨核桃俩枣，常吃常好"**。如果每天能坚持吃 3 个核桃，往往比吃补药的保健作用还灵验得多呢！

吃核桃可别忘了最珍贵的东西——核桃分心木，它位于两瓣核桃仁之间，薄薄的一片状如蝴蝶。它有滋补肾脏、固精、治疗尿急、尿频、腰酸的功效，男性有性功能障碍，用核桃分心木泡水喝，很快就能得以康复；因核桃分心木有活血补血作用，女性朋友泡水喝能很好地改善冬天手脚冰凉及经期不准、白带过多等症状；失眠患者取分心木 3 克泡水，早晚各喝一杯，喝上几次也许就有可能呼呼大睡了，对不适宜服用安眠镇静类药物者是最佳的选择。

核桃除了具有很高的食用价值外，还可以把玩。据说乾隆皇帝很喜欢玩核桃，还将精品核桃赏赐给有特殊贡献的功臣，他曾赋诗赞美玩核桃："掌上旋日月，时光欲倒流。周身气血涌，何年是白头？"皇帝带头，全民效仿，手中有一对好的赏玩核桃竟成了当时身份和品位的象征。大臣们每逢皇上或皇后的生日，会挑选精品核桃作为祝寿贺礼，故宫博物院中就保存着十几对放在紫檀木盒中的揉手核桃，盒里标有"某贝勒恭进""某亲王预备"字样。"核桃不离手，能活八十九。超过乾隆爷，阎王叫不走"，这是曾经流传京城的一首民谣；它充分显示手玩核桃对强身健体的高度赞扬，也流露了把玩核桃时无比喜悦的心情。

人们把赏玩核桃称作"揉手核桃"，又称"掌珠""太极球"。它起源于汉隋，流行于唐宋，盛行于明清。至今已有 2000 多年历史，盛传不衰，是因为它既可健身，又可养心，曾被誉为"东方健身之宝"。

玩核桃是一种具有自我保健、随时保健、趣味保健、绿色保健简便而科学的健身方法，成为人们一种时尚与爱好了。**"吃核桃健脑，揉核桃健身，赏核桃养心""核桃转旋手心，转出个老寿星"**成为人们的口头禅与祝福的流行语。

小小核桃在手中把玩，为什么会有这么大的作用呢？中医认为养生保健关键在于"通经络，调气血"，人手上有 6 条经络和体内五脏六腑相连，掌心、手指还有许许多多敏感的穴位与反应点。老话说："**心灵手巧，动指健脑**""**十指连心**"，意思是说，经络与穴位把手指与五脏六腑都联系起来互为一体，即"牵一发而动全身"。每天揉核桃，通过手指的运动和利用核桃的棱角挤压按摩手掌上的穴位，可通筋脉、养脏腑、调虚实、定气血，维系人体正常的功能、达到强身健体目的。现代科学证明，揉核桃能延缓机体衰老，对预防心脑血管疾病、避免脑卒中有很大作用；特别是一些长期从事案头工作的人群，把玩核桃更能起到舒筋活血、预防职业病的功效；对肩周炎、颈椎病、手指功能障碍、神经衰弱及高血压、冠心病、脑卒中引起偏瘫后遗症等均有一定疗效。持久练习，可健脑益智，增强记忆力，预防老年痴呆症。

有人戏称手玩核桃是"随身带着运动，兜里装着健康"，不受环境、场地、气候、时间、年龄、经济条件限制，特别适宜老年朋友，可随时随地、随心所欲把玩，在室外可一边散步一边把玩，在室内可边看电视或听广播边把玩，也可躺在椅子上闭目养神，手里把玩核桃；只要双手稍有闲暇便可活动一番。核桃经过手的长期搓揉、汗的浸润、油脂的渗透、时间的打磨，会变得又红又亮，最后成为一件亮里透红、红中透明，不是玛瑙胜似玛瑙的自然艺术精品。文玩核桃是集把玩、健身、观赏、收藏于一身的掌上明珠，其收藏价值随着水涨船高，有的竟可卖到一辆汽车的价格哩！

温馨提示　核桃性温，含油脂多，正在上火、腹泻的人不宜吃。每天早晚各吃 1~2 个核桃，增强记忆抗衰老。如果便秘，一次吃 3~4 个核桃，润肠通便效果好。

文玩核桃有很多玩法：揉、搓、压、扎、蹭、磨、滚等。单手双手均可，一手两枚在指间翻飞滚动，可上下左右自由转动，随心所欲。

健身球其实是个总名称，除了核桃外，还有铁球、石球、玉球等。但核桃因其轻巧、价廉、易玩等优点，更受到群众的欢迎和喜爱。

⑧核桃山中宝，补肾又健脑

9 立秋胡桃白露梨，寒露柿子红了皮

解评 "身体圆圆没有毛，不是橘子不是桃，云里雾里过几夜，脱去绿衣换红袍"，这个活灵活现的谜语，可能会被你一下猜中，那是柿子无疑了。我国是柿子的故乡，已有一千多年的栽培历史。19世纪传入法国和地中海各国，后又传入美国，那些多是我国柿树的子孙后代。柿子素有"晚秋佳果"的美称。

秋天霜后当成片的柿林变红时，真可谓层林尽染、别样风情。"十月金秋情意浓，秋风送爽柿子红""一川霜叶丹，满山柿子红""金秋霜洒满山坡，红柿高高挂枝头"，这些诗句都是描述柿子成熟时的美景。由于柿叶长得肥大，古人常拿它练习书法。据说唐代郑虔小时候家里很穷，买不起练字的纸。有一天他发现慈恩寺内满地的柿叶，便借住僧房，把树叶收起来，每天以柿叶为纸练字作画，手指磨起了厚厚的老茧，如醉如痴，功夫不负有心人，最终成为著名的书画家，他的草书达到了"如疾风送云，收霞推月"的境界。后来他把写诗作画的柿叶合成一卷，呈献给唐玄宗皇帝，玄宗拍案叫绝，挥御笔题写了"郑虔三绝"四个字，还专门为郑虔设置一所供官宦子弟读书的"广文馆"，任命他为广文馆博士，传授学问。

柿树有七德：寿长，多荫，无鸟窠，不生虫，霜叶红，嘉果可吃，落叶可供临书，加上画家张大千说的："柿叶煎水可治病"，共八德。张大千1954年迁居巴西，在异国他乡按照中国庭院建筑风格，苦心经营，一年后建成有山有水、有曲径、假山和各种中外花卉的园林，取名"八德园"。他在那里住了16年。

柿子营养十分丰富，所含维生素和糖分比一般水果高1~2倍。与苹果相比，除了锌和铜的含量低于苹果外，其他成分均是柿子占优，柿子预防心血管疾病的功效也大于苹果，因此柿子有"果中圣品"的美誉。《本草纲目》

第三篇 秋高气爽庆丰收，秋冻傲霜人长寿

162

记载"烘柿主治：肠风下血、小便血淋、热淋涩痛、小儿秋痢、反胃吐食、痰嗽带血、耳聋鼻塞。用柿霜、柿蒂等分，烧过，研末敷涂臁疮，甚效。桐油中毒，吃干柿饼可解"。

柿子富含碘，对缺碘引起的甲状腺肿大患者，食用柿子很有帮助。柿子有养肺胃、清燥火的功效。可除热、补虚、解酒、止咳、利肠、止血。

柿子因含有单宁和酶可以分解酒精，加快血液中乙醇的氧化，含糖和钾量高，及大量的水分能起到利尿的作用，帮助机体排泄酒精；有机酸和鞣酸可以促进消化，加速酒精分解，所以被称为"天然的醒酒药"，醉酒后如能吃上两个柿子，可缓解头痛。柿子是慢性支气管炎、高血压、动脉硬化、内外痔疮患者的天然保健食品。老百姓治手脚裂口子的偏方是：在晚上睡觉前用温水洗手泡脚，然后把软柿子水挤在手脚裂口子的地方，来回反复用力搓一搓，连续几个晚上就能见效。

柿子的吃法：采摘后的柿子在软熟前极涩，不能食用，要等柿子变软，所以有"老太太吃柿子——拣软的捏"的说法；刚摘的柿子要想吃，必须先经人工脱涩后食用，也有将柿子在温水中浸泡（俗称温柿子），去除涩味后再吃。

柿子加工成柿饼，表面产生白色霜状物，俗称"柿霜"，霜越厚越好，富含甘露醇、葡萄糖、果糖和蔗糖，不仅是珍贵的食品，而且是稀有良药。具有润肺、涩肠、止血、和胃等功效；治疗肺热燥咳、咽干喉痛、口舌生疮、吐血咯血等症效果甚佳。故被誉为"柿中精津"

黄桂柿子饼是陕西临潼区特产，是以火晶柿子为主料烙制而成的糕饼，色泽金黄，入口软甜芳香。相传，李自成在西安称王时，关中正逢灾荒、粮食短缺，临潼百姓就用熟透的火晶柿子拌面粉烙成柿面饼，慰劳士兵。此后，每年金风送爽、柿子成熟的季节，临潼人都要制作柿面饼吃，用来纪念李自成。众人喜爱的黄桂柿饼，既是单独食用的小吃，又是酒席宴上的名点，誉满九州。

除了晒柿饼以外，还可熬柿糖、榨柿汁、蒸柿酒、造柿醋、磨面做炒面等，柿叶还可制柿叶茶，柿蒂可入药。柿子还能加工成工业漆。我国是世界上产柿最多的国家，年产鲜柿 70 万吨。有六大名柿：华北"世界第一优

9
立秋胡桃白露梨，寒露柿子红了皮

良种"的大盘柿;陕西泾阳、三原一带出产的鸡心黄柿;陕西富平的尖柿;河北、山东一带出产的莲花柿、镜面柿;杭州古荡一带的方柿。

温馨提示 柿子虽好,但忌空腹吃,因柿子含有鞣酸(又称单宁酸),容易在胃内凝结成柿石,如果胃柿石无法自然被排出,就会造成消化道梗阻,出现上腹部剧烈疼痛、呕吐、甚至呕血等症状。柿子果皮和未成熟柿子含更多量鞣酸,应忌食。消化不良或多痰者、糖尿病、胃病、缺铁性贫血者(柿子含单宁,易与铁质结合,从而妨碍人体对食物中铁质的吸收)和产妇应慎食或不吃。柿子含糖量高,容易腐蚀牙齿,在吃完柿子后最好漱漱口。

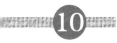

10 吃葡萄不吐葡萄皮

解评 "吃葡萄不吐葡萄皮"，这不仅仅是一句简单的绕口令，其实是告诉人们吃葡萄的科学知识。世人皆知，葡萄肉营养丰富、鲜嫩味美，属水果之佳品；而很少知道葡萄皮、籽含有的营养比葡萄肉更丰富。仅以多酚为例，其含量在葡萄皮中为 23%~35%、葡萄籽为 65%~70%、果肉为 2%~5%，多酚抗氧化、抗衰老能力是维生素 E 的 50 倍，是维生素 C 的 25 倍，有促进消化、排毒养颜、预防动脉硬化等作用。

葡萄皮含有降血压的黄酮类物质，是一种强力抗氧化剂，可抗衰老，并可清除体内自由基，能促进血中的高密度脂蛋白升高，从而降低胆固醇含量、降低血小板的凝聚力，防止动脉粥样硬化、保护心脏。葡萄皮富含纤维素、果胶和铁等营养成分，含量都比葡萄肉多。

葡萄皮含有丰富的白藜芦醇，是葡萄藤为了抵御霉菌入侵而产生的一种植物抗毒素，具有非常好的天然抗氧化效果，能使人精力充沛，还能预防心脑血管疾病、抗辐射、消炎抑菌、抗癌。实验显示，白藜芦醇有显著减少 β 淀粉状蛋白在脑细胞中集聚，可预防老年痴呆症的发生。

中医认为葡萄具有补血强智利筋骨、健胃生津除烦渴、益气逐水利小便、滋肾益肝好脸色的功效，平常多吃葡萄，可以缓解手脚冰冷、腰痛、贫血等现象，提高免疫力。葡萄中的糖主要是葡萄糖，能很快地被人体吸收；当人体出现低血糖时，若及时饮用葡萄汁，可很快使症状缓解。

葡萄可制成葡萄汁、葡萄干和葡萄酒。我国新疆吐鲁番的葡萄干最有名，素有"吐鲁番的葡萄哈密的瓜，库车的羊羔一枝花"的美誉。吐鲁番气候炎热干燥，用砖搭成的晾房四壁布满梅花孔，中间是木棍搭成的支架，将成熟的无核葡萄搭上，经过热风的吹晾，得到高质量的葡萄干。葡萄干内的含水量只有 15%~25%，其果糖的含量高达 60%，因此非常甜；这种阴干法制成的葡萄干，呈半透明状，不变色，可以保存很久。其优点是，由于成分被浓缩，吃很少的量，也可充分地吸收高质量的有效成分，如葡萄干的含铁量是鲜葡萄的 15 倍。吃葡萄干不仅不会吃坏牙齿，而且还有健齿杀菌的作用呢！

葡萄干与醋配合如虎添翼，更有利于发挥出两者双重功效。方法是将醋倒入放置葡萄干的容器里面，一直到淹过葡萄干；只要泡一夜，醋就会沁入葡萄干里面，一天吃一匙就足够了。

葡萄籽更是抗氧化巨星，籽中 95% 的成分为原花青素，具有极高的抗氧化活性、抗自由基、保护心脑血管、调节血脂、防止动脉硬化，可预防高血压、脑溢血、脑卒中；抗过敏，能提高细胞对过敏源的耐受性，有效调节机体免疫力，有助改善过敏体质；能防治胃炎、胃及十二指肠溃疡，保护胃黏膜；抗突变、抗癌、抗辐射、阻止紫外线辐射对皮肤、眼睛的损伤、促进组织修复和保护皮肤、美容养颜、祛斑除皱等作用，有"皮肤维生素"和"口服化妆品"的美称。

葡萄酒是最保健的饮料。葡萄酒中含有的果酸，具有良好的净化肌肤、促进新陈代谢的作用；富含铁起到补血作用，使女性脸色变得红润、有光泽。有人说，法国女子皮肤细腻、润泽而富于弹性，与经常饮用红葡萄酒有关。

葡萄酒中的原花色素，能够稳定构成各种膜的胶原纤维，降低血管壁的透性防止动脉硬化；其含有白藜芦醇，具有抑制血小板凝集作用。实验表明：即使将红葡萄酒稀释 1000 倍，对抑制血小板的凝集作用仍然有效，抑制率达 42%，可减少脑血栓的发生。

世界卫生组织调查发现，法国人冠心病发病率和死亡率低于其他西方国家，其原因可能是与法国人常饮含白藜芦醇的葡萄酒有关。法国人说："葡萄是大自然为人们健康和美丽献上的一份厚礼"。

温馨提示 葡萄和葡萄干一般人群均可食用。患有糖尿病、肥胖之人不宜多食。葡萄籽很硬，直接吃无法消化吸收，反而会引发胃黏膜发炎或消化性溃疡等。为了安全起见，建议服用经过加工提炼后的葡萄籽。饮用红葡萄酒，按酒精含量12%计算，每天不宜超过250毫升，否则会危害健康。

常吃花生能养生，吃了花生不想荤

解评 有个谜语："麻屋子，红帐子，里面住着个白胖子"，写得十分风趣有味，是对谜底花生的美妙写照。花生种植历史悠久，考古发现陕西汉景帝阳陵陪葬坑出土的花生，是我国目前发现最早的，距今有两千多年。花生在地上开花、授粉，花落以后，花茎慢慢下垂，插入泥土中保护起来，在地下结果，故名"落花生"。在植物中还只有花生是唯一具有这种特殊本领。花生之所以惹人喜爱，不仅在于它开花结实的标新立异，更在于捧出的果实珍贵，其营养价值高，吃了可延年益寿，故又有"长寿果"和"长生果"之美誉。新加坡则称它是"人参果"；日本、韩国将它称为"绿色牛奶"；一些欧洲国家称花生是"中国坚果"。世界卫生组织公布 2016 年健康食品排行榜，花生被列零食榜亚军。

古往今来，许多名人志士喜食花生，因而留下了许多逸闻趣事。现代作家许地山和家人一起在屋后半亩隙地种花生，他写的《落花生》散文，赞美落花生藏而不露、默默无闻、不图名利、不张扬而无私奉献的美德；他因为喜欢花生，赞美花生，并将自己的笔名也叫落花生。明代画家、诗人徐渭，从小就喜食花生，每年春节时，慈母炒落花生供他在画画和读书时剥食；他在《渔鼓词》中写道："洞庭橘子凫茨菱，茨菰香芋落花生。娄唐韭黄三白酒，此是老人骨董羹"。

花生被称为"植物肉""素中之荤"。因其营养价值非常高，可与鸡蛋、牛奶、肉类等相媲美，且易于被人体吸收利用。所以，老话说：**"常吃花生能养生，吃了花生不想荤"**。小小花生确是名副其实的"长生果"。

花生中钙含量极高，钙是构成人体骨骼的主要成分，故多食花生，可以促进人体的生长发育；花生中含有丰富的脂肪油和蛋白质、有润肺止咳、滋补气血、养血通乳的作用；花生含有可溶性纤维在肠道内会像海绵一样吸收许多有害物质和毒素随粪便排出体外，从而减少肠癌发生的机会；花生中的微量元素硒和生物活性很强的天然多酚类物质——白藜芦醇可有效预防肿瘤的发生。花生不含胆固醇，而含有丰富的维生素 C 和不饱和脂肪酸，可使人体肝脏内胆固醇分解为胆汁酸排出体外；因而能显著降低胆固醇在体内沉积，对心脑血管疾病有很好的预防作用，因此被称为"血管清道夫"。

花生含有人体必需的 8 种氨基酸，且比例适宜，其中谷氨酸和天门冬氨酸可促使细胞发育和增强大脑的记忆能力，赖氨酸除可提高儿童智力外，也是预防早衰的重要成分。花生富含儿茶素、维生素 E 和锌，能增强记忆、抗老化、延缓脑功能衰退、滋润皮肤。花生衣富含维生素 K，有止血作用，并有促进骨髓制造血小板、加强毛细血管收缩的功能；可用来治疗血小板减少和各种出血性疾病（肺结核咯血、泌尿道出血、齿龈出血等）。因此，老话说：**"天天吃花生，少把疾病生"**。

黑花生是彩色花生的一种。别嫌它外貌不美，就在这黑色中有着丰富的花青素，具有很强的抑制自由基、抗氧化、抗辐射、抗肿瘤、抗衰老和抗炎等作用，可保护皮肤、增强皮肤的弹性等多种生物学功效。富含钙、钾、铜、锰、硒、铁、锌等微量元素的新品种，被称作富硒黑花生或黑粒花生。

花生含油量高达 50%，比大豆高 2 倍多。花生油色泽清亮、淡黄透明、气味芬芳、滋味可口，是响当当的比较容易消化的优质食用油。花生油含不饱和脂肪酸 80% 以上，还含有甾醇、麦胚酚、磷脂、维生素 E、胆碱等对人体有益的物质。花生油不但可降低胆固醇，可以保护血管壁，防止血栓形成，有助于预防动脉硬化和冠心病的发生；可改善人脑的记忆力，延缓脑功能衰退、防止头发过早脱落和变白，减缓皮肤皲裂老化，起到润肤美容作用。

花生外壳含有黄酮类化合物——木犀草素。花生壳提取物具有抗氧化、抑菌、抗炎、抗肿瘤、镇咳祛痰作用，对降血脂、降胆固醇、冠心病、动脉硬化等症均有良效。

花生更可贵之处，虽属于高热量、高蛋白食物，但是吃了不会增加体重，反而有减肥效果。据研究，吃花生引起的饱腹感是其他高碳水化合物食物的 5 倍，并且持续时间较长，也就是通常所说的"比较抗饿"，从而减少对其他食品的需要，降低身体总热量的吸取，因此不必为肥胖而发愁了。

花生的吃法多种多样，但以炖、煮为佳。既保存营养，又不温不火、口感滋润、味道鲜美，易于消化。有些人喜欢油炸花生米或炒花生，其实这种吃法虽增加口感香味，但不科学，因为高温油炸或爆炒会损失一定量的微量营养素，对维生素的破坏更大，而且性质热燥、吃后容易上火。

温馨提示 花生霉变后含有大量致癌物质——黄曲霉毒素，绝对不能吃。花生衣能增进血凝、促进血栓形成，故血液黏度高者或有血栓的人慎用。花生含油脂多，消化时需要多消耗胆汁，故胆病患者不宜多吃。油脂有缓泻作用，肠炎、痢疾、消化不良等脾弱者食用花生后会加重腹泻，不利于疾病的康复。花生味甘性燥，患有口腔炎、舌炎、口舌溃疡、唇疱疹、鼻出血等内热上火者食花生后，会加重火气，使病情加重或久治不愈。

多吃紫茄煮米饭，黄疸肝炎好得快

解评 紫茄饭（粳米 150 克加水 300 毫升，烧开后，加入 2 个洗净切块的紫茄，小火煮至熟，放精盐、味精，淋麻油拌匀），分 1~2 次服用，对黄疸型肝炎有很好的辅助治疗效果。所以有："**多吃紫茄煮米饭，黄疸肝炎好得快**"的老话。

茄子又名落苏，有青茄、白茄及紫茄三种，性能相同。紫茄富含蛋白质、糖、矿物质和多种维生素；特别是维生素 P，100 克紫茄中的含量高达 720 毫克以上，在蔬菜中出类拔萃，维生素 P 是一种对身体有众多好处的类黄酮元素，参与体内氧化还原酶的作用，能增强人体细胞间的黏着力，提高微血管弹性，防止小血管出血，具有凉血止血、保肝泻火、清热消炎的功能。夏天食用，有助于清热解暑，对于容易长痱子、生疮疖的人，尤为适宜。茄子纤维中所含的抑角苷，具有降低胆固醇的功效。对高血压、高脂血症、动脉硬化、冠心病、咯血、内痔或大便出血、口腔糜烂、紫癜和坏血病等患者，常食茄子大有裨益。

古代就曾用茄根治疗肿瘤。现代医学证实茄子含有的龙葵素、葫芦素具有散血止痛、消肿、抗癌作用，对消化道癌症患者，可食用茄子作辅助治疗。冬季吃茄子煲，既芳香开胃、又暖和体魄，还有抗癌作用，真是一举三得。

有人吃茄子会去皮，其实茄子皮的营养价值更高，皮里含有丰富的 B 族维生素和维生素 C，两者是一对好搭档，因维生素 C 的代谢过程中是需要 B 族维生素支持。有研究发现茄子皮抗癌活性最强，其效力甚至超过了干扰素。

茄蒂是个宝，千万别丢掉。茄蒂肉质较为厚实，炒着吃，甘甜软嫩、嚼起来有香菇的口感。茄蒂是一味不可多得的中药啊！茄蒂含多种维生素，有清热凉血、消肿解毒的功效，可减低胆固醇、降血压、抗癌、防治心脑血管疾病的作用。可用于皮肤溃疡、口舌生疮、痔疮出血等病症。用茄蒂泡水饮用，可消除上火而至的牙龈出血、鼻出血、咽喉红肿、眼屎多、小便黄等多种症状。茄蒂还有一个许多人所不知的功能,即软化角质,用新鲜的茄蒂擦脚后跟,可起到软化角质的作用,很实用也很方便。

茄子的吃法多种多样,荤素皆宜。既可炒、煮、蒸、烧,也可凉拌、做汤,都能烹调出香甜糯滑、美味可口的菜肴。如肉丝烧茄子、盐蛋黄烧茄子、香煎茄片、酱爆茄子、怪味茄子、油焖糖醋茄子、鱼香茄子、椒盐茄饼等。最著名的茄子的吃法恐怕要数《红楼梦》中,凤姐给刘姥姥吃的"茄鲞",刘姥姥吃过之后说:"别哄我了,茄子跑出这样的味儿来了!"说明这道菜非寻常人家见过吃过。凤姐儿笑着告诉她制作方法:"把茄子刨了皮,切成碎丁子,用鸡油炸了。再用鸡肉脯子,还有香菌、新笋、蘑菇、五香豆腐干,各色干果,都切成丁儿,拿鸡汤煨干了,拿香油一收,盛在瓷罐子里封严。要吃的时候拿出来就是了"。这是《红楼梦》中写得最为详实的一道菜。

现在茄子最时尚的吃法是清蒸,待蒸熟后用筷子戳散或者手撕,加入少许的麻油、姜末、葱花、蒜泥、鸡精,稍加醋和酱油拌食,味鲜醉美、爽口不腻,真是色香味俱全的一道佳肴。而且制法简单,营养损失最少,因加热时间短,只要大火蒸熟即可。茄子烹调时最怕温度过高,时间过长,如煎炸茄子时,维生素损失可达 50% 以上;而清蒸茄子在保护营养的同时,也更易被人体消化吸收。清蒸茄子加大蒜调味,降血脂和胆固醇功效加倍。

温馨提示 茄子性凉、体弱胃寒的人不宜多吃。不能生吃,生吃会腹痛泻肚。老茄子,特别是秋后的老茄子含有较多茄碱,对人体有害,不宜多吃。

12 多吃紫茄煮米饭,黄疸肝炎好得快

西方人的"偏方"，卷心菜是"百药箱"

解评 卷心菜又叫圆白菜、包心菜。看上去再普通不过的卷心菜，可它在西方是最为重要的蔬菜之一。西方人用卷心菜治病的"偏方"，就像中国人用萝卜治病一样常见；因其营养、药用价值高，甚至被公认为"百药箱"。在古罗马，从普通的伤风感冒到癌症几乎都使用卷心菜来治疗；所以有人开玩笑说，古罗马人的健康是靠卷心菜来维护的。更有趣的是法国人把自己心爱的人称为"小卷心菜"呢！也许是卷心菜的那些叶片一层围着一层，一层又一层，层层递进，紧紧地包裹着一颗心的缘故吧！

日本国立癌症预防研究所报告，抗癌蔬菜排行榜中卷心菜被列为第5名。是因为卷心菜含有丰富的萝卜硫素、吲哚类化合物，这两种物质通过间接或者直接的方式来对抗癌细胞对人体的损伤，萝卜硫素是蔬菜中发现的最强的抗癌成分。卷心菜含有较多的微量元素钼，能抑制胃内亚硝酸胺的形成，有抗胃癌作用。其所含果胶及大量粗纤维，能结合并阻止肠内毒素的吸收，促进排便，起到预防肠癌的作用。卷心菜所含的一种特殊成分——维生素U样因子，被称为"溃疡愈合因子"，能促进胃和十二指肠溃疡愈合，还能预防胃溃疡恶变。因此卷心菜被誉为抗癌、防癌的高手。

卷心菜富含叶酸，对巨幼细胞贫血和胎儿畸形有很好的预防作用，所以卷心菜特别适合孕妇食用。因它含有的维生素A、钙和磷，能促进骨质发育、防止骨质疏松，所以，贫血患者及生长发育时期的儿童、青少年及老人也应多吃。卷心菜的营养价值高，维生素含量多且种类丰富，包括维生素A、维生素B、维生素C、维生素E等，一个成年人每天吃2~3片卷心菜叶，就能满足一天维生素C需要量的50%。维生素C能帮助皮肤新生和伤口愈合，具有护肤美容的效果，卷心菜还有杀菌、消炎的作用，所以在外伤肿痛、牙痛、咽喉痛时可以使用卷心菜汁外擦或者饮用。卷心菜还能促进消化、减少便秘，对减肥也有一定帮助。卷心菜含有促进胰岛素分泌的成分，帮助控制血糖，预防糖尿病。因此，多吃点卷心菜不但可以抗衰老，还能提高免疫力，预防疾病发生。

温馨提示 很多溃疡患者热衷于饮用卷心菜汁来治疗，可取鲜卷心菜 2 两，洗净，切成段或碎片，在绞汁机中压榨鲜汁，分上、下午服。卷心菜汁必须是新鲜的绿色或白色的茎叶榨出的汁。夏天的卷心菜比秋天和冬天的疗效好。卷心菜由于含有粗纤维量多、且质硬，所以脾胃虚寒者，不宜多吃。

13 西方人的「偏方」，卷心菜是「百药箱」

14 气短体虚弱，煮粥加山药

解评 山药自古以来就被视为价廉物美、药食两用的补虚佳品。考古发现敦煌石窟中即有应用薯蓣（署豫）的记载。在《神农本草经》被列为上品，记载："署豫：味甘小温。主治伤中，补虚羸，除寒热邪气，补中益气力，长肌肉。久服耳目聪明，轻身不饥延年"。署豫是山药的古代名称，它是怎么变成山药的呢？是因唐代宗名"豫"，为避开帝王名讳，改名署药；到了宋朝，又因宋英宗名"曙"，又犯了忌讳，只得把"署"改成"山"字，从此以后，"署豫"就成了"山药"。

山药不仅有"神仙之食"的美誉，还有"食物药"的功效。民间关于山药流传的神奇故事不少。传说一个药农进山采药迷路，正当饥饿难忍走投无路之时，一位老翁飘然而至，送给他两根山药解饥，并指明下山之路，药农道谢救命之恩，即下山而去，一直走了 6 天才回到家，奇怪的是一直不知道饥饿。于是药农在山中的奇遇和山药的奇功妙用传遍了中原大地。

山药中含有大量淀粉及蛋白质、维生素 B、维生素 C、维生素 E、葡萄糖、游离氨基酸、胆碱、尿囊素、多酚氧化酶、淀粉酶等。其中重要的营养成分薯蓣皂，是合成雌激素的先驱物质，有滋阴补阳、益肾健脾、增强新陈代谢、延缓细胞衰老、延年益寿之功效，故对产妇调养，病后体质虚弱、小孩强健体魄都有显著滋补作用。

山药中的甘露聚糖是一种可溶性纤维素，会产生饱胀感，能推迟胃内食物的排空，助消化、减肥健美、改善糖代谢，提高胰岛素的敏感性，多食山药不但对糖尿病脾虚泄泻、小便频数有一定疗效，而且能健身美体，对滋养皮肤、美容养颜有独特疗效。故老话说："**多吃山药蛋，越长越好看**"。

山药不含脂肪，所含的黏蛋白能预防心血管系统的脂肪沉积，防止动脉硬化，提高免疫功能。黏蛋白可以防止黏膜损伤，并在胃蛋白酶的作用下保护胃壁，预防胃溃疡和胃炎。山药含有皂甙能够降低胆固醇和甘油三酯，对高血压、高血脂及肺虚痰嗽、久咳之症有改善作用。山药含有胆碱，是与学习记忆有关的神经传递物质——乙酰胆碱的物质基础。

山药中以淮山药为最好。铁棍山药乃"四大怀药"之首，素有"怀参"之美称。曾为历代皇室之贡品，誉为国药之宝，1994年获巴拿马万国博览会金奖。铁棍山药产品畅销韩国、新加坡、美国、德国等地，享誉海内外。被外国人称为"中国人参"，被视为高营养的健康食品。

山药生吃比煮着吃更容易发挥所含酶的作用，既可单独煮、蒸食用，也可以做粥或与其他蔬菜、肉类一起炒、炖、做汤。素有"山药排骨汤，极品养生汤"的美称。鲁菜的蜜汁山药要用蜂蜜配于调味，金黄油亮、绵软可口，是山东菜的一大特色。江苏菜系中的双味虾仁以山药为主料，先蒸熟加调料做成虾仁状，再油炸成型；一半以香菇丁、豌豆略炒后勾芡放盘中一侧，味咸鲜，另一半以番茄酱等调料烧沸勾芡后放盘另一侧，味略带酸香；一菜两味，很有特色。醪糟（酒酿）醉山药和黑芝麻山药羹吃起来也是非常香糯可口，美味无穷。

用山药食疗治病是近代名医张锡纯的拿手好戏。他把山药作为补虚羸、长肌肉、增气力、益颜色、润皮毛等美容与调理性功能失调的妙品。他编著的《医学衷中参西录》中的食疗方"珠玉二宝粥"：用生山药60克、生薏米60克、柿霜饼24克，因生薏米如珠，生山药、柿霜饼如玉，故名珠玉二宝粥。先将山药、薏米捣成粗渣，煮至烂熟，再将柿霜饼切碎，调入溶化，随意食之，一般可日食三次。该粥有清肺补脾、滋阴益气之效，若因气阴亏损而引起的不思饮食、午后潮热，甚或骨蒸盗汗、咳嗽夜重者，均可食用；不但疗病，还可充饥，甘甜可口、久服无弊。

温馨提示 山药有收涩的作用，故大便干燥者不宜食用。糖尿病人喝粥要适量，因粥在短期内容易被身体所吸收，导致血糖迅速升高，或者波动过大。

新鲜山药容易跟空气中的氧产生氧化作用，与铁或金属接触也会形成褐化现象，所以切山药最好用竹刀或塑料刀片，或先在表皮上画线、再用手剥开成段；削皮后，将山药放入醋水中可以防止变色。短时间保存则只需用纸包好，放在阴凉墙角处即可。

　　记得山药去皮时一定要戴手套，黏液里含植物碱，接触皮肤会刺痒。或者倒点醋在手中，搓一搓再削皮，山药的黏液就伤不到你了。

⑮ 黄金作物老玉米，营养保健令人喜

解评 玉米又名玉蜀黍、苞米、苞谷和珍珠米等，是老幼皆宜的保健食品。

玉米是墨西哥古印第安人最早发现和种植的，野生玉米叫大刍草，经过长期辛勤培育而来，如今成为世界上第 3 大粮食作物。20 世纪初考古发现，玉米在墨西哥生长至少有 8 万年历史，墨西哥人骄傲地将自己的国家称为"玉米的故乡"，常说"我们创造了玉米，我们是健康的玉米人、幸福的玉米人"。墨西哥每年都举行隆重仪式，祭祀玉米神——特拉穆克神，他们将新玉米雄穗、花丝装饰神像，最美的玉米作为祭品，在部族首领率领下，身着盛装的人们载歌载舞，欢庆丰收。祈求玉米神为大家带来欢乐与长寿。当今墨西哥人的主食仍是玉米，制成烤饼、玉米粥、五香碎肉蒸玉米粉和各种糕点等。国宴也是别具风味的一盘盘玉米美食，包括面包、饼干、糖、酒、冰淇淋等，以玉米为原料制成，美其名曰"长寿宴"。

中医认为玉米性平味甘，具有开胃益智、利尿消肿、宁心活血、平肝利胆、健脾渗湿等功能。

德国营养保健协会专家们对玉米、稻米、小麦等多种主食各项指标对比，经过持续 1 年的研究发现，在所有主食中，玉米的营养价值和保健作用是最高的；玉米中的维生素含量是稻米、小麦的 5~10 倍。国际会议上推荐的营养食品中，谷类里玉米排第一，称为黄金作物；特种玉米的营养价值高于普通玉米，如甜玉米的蛋白质、植物油及维生素含量比普通玉米高 1~2 倍，硒含量则高 8~10 倍，所含 17 种氨基酸中，有 13 种高于普通玉米。

玉米富含蛋白质、脂肪、胡萝卜素外，还有丰富的核黄素、谷胱甘肽、钙、磷、镁、铁、硒及维生素 A、维生素 B_1、B_2、B_6、维生素 E 等营养物质。

每 100 克玉米的脂肪含量是精米白面的 3~6 倍，其特点是不饱和脂肪

酸，尤其是亚油酸的含量高达 60% 以上，它和玉米胚芽中的维生素 E 协同作用，有促进细胞分裂、降低血液胆固醇浓度并防止其沉积于血管壁。因此，玉米对冠心病、动脉粥样硬化、高脂血症及高血压等都有一定的防治作用。玉米中所含谷胱甘肽，在硒的参与下，生成谷胱甘肽氧化酶，有很强的抗氧化作用，被称作具有生物活性的长寿因子，具有保持青春、延缓衰老的功能。

每 100 克玉米能提供近 300 毫克的钙，几乎与乳制品含的钙差不多，丰富的钙可起到降血压的功效。玉米含较多的植物纤维素，有润肠通便之功，能加速致癌物和其他毒物的排出，从而减少结肠癌发生率。玉米含的胡萝卜素比大豆高 5 倍，被人体吸收后能转化为维生素 A，还有硒和镁都具有防癌抗癌作用。玉米含有的核黄素可抗眼睛老化，刺激大脑细胞，增强人的脑力和记忆力。另外，多吃玉米对肥胖、脂肪肝、便秘、胆囊炎、胆结石、黄疸型肝炎和糖尿病等有辅助治疗作用。所以，老话说：**"黄金作物老玉米，营养保健令人喜"**。

玉米的吃法很多，如嫩玉米上市时，每天啃一个"煮棒子"最为理想，嫩玉米含有的水分、维生素等营养成分都比老熟玉米高，味道也最为鲜美。

世界卫生组织公布 2016 年健康食品排行榜，玉米被列蔬菜榜亚军，玉米油被列为食用油榜亚军。世界卫生组织推荐：玉米、大豆按 3:1 混合食用；提倡将玉米同大米、小豆、小麦粉或大豆粉一起混做混吃，如蒸发糕、馒头、包子、烘烤小点心，煮大米玉米粥、不仅能改善口感，还能提高营养价值；将玉米粒同猪肉丁、虾仁、苦瓜或黄瓜丁炒吃，别有风味；还有以玉米为原料的食品，如煎饼、玉米羹、罐头、饮料等也是热门的保健食品。

世界上五个著名长寿地区，就有 3 个地区的居民是以玉米为主食。据 2010 年年底全国第六次人口普查显示，"长寿之乡"江苏如皋，流传的顺口溜"玉米糁，米打底，吃了能活九十几"，用适量的玉米糁（玉米渣子）加少量米煮成粥，随着季节不同加些山芋、胡萝卜等，揭开锅盖，一股清香扑鼻而来，黄澄澄的颜色、可口的味道，让人垂涎欲滴。人们昔日曾视玉米为"粗粮"、"土货"，如今该刮目相看了。

玉米须又称"龙须"，是传统价廉物美的中药材。有利尿、泄热、平肝、利胆、抑菌及增强免疫、抗癌等多种功效。现代医学认为，玉米须有广泛的预防保健作用，可降血压、降血糖、降血脂，有预防"三高"的功能。玉米须有利尿、消肿作用，可以增加氯化物排出量，对各种原因引起的水肿都有一定的辅助疗效，也可用于慢性肾炎或肾病综合征的辅助治疗。玉米须能促进胆汁排泄，与退黄的茵陈配合，还可以治疗肝炎导致的黄疸。玉米须有抗过敏作用，也可用于治疗荨麻疹和哮喘。玉米须的解毒功能可以用来治疗乳腺炎等。

温馨提示　金秋玉米、香甜可口，吃玉米棒时要细嚼慢咽，要仔细啃吃贴着玉米棒的胚尖，这里有益物质最多。煮玉米最好保留玉米须，水要没过玉米，煮玉米的水可是个宝，即是口感不错的"龙须茶"。喝下去甜丝丝、经济实惠，还可清热利水，对尿路感染、慢性肾炎、尿路结石、胆囊炎、肝炎、自汗盗汗等有很大的防治作用，是全家的保健茶哦！

16 小米镇静又安眠，除湿健脾肠胃安

解评　在古代,小米被称作"稷",江山社稷的"稷"字,古人称社为土神,稷为谷神，土地神和谷神是在以农为本的中华民族最重要的原始崇拜物。因为小米有着顽强的生命力，一碗小米种在任何贫瘠的土地上几乎都能长成一大片，真可谓给点阳光就灿烂，所以祖先把小米誉为"五谷之首"。中国最早的酒也是用小米酿造的。

小米是粟脱壳后，因直径仅 1 毫米左右故而得名。粟品种繁多，俗称"粟有五彩"，有黄、红、黑、白、橙、紫各种颜色小米，也有黏性小米。中医认为小米味甘、咸、性凉，入肾、脾、胃经，有清热解渴、健脾益气、除湿滋阴、和胃温中、固肾利尿、养心安神、镇静安眠、美容养颜等功效。

最新研究发现，小米含丰富色氨酸，在所有谷物中独占鳌头。色氨酸在人体内代谢生成 5- 羟色胺，能够抑制中枢神经兴奋，产生一定的困倦感；同时，5- 羟色胺在人体内进一步可转化生成褪黑素，被证实有镇静和诱发睡眠作用。小米含有 17 种氨基酸，其中人体必需氨基酸 8 种，氨基酸也能促进人体褪黑素的分泌。具有很好安眠作用的小米，其疗效堪比安眠药，中医常让患者用小米粥来代替安眠片。

秋天吃新收获小米更有营养。对于脑力劳动者，早上豆浆或玉米粥配包子、鸡蛋等；晚上小米粥配花卷,加各种菜肴是非常不错的选择。难怪老话说："早上一碗玉米粥——精力充沛，晚上一碗小米粥——呼呼大睡"，这怎能不健康长寿呢？

小米营养丰富，含有丰富的蛋白质、维生素及钙、磷、铁、锰、锌等微量元素。小米膳食纤维含量是大米的 4 倍，丰富的膳食纤维能促进大便的排泄。小米具有补脾胃，防止反胃、呕吐的功效，可作为消化不良肚子

第三篇　秋高气爽庆丰收，秋冻傲霜人长寿

胀、呕吐及糖尿病患者的食疗。想知道小米粥治腹胀的故事吗？相传，春秋战国时期，赵国国王过生日，每天吃各方上贡的山珍、海味、甲鱼、熊掌，半个月后，感觉肚子胀不消化，胀得连觉都睡不着；御医调理了五天，吃了好多药，始终没有作用；第六天，御医将小米、鸡内金一起做粥，赵王喝了三顿，肚子便开始不胀了；赵王特别高兴，问御医："你用的什么好药，那么神奇。"御医说："此物就是你生日那天张县令送来的小米"。赵王后悔莫及，错把金米当俗物，认为在大喜大贺日子，张县令不送贡品、送谷品，还曾命令打他二十大板，被打得一拐一拐的，忏悔，忏悔！并下诏对张县令奖励。

小米富含维生素 B_1，位居所有粮食之首，等重量的小米含铁量比大米高一倍，小米含有的胡萝卜素，熬小米粥时，上面的一层油（粥油）能滋阴，胜熟地（中药）十倍。喝小米粥能减少口中的细菌滋生，解除口臭，还能治脚气病、神经炎和癞皮病、头疼、精神倦怠、皮肤"出油"、头皮屑增多等症状。小米食疗价值很高，还可以配百合、桂圆、枸杞子等共同煮食，是口疮、胃炎、失眠等多种疾病患者最好的食疗滋补佳品。

华北一带，产妇月子里每天食小米粥、黑芝麻，补元气、下奶水。体弱多病者和老人常吃小米粥能益五脏，充津液、壮筋骨、长肌肉，胜过喝人参鸡汤呢！

粥在缓慢熬制过程中，将食物中的有效成分释放和溶解在水中，不仅容易消化吸收，而且有健脾益胃、生津润燥等作用，特别是熬粥时浮在上面的一层"粥油"具有很强的滋补作用，其滋补力可与人参相提并论，故有"代参汤"之美称。

粥还有个最大的特点，还可添加富有保健作用的配料，如百合、莲子、山药、核桃、红豆、绿豆、花生、红枣等；或加入富含蛋白质的鱼肉、羊肉、牛肉、鸡肉等；或加入富含大量纤维素的水果和蔬菜；这样一来色、香、味尽在一粥之中。普普通通的粥，不仅成为人们喜爱的美食，而且成为人们养生保健的良药。盼望老年朋友根据自己的体质与爱好进一步喜粥、爱粥，能享受到更为美妙的养生效果，来印证**"老人喝粥，多寿多福"**的老话！

16 小米镇静又安眠，除湿健脾肠胃安

温馨提示　熬制小米粥时要选择优质新米，否则小米粥的滋补作用会大打折扣。要获得滋补力强的小米粥油，煮粥所用的锅必须刷干净，不能有油污，煮时用小火慢熬。小米粥不宜太稀薄，淘米时不要用手搓，忌长时间浸泡或用热水淘米。由于小米性稍偏凉，气滞者和体质偏虚寒、小便清长者不宜过多食用。

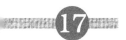

马铃薯，叫地蛋，既当蔬菜又当饭

解评 大约7000年前，一支印第安部落迁徙到南美洲安第斯山脉，在那里发现并食用了野生的马铃薯。16世纪中期，马铃薯被带到欧洲，法国农学家发现，马铃薯不仅能吃，还可以做面包等，马铃薯凭借高产和丰富的营养，很快征服了饥饿中的爱尔兰人。他们因吃马铃薯身体日渐强壮，因此，俄罗斯的叶卡捷琳娜女王、普鲁士的腓特烈大帝，纷纷开始下令让本国农民种植马铃薯。从此，被作为食物大面积种植。17世纪，马铃薯传入我国，并很快在内蒙古、东北、河北、山西、陕西北部普及；所以西北和两湖地区称它为洋芋，江浙一带称洋番芋或洋山芋，东北称土豆，华北称山药蛋，广东称之为薯仔，粤东一带称荷兰薯，闽东地区则称为番仔薯。

马铃薯的营养价值很高，它所含的蛋白质最接近动物蛋白；脂肪含量低，马铃薯富含B族维生素及大量的优质纤维素，除含有丰富的钾外，还含有钙、磷、铁、碘等矿物质，其所含的维生素是西红柿的4倍、大白菜的3倍、胡萝卜的2倍，维生素C含量为蔬菜之最。它的营养价值相当于苹果的3.5倍，因此享有"地下苹果"的美誉。

中医认为马铃薯性平、味甘、无毒，具有健脾益气、和胃调中、缓急止痛、消肿利尿、减肥降脂等功效，可辅助治疗消化不良、习惯性便秘、慢性胃痛、关节疼痛、脾胃虚弱、神疲乏力、皮肤湿疹等。

现代研究证明，马铃薯是胃病患者的良药，尤其对消化不良有特效；是预防心脑血管疾病的首选食品，马铃薯比香蕉更补钾，降血压效果更强！钾可预防脑卒中，每天坚持吃1个中等大小的马铃薯（约130克），可使脑卒中的发病率降低40%。维生素C和B族维生素及镁和膳食纤维丰富，可保护身体免受自由基损害，有益于心脏和心血管健康。老人经常食用可养心益气、延年益寿；马铃薯富含膳食纤维和淀粉在人体内消化吸收缓慢，易于控制餐后血糖和胰岛素分泌，还能降低胆固醇，有利于控制体重增长，是糖尿病患者的理想食疗佳品。

2016年2月23日农业部发布《关于推进马铃薯产业开发的指导意见》，将马铃薯作为主粮产品进行产业化开发，这意味着马铃薯将逐渐成为继水稻、小麦、玉米之后，中国的第四大主粮。预计2020年50%以上的马铃薯将作为主粮消费。将马铃薯作为主粮有一个重要原因，就是与小麦、玉米、水稻相比，马铃薯在全粉状态下储藏时间更长，常温下可贮存15年以上，一些国家把马铃薯全粉列为战略储备粮；还有马铃薯具有耐旱、耐寒、耐土地瘠薄等特点，而且生长期短、产量又高，种马铃薯更有利于环境保护和可持续发展的需要。更重要的是，把主食换成马铃薯，可以减少脂肪摄入、让身体把多余脂肪渐渐代谢掉，消除你的心腹之患；还能帮助人们降血压、降血脂、控血糖，真是"三高"人群的福音啊！

马铃薯既可煎、炒、炸，又可烧、煮、炖、扒，烹调出几十种美味菜肴。长在土里的"地蛋"，清甜绵密的口感、花样繁多的烹调方法，真是让人百吃不厌。把土豆、茄子和辣椒三种蔬菜炒在一起，这道"地三鲜"成了地地道道的东北名菜，不仅色香味俱全，营养价值十分丰富哦！今后除了美味菜肴外，还有马铃薯粉做的馒头、面条、米粉等主食供人们选择品尝。真正如老话说："马铃薯，叫地蛋，既当蔬菜又当饭"。

温馨提示 新鲜的土豆含有微量的茄碱（又称龙葵素），当土豆变青、发芽或者腐烂时，龙葵素的含量会大量增加。吃极少量的龙葵素对人体不一定有明显的危害，但如果一次吃进0.2~0.4克的龙葵素就可能引起中毒；主要表现为咽部、口腔黏膜有刺痒烧灼感，出现恶心、呕吐、腹痛等胃肠炎症状。因此变青、发芽的土豆不能吃。

荞麦、燕麦有三降：降压、降脂、降血糖

解评 荞麦起源于我国，至今已有 2000 多年的种植历史。荞麦是粮食中蛋白质、氨基酸种类最全面、营养最丰富的谷类食物。其蛋白质含量高于大米和玉米粉，含有 19 种氨基酸，其中 8 种是人体必需的氨基酸，特别是赖氨酸含量高，远远超过大米和白面。脂肪含量低于玉米面而高于大米和小麦粉。荞麦所含的淀粉颗粒较细小，与其他谷类相比，具有容易加工、易煮熟、易消化的特点。荞麦富含维生素 B_1、B_2、芦丁、总黄酮、烟酸、钙、磷、铁、镁、铬等多种矿物质与微量元素。

中医认为荞麦性凉味甘，具有健胃消食、消积化滞、除湿解毒、凉血、止汗、消炎之功效。现代研究表明，荞麦中含有大量的黄酮类化合物，尤其富含芦丁（维生素 P），可以增强血管壁的弹性，软化血管和降低毛细血管的通透性；还有促进细胞增生，并可防止血细胞的凝集，扩张冠状动脉并增加其血流量。烟酸能促进机体的新陈代谢，扩张小血管和降低胆固醇及增强解毒能力。荞麦所含镁能促进人体纤维蛋白溶解，扩张血管，抑制凝血块形成，有抗栓塞的作用，也有利于降低胆固醇。故常吃荞麦对防治高血压、冠心病、动脉硬化及血脂异常症等很有好处。荞麦所含热量虽高，却不会引起肥胖，相反还会起到调脂减肥的作用。

荞麦所含铬更是一种理想的降糖物质，它能增强胰岛素的活性，加速糖代谢，促进脂肪和蛋白质的合成，通过临床观察发现，一些糖尿病患者食用荞麦后，血糖和尿糖均有不同程度的下降。

以荞麦为原料闻名于世的食品有：俄罗斯的尼煎饼；德国、奥地利的荞麦饼；法国的荞面食品"加勒太"；意大利、瑞士的荞麦面条"皮草齐瑞"都有悠久的历史。尼泊尔人高血压患病率极低，因喜食荞麦，且吃其嫩茎叶。我国凉山彝族人长期食用荞麦，高血压、脑出血、糖尿病患者也很少见。除

荞麦面、荞麦粥外，也可加工成荞麦茶。荞麦皮枕头冬暖夏凉、透气安神、解除疲劳、预防感冒。荞麦植株鲜汁可治眼角膜炎，增强视力、防治白内障、视网膜炎等。

　　燕麦，也叫野麦或雀麦，是一种古老而又具有神奇功能的高能食物。所有谷物中燕麦脂肪含量最高，是大米、白面的4~5倍，其脂肪主要由单一不饱和脂肪酸、亚麻油酸和次亚麻油酸所构成，消化吸收率高的亚麻油酸占35%~52%。它富含蛋白质、人体所需的八种必需氨基酸与维生素E，特别是赖氨酸含量高；还有其他谷物所不具备的皂苷素，燕麦还含有维生素B_1、B_2与叶酸，及钙、磷、铁、锌、锰等多种矿物质与微量元素。燕麦营养价值极高，是美国食品与药物管理局（FDA）于1997年认证的第一例具有降低胆固醇、平稳血糖的功能性保健食品，也是美国《时代》杂志评选的"全球十大健康食物"中唯一上榜的谷类。燕麦味甘性温，能补虚止汗。燕麦所含亚麻油酸是人体最重要的必需脂肪酸，它能维持人体正常的新陈代谢活动，同时又是合成前列腺素的必要成分，对维护人体的性机能亦有重要作用。燕麦所含可溶性纤维和皂苷素等，可降低胆固醇与甘油三酯，燕麦纤维还可减轻饥饿感，既能调脂减肥降血糖，还能润肠通便防便秘。有研究证实，每日进食50克燕麦片，长期坚持，可使每100毫升血中的胆固醇平均下降39毫克、三酰甘油下降76毫克。

　　燕麦富含维生素B_1、B_2、维生素E和可溶性纤维β-葡聚糖及叶酸等，可以改善血液循环，促进造血功能，增加白细胞、红细胞的生成；可防治贫血，增强人体免疫功能，消除疲劳、缓解压力，减轻辐射对人体的伤害、预防感冒。燕麦所含钙、磷、铁、锌、锰等矿物质和微量元素，则能起到预防骨质疏松症、促进伤口愈合的作用，还有利于胎儿的生长发育。

　　燕麦最好是煮粥食用，高血压、冠心病、动脉硬化症、血脂异常、脂肪肝、肥胖症、糖尿病、自汗盗汗、贫血病、前列腺炎或肥大等患者及老人、孕、产妇、幼儿等，均适宜经常吃燕麦粥。燕麦片煮熟，再放入水果丁搅拌，即成水果燕麦粥，营养更丰富；将稀玉米糊徐徐倒入煮熟的燕麦片锅内搅匀稍煮，即为玉米燕麦粥；把燕麦与牛奶一起煮，即为牛奶燕麦粥。

　　我国西北一带流传着一句俗语"四十里莜面，三十里糕，二十里白面饿断腰"。燕麦面也称为莜面，内蒙古一带的人们日常生活离不开莜面。有关专家考证，成吉思汗和他的子孙们，之所以勇猛威武，因为他们的战马吃的是莜面，长久耐饿跑得快。燕麦帮助成吉思汗跃马横跨欧亚大陆，建立丰功伟绩，令后人赞叹。

相传隋朝末年，唐国公李渊被贬并州（太原），途经灵空山古刹盘古寺，寺中老方丈为其做了顿"莜面窝窝的稀罕饭"，吃后顿觉精神焕发、神清气爽。李渊做了皇帝后，派老方丈到五台山当主持。老方丈在带领众僧赴任途中，就把那顿"稀罕饭"的技术传给了沿途的群众，从此，在山西、陕西、河北、内蒙古等地，便流行了一种待客美食"莜面窝窝"。

老话说："**荞麦、燕麦有三降：降压、降脂、降血糖**"。荞麦、燕麦的医疗价值和保健作用，已被古今中外医学界所公认。"三高"实际上是吃出来的一种生活方式病，相信通过有针对性地多吃荞麦面、燕麦粥，三高也是能够降下来的。

温馨提示　荞麦一次不可食用太多，否则易造成消化不良。脾胃虚寒、消化功能不佳、经常腹泻的人不宜食用。

燕麦虽然营养丰富，但一次亦不可吃得太多，推荐量每次25克，每日不超过50克。否则有可能造成胃痉挛或者腹部胀气，现在燕麦制品市场有点"乱"，众多概念的燕麦片让人眼花缭乱，注意选择大品牌和原料表里比较单一原味的购买。

18

荞麦、燕麦有三降：降压、降脂、降血糖

19 素三宝，贴秋膘

解评 炎热的夏季，人们胃口差、出汗多、消耗大，所以不少人都会瘦一些，体重减轻被称为"苦夏"。俗话说：**"一夏无病三分虚"**，或多或少都有虚的表现，尤其是体质本来就虚弱的老年人。虚了当然需要"补"，老百姓所谓贴秋膘其实就是秋季进补的一种方法。用素三宝（红薯、芋头、莲藕）来贴秋膘，既可以起到补虚的效果，又不会增加脾胃负担，是一举两得的好办法。

红薯又名甘薯、番薯、山芋、地瓜等。世界卫生组织公布2016年健康食品排行榜，红薯被列蔬菜榜冠军，因此称为菜篮子里的"冠军菜"。也是公认为价廉物美、粮菜兼用、老少皆宜的健身长寿食品。因其营养价值高，营养学家冠其"营养最均衡食品"称号！红薯富含粗纤维、硫胺素、核黄素、烟酸、多糖、钙、磷、铁、维生素，其中β-胡萝卜素、维生素E和C及赖氨酸尤其丰富。

中医认为红薯具有补气强精、滋补肝肾、补虚乏、健脾胃、抗衰老、止消渴、暖身体、抗肿瘤的功效，可改善机体免疫功能、提高抗病能力。生红薯去血毒，熟红薯补气血，其补气作用可以跟大枣相提并论，且没有大枣那么容易生湿热。

红薯能促进胆固醇排泄、预防心血管系统的脂质沉积，能增加动脉血管的弹性、预防动脉粥样硬化，对心血管系统有一定的保护作用。红薯中的赖氨酸，可以迅速增加饱腹感。红薯有一种类似雌激素的物质，有助于保护皮肤、减肥健美、延缓衰老，使人长寿少疾。长寿老人大多都喜欢吃红薯，他们说："红薯是个宝，顿顿离不了"。

红薯含有可溶性纤维，对肠道功能有双向调节作用，能有效刺激肠道的蠕动，促进通便排毒。对喝酒过多，伤了脾胃引起腹泻的人，吃烤红薯可缓解不适；而便秘的人，常吃煮红薯可治疗习惯性便秘。据说乾隆帝晚年曾患老年性便秘，太医们千方百计地为他治疗，但总是疗效不佳。一天，他散步路过御膳房，闻到红薯的甜香味，品尝红薯后，天天都要吃红薯，在无意中便秘也不药而愈了。乾隆皇帝对此十分高兴，他称赞说："好个红薯！功胜人参！"从此，红薯又得了个"土人参"的美称。

红薯皮是个好东西，红薯肉是"补气"的，补脾胃，而红薯皮是"泄"的，可通气助消化，也就是排毒的。红薯肉偏酸性，而红薯皮偏碱性。吃红薯容易使人胀气，还会让人感觉烧心，如果带着皮吃，这些问题迎刃而解了。如果红薯的表皮变色、发黑或有褐色的斑点，这时就不能吃它的皮。

红薯既可当粮食，又可做蔬菜。过去不少群众就是"一季红薯半年粮"。红薯可蒸、煮、烤、切片晒制薯干，也可与粳米、玉米面熬煮成味美香甜的稀粥。

番薯藤叶也能登上大雅之堂。潮州名菜"护国菜"就是用番薯叶精心加工配以北菇、火腿茸和上汤煨制而成的上品汤菜，常常出现在高级宴会上，色泽碧绿如翡翠、清香味美、脂滑爽口，可与燕窝比美呢！想知道"护国菜"的来历吗？相传宋朝最后一个皇帝——赵昺，因元军大举侵犯，少帝一路南逃到广东潮州，寄宿在一座深山古庙里，庙中和尚听说少帝驾到，对他十分恭敬，但由于战乱，民不聊生，生活贫苦的和尚也无名贵菜肴招待，只好到自己的一块番薯地，采摘了一些新鲜的番薯叶子，经出水后略略除去苦涩味，制成汤菜奉献。少帝一路上疲劳不堪，正饥渴交加，看到这菜碧绿清香、软滑鲜美，吃后倍觉爽口，于是大加赞赏。问起菜名，和尚合掌谦卑答道："山野贫僧，不知此菜名称，但愿能解除皇上饥渴，保护龙体安康，重振军威，确保大宋江山安然无恙，宋朝百姓皆有希望，贫僧之愿足矣"！少帝听后，极为感动，便替这道菜赐名"护国菜"。从此，代代流传，沿袭至今。现在广州和潮州地区，许多菜馆都有别具风味的汤菜，比那位落荒逃难的少帝所吃的，自然要精美多了；纵然有千变万化，但不变的是那个响亮的名字："护国菜"。

钱江晚报 2012 年 6 月 13 日登载："千株番薯芽，两小时抢光"的报道，浙江省农科院有个"番薯教授"季志仙，专门研究番薯，她培育出的新品种——番薯芽，只长叶子不结果，能吃的就是它的叶子，属于绿叶蔬菜。它的营养成分比菜花、芹菜还高，并且富含抗癌的糖蛋白和多种营养成分，如胡萝卜素、维生素C、维生素B_1、B_2等。香港人叫它"蔬菜皇后"。番薯芽含有比一般蔬菜高5~10倍的抗氧化物，能提高免疫力、预防感冒；富含钾，有助调节血压，预防高血压；含丰富叶绿素和多酚，能够"净化血液"、帮助排毒，能预防细胞癌变；含有黄酮类化合物等物质，能促进乳汁分泌。新鲜的番薯叶，清炒、凉拌，或者晒成干菜，都很好吃。

芋头（有说芋艿是芋头的别名，正确地说应该芋头是种下去的种，芋艿就是长在芋头周围的芋子）因其形状像蹲坐的老鹰，因此，古代文人墨客给它一个"蹲鸱"的雅号。芋头原产于我国，由于它既可作蔬菜又可作粮食，加上栽种后生活力强、病虫害轻、产量高而稳定，因此曾被当作备荒作物广为种植。在历史上的灾害年景，拯救过无数重危的生灵，所以群众也称它为"保命粮"、"救命菜"。我国大诗人陆游曾赋诗赞扬和歌颂它："陆生昼卧腹便便，叹息何时食万钱？莫诮蹲鸱少风味，赖渠撑拄过凶年"。

芋头的营养价值很高，是秋补素食一宝。芋头淀粉含量达70%，还富含蛋白质、钙、磷、铁、钾、镁、钠、胡萝卜素、烟酸、维生素C、维生素B_1、B_2、皂角苷等多种成分。具有益胃生津、宽肠通便、化痰散结、调中益气等多种功效，非常适宜补虚。芋头富含大量的纤维素，能刺激胃肠运动、健脾强胃、促进消化吸收，使人排便通畅、摆脱便秘困扰。因其质地细软、易于消化，因此适合胃弱、肠道疾病、结核病和恢复期病人及儿童食用。

芋头含有一种黏液蛋白，被人体吸收后能产生免疫球蛋白，可提高机体的抵抗力，防治结核病；芋头能解毒，对人体的痈肿毒痛包括癌毒都有抑制消解作用，可作为癌症患者术后或放、化疗前后的食疗。如果坚持一天吃2个芋艿相当于注射免疫球蛋白，增强人体免疫功能，这是多么好的事情啊，今后买菜别忘了添点芋头哦！

芋头食用方法很多，煮、蒸、煨、烤、烧、炒、烩均可制成各种美味佳肴，具有滑、软、酥的特点，味美清香、甜嫩爽口。芋头与肉同煮，更是绝佳搭配，猪肉既能补肾填精、又能强壮脾胃，对身体有全面的滋补作用；所以，老话说："**九月九，猪肉煮芋头**"。芋头与羊肉同煮，也是黄金搭档，羊肉有暖中补虚、健脾开胃、养肝明目、滋肾气、补肺气之功效；对脾胃虚弱、肢体乏力者，产妇、大病初愈者、老年人多食大有益处。

芋头虽说是粗粮或土菜，但只要你有几分灵感和情趣，就能吃出高雅、快乐与幸福来。最大众、最简便的吃法是把芋头煮熟后蘸糖吃，特别是蘸红糖吃，老百姓把芋头的"芋"象征着谐音的"遇"，红糖则象征红火甜蜜的生活，所以，老话说**"吃红糖芋艿，幸福甜蜜来"**。而更加诱人、更叫人嘴馋的吃法莫过于把芋头切成丁块，与玉米掺在一起做成的羹；因色、香、味俱全，宋代苏东坡平生就喜欢吃芋头做成的"玉糁羹"，且有诗赞道："香似龙涎仍酽白，味如牛乳更全清"。还有**"鲫鱼芋艿羹，美味滋补方"**，鲫鱼是补脾健胃的良品，二者合用，既能开脾胃，又能滋补血肉，使人强壮有力。

芋头里最好吃的数荔浦芋，产于荔浦县。因芋肉布满细小红筋，类似槟榔花纹，又称槟榔芋。其肉质细腻、口感香糯、松粉略甜，有着特殊的风味，早在清代就是广西首选的"皇室贡品"。在电视剧《宰相刘锣锅》中，有一集就专门讲到荔浦芋的传说，使其美名在全国家喻户晓，游客到广西，少不了要品尝一下荔浦芋头宴。

"鲜藕止血，熟藕补血"，藕含有大量的单宁酸，有收缩血管作用，可用来止血。产妇忌食生冷，唯独不忌藕，因藕有清热凉血，止血、消瘀、散血作用。对热病口渴、衄血、咯血、下血者尤为有益。藕含有鞣质，有一定健脾止泻作用，能增进食欲、促进消化，有益于胃纳不佳、食欲不振者恢复健康。

相传，南宋孝宗皇帝爱吃江南阳澄湖的大闸蟹。有一次吃完蟹后，他突然出现腹痛、腹泻不止，经众太医多方医治，均不奏效，以至卧床不起、奄奄一息。这下可急坏了太上皇宋高宗赵构，他便带了一名心腹太监装扮成主仆二人，在临安城内寻医找药，忽见路旁有一间大药铺，门上写着一副对联："善医奇难杂症，专卖妙药灵丹"。赵构心中一动，即派人召见药铺方掌柜为圣上治病。方掌柜进宫后，仔细切了孝宗的脉，又问了几句病情，便道："这是冷痢，因食蟹中毒所致。"然后他用新采来的鲜藕捣烂取汁，与热酒一起服用，果然当日见效，次日泻停，三日康复；孝宗龙颜大悦、下令嘉奖，将捣药用的金杵器皿赐予了方掌柜。从此藕汁可以解蟹毒的传说也就传了下来。

俗话说："藕断丝连"，这是因为莲藕中含有黏液蛋白和膳食纤维，这些能与人体内胆酸盐、食物中的胆固醇及甘油三酯结合，使其从粪便中排出，从而减少脂类的吸收。藕富含铁、钙等微量元素，以及植物蛋白质、维生素及淀粉，有明显的补心益肾、滋阴养血、强壮筋骨、提高人体免疫功能。天津环境医学研究所科研人员曾对国内常见的 66 种蔬菜、水果的抗氧化活性进行了测定比较，结果发现蔬菜藕和水果山楂抗衰老的功能最强。

莲藕微甜而脆，十分爽口，生食堪与梨媲美，直接饮用带皮莲藕榨出的汁，能清热润肺，可治疗咳嗽；熟藕，有养胃滋阴、健脾益气的功效，可烹食，如江南特色的小吃，用糯米填塞在藕孔内，蒸熟后切片，撒上白糖桂花，即为"桂花糯米藕"；也可做菜，将藕切丝、青红椒切丝、水发木耳切丝、瘦肉切丝，加葱姜蒜及调料用旺火炒熟，就是"色、香、味、养"俱全的热菜"五彩藕丝"。还有老话说：**"莲藕排骨汤，滋补得健康"**的鲜美汤；鲜藕或藕粉煮粥，更是老幼妇孺、体弱多病者上好的食品和滋补佳珍。

莲子中的蛋白质、钙、铁、磷和钾含量非常丰富，还含有多种维生素、微量元素、荷叶碱、金丝草苷等物质，可补五脏、通经脉、利气血、养心安神。对治疗神经衰弱、心悸失眠、夜寐多梦、健忘有良好的作用，所以，老话说：**"若要不失眠，煮粥加白莲"**。经常食用，可以健脑，增强记忆力，提高工作效率，并能预防老年痴呆的发生。

莲子所含非结晶形生物碱 N-9 和荷叶碱及芦丁等能扩张外周血管，有降血压作用，莲子碱可平抑性欲，对青年人梦多、遗精频繁或滑精者，服食莲子有良好的补脾止泻、益肾涩精作用。莲子所含氧化黄心树宁碱有抑制癌细胞的作用，可作为肿瘤病人的食疗，有助于增强体质。莲子中所含的棉子糖、门冬素、蜜三糖等，对于久病、产后或体虚者，更是老少皆宜的滋补佳品，所以，老话说：**"空心莲菜凉，有病无病只管尝""荷莲一身宝，秋藕最补人"**。

有趣的发现，两千年前墓穴中随葬的莲子，将其播种后照样会发芽，仍能开出美丽的莲花，足以证明莲子具有极其旺盛的生命力。《红楼梦》不仅是一部文学名著，更是一本养生宝典，在《红楼梦》第五十二回里，宝玉要去贾母那儿，出门之前，"小丫头便用小茶盘捧了一盖碗建莲红枣儿汤来，宝玉喝了两口……便往贾母处来。"这里指的是福建建宁产的莲子，在当时是贡品。这道建莲红枣汤不光是色泽诱人，而且还能够养颜护肤，使人不长痘痘不长疮，有人说天天一碗建莲红枣汤，什么"面子"问题都可以迎刃而解了。

除了莲藕、莲子外，莲花，莲叶分别都有一定营养和药用价值，真可谓全身都是宝。老话有："**莲心苦，降火候**""**七荷、八藕、九芋头**"之说。还有藕节，常被人们抛弃，其实藕节是一味极好的止血良药，专治各种出血，如吐血、咯血、尿血、便血、子宫出血等症。民间常用藕节六七个，捣碎加适量红糖煎服，用于止血，疗效甚佳。

温馨提示 红薯淀粉含量多，它的淀粉颗粒不经高温破坏、难以消化，最好煮熟吃。红薯含有一种氧化酶，该酶容易在人的胃肠道里产生大量二氧化碳气体，如红薯吃得过多，会使人腹胀、呃逆、放屁。红薯含糖量较高，吃多了可刺激胃酸大量分泌，使人感到胃灼热烧心，因此，一次不可吃得过多，可搭配一些白菜、萝卜同吃。

芋头含较多淀粉，一次不能多食，多食有滞气之弊。生食有微毒，会导致口舌发麻、胃肠不适等症，危害人体健康。糖尿病患者不宜多吃，因淀粉在体内易转化为糖类，对血糖控制不利。刨芋头皮时容易引起皮肤发痒，一旦发生，可用生姜汁轻轻擦洗即可。芋头去皮小妙招，将芋头装进口袋（只装半袋），用手抓住袋口，将袋子在地上摔几下，然后将芋头倒出，芋头皮便全部脱下。

莲藕性寒，生吃清脆爽口，但脾胃消化功能低下、大便溏泄者不宜生吃；煮藕时忌用铁器，以免引起发黑。莲藕切开后应立即泡水，否则与空气接触便变为褐色，滴上几滴醋可防止其产生褐色的酵素，同时也可去涩。生莲子虽然味道清香，但不可多吃，以免影响脾胃引起腹泻。莲子涩肠止泻，大便燥结者不宜食，特别是年老体弱、阴虚内热、肠枯血燥引起的大便燥结者。莲子心苦寒，不宜空腹服用，尤其是胃寒怕冷者不要喝莲子心茶。

20 天上的斑鸠，地下的泥鳅

解评 斑鸠体型似鸽，大小及羽毛色形因种类而异，有金背斑鸠、山斑鸠、珠颈斑鸠等。斑鸠肉质坚实，味道鲜美，富含蛋白质，脂肪含量低，是野味名肴。老话说：**"一鸠胜三鸡"**，一只斑鸠的营养价值超过 3 只鸡，且有较高的药用价值，是著名的滋补食品。斑鸠肉很容易消化，吸收率高达 95% 以上。斑鸠肉富含维生素 A、维生素 B_1、B_2、维生素 E 及微量元素。对久病虚损、气虚、两目昏花、遗尿、尿频等病症有较好的食疗作用。对产妇、术后及贫血者具有大补功能。健康人食用更能防病强身。

斑鸠可炒、炸、烧、卤、焖等烹调。如煨炸而成"五香斑鸠"，外表微脆，里面酥软鲜香，佐以蕃茄酱食之，味更鲜美；用斑鸠片、雪梨片同炒的"秋梨斑鸠"雪梨洁白脆嫩，肉质滑嫩，味咸甜美。"冬菇黄焖斑鸠"，常可作为体虚、气血不足、脾肾阳虚以及癌症等病症的食疗菜肴。"洋参炖斑鸠"，可补虚损，益气血，体虚神倦、阴虚火旺、喘咳痰血、易感冒、易口干者尤宜食用。

泥鳅又名河鳅、鳅鱼等。常生活在水田、池塘、沟渠的静水底层淤泥中，经过春天的繁育，到了夏令初秋的天热时节，肉质最为肥硕、细嫩，味道极为鲜美，是一种高蛋白、低脂肪的水产品，具有很高营养价值和重要的保健食疗功效。因此，素有"水中人参"的美誉。

泥鳅味甘、性平，有补中益气、护肝暖胃、养肾生精、补虚止汗、祛毒化痔、消渴利尿之功效，泥鳅分泌的"泥鳅滑液"有很好的消炎、抗菌作用，对痔疮、中耳炎、大便干燥、热淋都有很好的治疗作用。小儿体虚盗汗者食用，有助于生长发育。泥鳅所含的大量氨基酸和锌是精子形成的必要成分，男子常食能强精壮体，提高精子的质量，迅速恢复体力。急慢性肝炎及黄疸之人食用，可促进黄疸消退和转氨酶下降。泥鳅中含有烟酸，能够扩张血管，降低血液中胆固醇和甘油三酯浓度,可降血脂,减缓冠脉硬化,有效预防心脑血管疾病。泥鳅富含微量元素钙和磷,经常食用泥鳅可预防小儿软骨病、佝偻病及老年性骨折、骨质疏松症等。将泥鳅烹制成汤,可以更好地吸收钙。泥鳅富含的维生素 A、维生素 B$_1$、维生素 C 和钙、铁等,都是人体预防癌症的重要物质,癌症患者放、化疗后食用泥鳅能起到抗癌和降低放、化疗副作用。常食泥鳅还有保健养颜,防止衰老,润滑皮肤,美容的显著作用呢。故老话说:**"天上的斑鸠,地下的泥鳅"**。

用泥鳅进补吃法多样,可煮可烧,又可炖可炒。泥鳅钻豆腐(又名貂蝉豆腐,以泥鳅比喻奸滑的董卓,泥鳅在热汤中急得无处藏身,钻入冷豆腐中,结果还是逃脱不了烹煮的命运。好似王允献貂蝉,巧使美人计一样。)是民间的传统风味菜,煮后小泥鳅都钻进豆腐中去了,只是尾巴留在外,十分别致有趣。此菜豆腐洁白,十分美观,鲜嫩可口,堪称一绝。因泥鳅和豆腐同烹,更具有进补和食疗功效,已成为筵席上的名菜。

提醒 泥鳅保鲜法:买来的泥鳅,用清水漂一下,放在装有少量水的塑料袋中,扎紧口,放在冰箱中冷冻,泥鳅长时间呈冬眠状态;烧制时,取出泥鳅,倒在一个冷水盆内,待冰块化冻时,泥鳅就会复活。

21 天上龙肉，地上驴肉

解评 地上的毛驴真能与天上的蛟龙相比美吗？是的，早在民间家喻户晓的《八仙过海》神话传说中，张果老倒骑的驴就是驴形象的代表，它能与神通广大的群仙为伍，地位之高，还没有哪一头牲畜获此殊荣呢！在我国新疆库车附近的克孜尔石窟 1000 多年前的壁画中，就画有驴驮着丝织品之类的货物，奔走在古丝绸之路上；驴既经历了茶马古道的艰辛，也能在磨坊默默度日。当代，在黄土高原、世界屋脊、乡村田野，经常看到那些累得精疲力竭、仍无怨无悔驴的身影，所以我国陕北驴主人要为驴驹操办"满月"礼。藏民有"娱驴节"的喜庆活动，在每年 5 月春暖花开之际，藏民们用青稞酒、酥油茶喂毛驴，让毛驴休息一日，以示慰劳。我国著名画家黄胄以画驴闻名，被誉为世界闻名的"画驴大师"，源于他在新疆军队时有饲养毛驴的经历，长时间接触，与驴为伍、以驴为友、和驴对话，对驴情有独钟；驴在他的笔下，竟是如此惟妙惟肖，可谓画出了驴的精气神，达到炉火纯青、出神入化的程度；他的画作是对这种最朴实最忠诚动物的最高礼赞。

"天上龙肉，地上驴肉"，古人把驴肉比做龙肉，虽然带有想象和夸张，但也是对驴肉保健作用的总结，不仅是赞美驴肉的肉质可口，更看重的是驴肉的营养价值和滋补健身功效。

《本草纲目》记载："驴肉：补血，益气，治远年劳损。煮汁空心饮，疗痔引虫"。驴肉具有"两高两低"的特点：高蛋白、高氨基酸，低脂肪、低胆固醇。驴肉具有补气血、益脏腑等功效，是久病初愈、气血亏虚者的食疗佳品，对高血脂、动脉硬化、冠心病、高血压等有良好的预防作用。驴肉肉质红嫩、比牛肉的纤维要细，口感更好；没有猪肉的肥腻、也没有羊肉的膻味，我国许多地方有独具特色的驴肉传统食品。如济南青州府夹河驴肉、合肥市石塘训字驴肉、山东的莒南老地方驴肉、高唐老王寨驴肉、广饶肴驴肉、天津曹记驴肉、山西上党腊驴肉、河南焦作闹汤驴肉、河北的河间驴肉烧饼、保定漕河驴肉火烧等。

保定"驴肉火烧"是经久不衰的著名小吃，和保定三宝（王铁匠铁球、保定面酱、保定春不老）并驾齐驱。驴肉火烧所用驴肉是取自驴中精华、以驴脸部的肉最为细嫩，经过精细加工而成的驴肉，配以刚刚出炉的、脆软的火烧，浓香诱人，再加上保定三百年老字号的"槐茂"酱菜和小米粥，定会让你吃得心满意足、回味无穷。

驴肉靓汤更被人们赞扬，在寒冷的冬季来一碗，可暖身滋补；在炎热的夏天来一碗，可醒胃润肤；春秋季节来一碗，可润燥泻火，所以，老话说："**要健康，喝驴汤**"。

驴全身都是宝，除驴肉外，肝、腰、肚、肠、耳、尾、唇、蹄筋、骨髓、驴鞭等均可药食两用。如驴肾，味甘性温，有益肾壮阳、强筋健骨的效用，可治疗阳痿不举、腰膝酸软等症。

用驴皮熬制而成的阿胶，味甘性平，有补血、滋阴、养肝、益气、止血、清肺、调经、润燥、定喘、护肤养颜等功效。中医认为，阿胶是血肉有情之物，为滋补强壮剂。平素体质虚弱、畏寒、易感冒的人、积年劳损、久病之后的气血亏虚、短气乏力者、产后血亏、面色萎黄、阴血不足、功能性子宫出血和出血性紫癜等症患者、咽干、津少、便秘及有出血症状的人，服阿胶可改善体质、增强抵抗力。

温馨提示　平素脾胃虚寒、有慢性肠炎、腹泻者忌食驴肉。孕妇可食用驴肉，但量不要过大。

㉑

天上龙肉，地上驴肉

22 龟与鳖，吃有益

解评　早在新石器时代，古人已将龟视为护身之宝。殷商时期，人们将占卜的内容刻于龟板上，从而留下"甲骨文"。老话说："**龟身五花肉**"，意思是说龟肉具有牛、羊、猪、鸡、鱼 5 种动物肉的韵味和营养。龟肉高蛋白质、低脂肪，并富含维生素 A、维生素 B_1、维生素 B_2、脂肪酸、肌醇、糖类、钾、钠等人体所需的各种营养成分。

自古以来，以龟肉为主料烹饪的食品，以其味美可口、鲜香至极，而成为高档宴席上的时尚美味珍肴，如红烧龟肉、清煨龟鸡、龟肉粥及以龟肉与多种中药配伍而烹制的杞龟汤、参龟汤、当归龟汤等药膳更是被人视为菜中珍品，是老少皆宜的高级滋补品和防病的食疗佳品。

乌龟全身是宝，龟肉、龟甲、龟血、龟骨、龟头、龟胆汁、连龟溺（尿）都可入药。龟肉性温甘酸，具有滋阴补血的作用，凡是血虚、阴虚的癌症患者可用于食疗。老话说："**千年王八，万年龟**"，龟的寿命长达几百年，是因龟体内含有长寿因子；而且科研人员还发现龟从不患癌症，因其体内含有人们未知的抗癌物质。如果能够破解其中的奥秘，运用到人类抗癌、防癌、延年益寿上来，那是多么美妙和引人注目的研究课题啊！

乌龟体态端庄、行动悠然，室内养殖能有效点缀和美化环境、陶冶情趣、增添休闲雅兴。不少家庭和寺庙都把它作为健康、长寿的吉祥物饲养，增强人们的长寿信心。

鳖肉更是兼有鸡、鹿、牛、羊、猪、蛙、鱼 7 种味道，特别鲜美，营养十分丰富，深受人们的青睐；尤以裙边更是脍炙人口的美味佳肴。用甲鱼和雏鸡烹制的清煨鳖鸡，被美称为"霸王别姬"，西楚霸王与妃子虞姬生离死别的悲壮一幕，给这道菜平添了许多文化气息。

清炖马蹄鳖是一道经典的徽菜，此菜汤汁清醇、肉质酥烂、裙边滑润、

第三篇　秋高气爽庆丰收，秋冻傲霜人长寿

肥鲜浓香,选用的是皖南山区特产沙地马蹄鳖来制作。由于山高背阴、溪水清澈、浅底尽沙,所产之甲鱼质地高出一等,当地民谣:"水清见沙底,腹白无淤泥,肉厚背隆起,大小似马蹄",故称马蹄鳖。明初,户部尚书连心荣将马蹄鳖进贡给朱元璋,从此,这道菜名扬大江南北。因此素有宴席上没有"鳖汤",就称不上盛宴的说法。

鳖蛋白质含量高,含有丰富的钙、磷、铁、硫胺素、核黄素、烟酸、维生素A、维生素E、维生素D等多种营养成分。鳖的主要功能是滋阴养血,还有软坚散结的作用,最适合于阴虚内热的人食用;康复期的癌症患者身体比较虚弱,或经过手术、放、化疗者,常出现阴虚、气虚的情况,都可食用甲鱼以补益身体,能提高人体免疫功能、促进新陈代谢、增强人体的抗病能力,还有养颜美容和延缓衰老的作用。

鳖甲是一味好中药,药用价值不亚于鳖肉呢,因其具有滋阴清热、消痞益肾、平肝息风、软坚散结等功效。传说清朝道士还用鳖甲治好了光绪帝的"骨蒸"病。光绪皇帝自幼羸弱多病,有一天忽觉腰椎中间疼痛,稍一转动更疼痛难忍,宫中太医束手无策,光绪皇帝斥责太医后即张榜招贤、另请高明。谁知前来揭榜的竟是一位道士,在诊治中他详细询问了皇上过去和当今病情后,得知皇上年幼时曾患肺结核,从症状上看,很可能是结核扩散到了腰椎引起疼痛。祖国医学称结核为"骨蒸"。道士号脉之后,开出了一张药方。只见药方上画了一只鳖,其旁写道:将此背甲与知母、青蒿水煎服,连服1月。光绪皇帝真没想到1个月后,他的病情果然好转。

民间有一个谜语"乌龟碰到一只鳖",谜底是"黄金搭档"。中医认为,龟鳖皆"血肉有情"之品,能大补真阴、强身益寿。龟鳖丸正是采用全龟全鳖配伍入药,以超低温瞬间冷冻技术,最大限度地保全优质蛋白等活性物质。龟鳖丸具有益肾健骨、养血补心、滋阴潜阳、软坚散结作用,能提高机体免疫功能;用于阴虚潮热、头晕目眩、心虚健忘者;对慢性肝炎、久痔脱肛、妇女崩漏、男子阳痿、免疫功能低下、肿瘤患者放、化疗后白细胞减少和久病体虚具有辅助治疗作用。

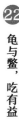

温馨提示 食用龟鳖药膳，只要没有虚寒、阳虚等症及没有明显的寒热症状均可食用，但要做到少量、间断饮食才有益于健康。

因龟鳖性寒，对于脾胃阳虚、痰湿咳嗽、有感染性疾病、急性胃肠道疾病、胃溃疡、久病体虚、消化不良、腹泻、肝炎、胆囊炎等消化系统疾病患者，以及失眠、孕妇及产后泄泻者不宜食用。

鳖死后极易变质，不能食用，因此鳖必须现宰活杀。乌龟宰杀方法：将乌龟用清水喂养2~3天，让其吐出腹中污物（其间换水2次）；临烹制时将乌龟放入大炒菜锅内，不断加热水温让它排空体内的尿液和粪便，在水开以后龟的四肢和头即会伸出；此时再开膛破肚，血和内脏都是干净的。

23 一盘蟹，顶桌菜

解评 螃蟹又称河蟹、稻蟹、毛蟹、无肠公子、横行介士。中国食蟹的历史悠久，究竟谁是第一个吃螃蟹的人呢？鲁迅先生曾说："第一食蟹者为天下勇敢之最，传说乃巴解也"。相传几千年前，江湖河泊里有一种形状凶恶具有双螯八足的甲壳虫，不仅偷吃稻谷，还会用螯伤人，故称之为"夹人虫"。大禹治水时期，由于夹人虫的侵扰，严重妨碍工程进展，大禹手下壮士巴解想出一法，在城边挖掘条围沟、围沟里灌进沸水。夹人虫过来，就纷纷跌入沟里烫死，变得浑身通红，却发出一股诱人的香味。巴解好奇地把甲壳掰开来，更浓香扑鼻，他大着胆子咬一口，谁知味道鲜美无比，连夸好味道，于是夹人虫成了家喻户晓的美食。老百姓为了感激敢为天下先的巴解，用解字下面加个虫字，称夹人虫为"蟹"，意思是巴解勇敢征服夹人虫，是天下第一食蟹人。

老话说**"秋风起，蟹脚痒""菊花黄，蟹肉壮"**。秋高气爽、蟹肥菊香，此时，正是吃蟹的好时光。每年九、十月份正是螃蟹黄多油满之时，古人把持蟹斗酒、赏菊吟诗作为金秋一大趣事。苏东坡嗜蟹近痴，常以诗换蟹："堪笑吴中馋太守，一诗换得两尖团（螃蟹，古称尖团）"，文豪用诗换蟹，乐在其中；难怪食蟹之后，发出"不到庐山辜负目，不食螃蟹辜负腹"之感叹。

螃蟹的味道非常鲜美，营养十分丰富，蟹肉蛋白质含量比猪肉、鱼肉等都要高；含有多种维生素，其中维生素 A 高于其他陆生及水生动物，维生素 B_1、B_2 及磷的含量比一般鱼类高出 6~10 倍；还有烟酸、谷氨酸、甘氨酸、脯氨酸、组氨酸、精氨酸等含量也较高。蟹肉味咸性寒，有清热滋阴、舒筋益气、理胃消食、散淤血之功效。可治跌打损伤、筋伤骨折、过敏性皮炎、对高血压、脑血栓、高血脂、淤血、痔疮、黄疸、腰腿酸痛、骨折和风湿性关节炎等有食疗效果。鼻咽癌患者放疗后，往往口干、咽喉痛，吃蟹有清热解毒的辅助治疗作用。

螃蟹壳除含丰富的钙外，还含有蟹红素、蟹黄素、甲壳素等。蟹壳煅灰，调以蜂蜜，外敷可治黄蜂蜇伤或其他无名肿毒。

要听螃蟹治好新郎漆疮症的传说吗？清朝年间，新郎洞房花烛夜得怪病。清秀的脸肿得头大如斗，明亮的眼睛被极度浮肿的眼睑遮盖得不见踪影，布满疹子的躯体肿胀得无法容纳新婚礼服。小两口新婚蜜月的好心情因新郎突遇怪病而变得苦不堪言。家人震惊之后赶紧去请名医叶天士为新郎诊脉，六脉平和，只是略有一点虚弱。他每诊一病，一定要弄清病由，便把目光移开病人，扫视了一下房间，发现全新的家具散发一股熏人的漆味，他恍然大悟，原来新郎患了漆过敏症。他让病人搬出新房，又派人到集市上买了几斤螃蟹，捣烂成泥，遍敷病人身上；不到两天就肿消疹退。其实古人对漆过敏早有认识，称为"漆咬人""漆疮"。《淮南子》中，就记载有蟹治疗漆过敏。熟读古医书的叶天士，临床发挥自如，所以成为名医也。

老话说**"九月圆脐十月尖"**。雌蟹蟹脐呈圆形，九月雌蟹黄满肉厚，味最美；雄蟹蟹脐呈尖形，十月雄蟹膏足肉坚，味道香。挑选蟹时应注意：新鲜活蟹的背壳有光泽呈青黑色；脐部饱满，腹部洁白；把螃蟹翻背后，它马上翻过身来，好的河蟹能不断吐沫并有响声。雄蟹≥200克、雌蟹≥150克为极品蟹；雄蟹≥175克、雌蟹≥125克为上等蟹。垂死的蟹背壳呈黄色，蟹脚较软。

螃蟹性寒，又是食腐动物，吃时必须蘸姜末醋汁，可以祛寒杀菌。最简单、方便、最能保留原汁原味的传统做法为清蒸，一般开锅后蒸15分钟后关火，闷5分钟即可装盘；除了清蒸，还有姜葱炒蟹、咖喱蟹、口味蟹等做法。蟹鲜汤鲜味妙不可言，是将小蟹一劈为二，再加入螺丝、河蚌、青虾等一起煮而成；木瓜炖大蟹美容养颜，将锅中放入清汤、大闸蟹、姜丝、切好的菱形木瓜块，在大火烧开15分钟后加入调味品即可。在沿海的一些地方，也会把螃蟹处理成醉蟹或者蟹酱，别有一番风味。潮州地区还有一种叫冻蟹的菜，是把螃蟹蒸熟之后凉着吃，口味非常好。难怪老话说：**"一盘蟹，顶桌菜"**。

温馨提示 蟹宜现烧现吃，不要存放。万一吃不完，剩下要保存在干净、阴凉通风处，吃时必须再煮熟煮透。吃蟹时注意四清除：蟹的呼吸器官蟹腮，里面很脏，打开蟹壳后首先去除；二要清除三角形的骨质小包蟹胃，内有污沙；三要消除蟹肠，里面有蟹的排泄物；四要清除蟹心，称六角板。吃蟹要细细品尝。买了大闸蟹后，切忌把蟹放入水中，会造成蟹死亡！应把蟹捆绑好放冰箱保鲜室内，温度控制在3~6℃，用拧干的湿毛巾盖住，可存放2~5天！死蟹不能吃，因死蟹体内的细菌会很快繁殖并扩散到蟹肉中，分解产生的有害物质，会引起过敏性食物中毒，使食者呕吐、腹痛、腹泻。伤风感冒、发热、消化道炎症或溃疡、腹泻、胆囊炎、胆石症、肝炎活动期患者和脾胃虚寒者及体质过敏的人都不宜食蟹；患有冠心病、高血压、动脉硬化、高血脂的人应少吃或不吃蟹黄，蟹肉也不宜多吃；蟹肉寒凉，有活血祛瘀之功，故对孕妇不利，尤其是蟹爪，有明显的堕胎作用。

海带含碘是个宝，净化血液抗衰老

解评　海带生活在海水中，柔韧似带而得其名，也被称为"海上蔬菜"，有"含碘冠军"的美誉。

在中国和日本流传着一个同样的故事，就是徐福为秦始皇求不死药而东渡的传奇。早在公元前221年秦始皇统一六国之后，就曾派徐福带领数千童男童女不远万里到东海寻找长生不老药，传说徐福为秦始皇所找到的仙药，其实就是被日本人称为长寿菜的海带；此传说是否属实已无从考证，但日本考古发现在一万年以前的贝冢以及古迹中就有几种食用海藻，说明日本沿海的先民，在上古时代就开始食用海带，并称其为长寿菜是确实的。

海带含有大量的多不饱和脂肪酸，能降低血液黏度、减少血管硬化。海带含碘高，且富含膳食纤维和胶质，能结合血液中的有害物质，如重金属等，具有排毒、净化血液的作用。海带能清除附着在血管壁上的胆固醇，因此，常吃海带能够预防心血管疾病。

海带上常附着白霜似的白粉——甘露醇，具有降低血压、利尿和消肿的作用。海带含有丰富的钾，具有平衡钠摄入过多，并有扩张外周血管作用，因此，能防治高血压。

海带中含有60%的岩藻多糖，是极好的食物纤维，能延缓胃排空和食物通过小肠的时间，即使在胰岛素分泌量减少的情况下，血糖含量也不会上升；海带中的有机碘能促进胰岛素及肾上腺激素的分泌，提高脂蛋白酯酶活性，促进葡萄糖和脂肪酸在肝脏、脂肪、肌肉组织的代谢和利用，从而发挥其降血糖、降血脂作用，因此可作为糖尿病患者食疗。海带脂肪含量非常低、热量小，而大量的膳食纤维可以增加肥胖者的饱腹感，是肥胖者减肥的食物。选干海带30克、黄花菜15克、笋丝20克，海带浸泡后切成丝，与黄花菜、笋丝共煮，再加几滴醋海带容易烂；此方适用于糖尿病及肥胖症患者经常食用。

海带有防癌抗癌作用。干海带 40 克、生小麦 1000 克,加水同煮,服汤液,一日分 4~5 次服完;此方是各种癌症病人的理想保健食谱,可常服,有辅助治疗作用。干海带 30 克,洗净、晒干后碾成粉末,每日 3 克以布包好,放在米醋中浸泡,即成海带醋;将此醋徐徐喝下,适用于甲状腺肿大、甲状腺肿瘤、淋巴肿瘤等症。100 克(浸泡)海带含 241 毫克钙,在蔬菜中排名亚军,钙除了有助骨骼和牙齿健康外,还有助维持人体的正常凝血功能和神经传导功能,使肌肉能够正常收缩和舒张,所以多吃海带可以预防骨质疏松症。

海带为碘菜之王,是防治甲状腺肿的首选食物。碘是体内合成甲状腺素的主要原料,甲状腺素能使头发有光泽;海带有提高机体的免疫功能、美容、延缓衰老的作用。所以,老话说:"**海带含碘是个宝,净化血液抗衰老**"。

海带配豆腐被认为是"长生不老的妙药"。由于海带属凉性,海带炖豆腐,经高温加热后,能中和海带的凉性。日本某些高龄老人眼不花、背不驼、头脑清晰,其原因之一是他们常以海带与豆腐等海藻类食物合吃。

温馨提示 因海带中碘的含量较丰富,甲亢患者不要吃海带,因会加重病情。孕妇和乳母不要多吃海带,因海带中的碘可随血液循环进入胎儿和婴儿体内,引起甲状腺功能障碍。

24

海带含碘是个宝,净化血液抗衰老

25 喝鹅汤，吃鹅肉，一年四季不咳嗽

解评 中医认为，鹅肉有补阴益气、化痰止咳、暖胃开津和缓解铅毒之功效。鹅是食草动物，鹅肉是理想的高蛋白、低脂肪、低胆固醇的营养健康食品。鹅肉含有人体生长发育所必需的各种氨基酸，其组成接近人体所需氨基酸的比例，还有钙、磷、钾、钠等十多种微量元素。2002年被联合国粮农组织列为21世纪重点发展的绿色食品之一；世界卫生组织公布2016年健康食品排行榜，鹅肉被列肉食榜冠军。

鹅肉不饱和脂肪酸的含量高，特别是亚麻酸含量均超过其他肉类，鹅肉脂肪的熔点很低，质地柔软，容易被人体消化吸收。经常口渴、乏力、气短、食欲不振者，可常喝鹅汤、吃鹅肉，对治疗感冒和急慢性气管炎、慢性肾炎、老年浮肿、肺气肿、哮喘、老年糖尿病等有良效。鹅全身都是宝，鹅的血、胆、油等均可药用。所以，老话说："喝鹅汤，吃鹅肉，一年四季不咳嗽"。

在江南浙东一些农村，新女婿到丈母娘家，需挑一只大白鹅放在礼担上；逢年过节，也以白鹅作为主要的高档食品和祭祀品。更有"无鹅不成宴"的说法，鹅可熏、蒸、烤、烧、炖、酱、糟，如白宰鹅、盐水鹅、酱鹅、烤鹅，各具独特风味，鹅翅、鹅蹼、鹅舌、鹅肠、鹅肫是餐桌上的美味佳肴。广州食鹅历史悠久，海内外皆负盛名；特别是广州烧鹅，堪与北京烤鸭相媲美，上至星级酒店、下至街头小巷的烧腊店，都能见到其踪影。传统广州烧鹅，选用岭南特产黑鬃鹅为原料，肉质细而厚，去翼、脚、内脏的整鹅，吹气、涂五香料、缝肚、滚水烫皮、过冷水、糖水匀皮、晾风而后腌制，最后挂在烤炉里或明火上转动烤成；此鹅上席时，先将刚出炉的烧鹅端在席上，供客人们欣赏一番，再将鹅皮剖成24片上席，然后将鹅肉斩件造型，作为第二道菜上席，此谓一鹅两吃，比一般的吃鹅肉更有情趣。岭南片皮鹅将北京烤鸭和金陵片皮鸭的优点集于一身，既有类似北京烤鸭的风味，色泽金红、鹅皮酥脆、鹅肉鲜美；却没有那厚厚的脂肪层，香而不腻，体现了岭南饮食异于北方重油的特点。至于鹅肉炖萝卜、鹅肉炖冬瓜更是"秋冬养阴"的上等补品。

在动物界中，鹅的形态高贵、品质高雅，有君子风度；昂首阔步、闲庭信步、优哉游哉，姿态十分惹人喜爱。鹅蛋浑圆润滑，人们常将溪滩边被水长期冲洗而椭圆光滑的石头称为"鹅卵石"；江南女子那圆润秀丽的脸庞，堪称世间绝美，被称为"鹅蛋脸"；《三国演义》中的空城计，诸葛亮手中的鹅毛扇得到了淋漓尽致的表现，传说鹅毛扇中暗藏谋略，因此鹅毛扇在传统文化中成了智慧的代表；朋友间互赠礼物常常说："千里送鹅毛，礼轻情谊重"。

唐朝大诗人骆宾王才七岁就吟出了"咏鹅"千古绝唱："鹅、鹅、鹅，曲项向天歌。白毛浮绿水，红掌拨清波"，从古一直唱到今。"书圣"王羲之35岁时辞官归隐奉化，便在剡原九曲溪专门养鹅，作诗："一曲溪从古剡分，溪边朝食晋将军，砚埋尘土鹅群少，六朝空山自白云"。据考证，他所喜爱的白鹅就是浙东白鹅品种，有"飘若浮云，矫若游龙"的赞誉；他以字换鹅等故事亦被广为传诵；现在绍兴的兰亭，存留着王羲之题写的"鹅池"碑。鹅群游于大自然的青山绿水，此种美景怎不使人陶醉！

温馨提示 鹅肉不能多食。皮肤疮毒、瘙痒症者、痼疾者、高血压病、高脂血症、动脉硬化者忌食。

喝鹅汤，吃鹅肉，一年四季不咳嗽

26 中秋月，圆又亮，巧吃月饼保安康

解评 中秋节与春节、清明节、端午节并称为我国的四大传统节日。2008年起中秋节被列为国家法定节假日。2006年5月20日国务院批准中秋节列入第一批国家级非物质文化遗产名录。

据史籍记载，古代帝王有春天祭日、秋天祭月的礼制节期，北京的"月坛"就是明嘉靖年间为皇家祭月修造的。我国各地至今遗存着许多"拜月坛"、"拜月亭"、"望月楼"的古迹。

据说八月十五日，月球距地球最近，月亮最大、最圆、最亮，从古至今都有饮宴赏月的习俗，又叫作"月夕""八月节"。此夜，人们仰望天空如玉如盘的朗朗明月，自然会期盼家人团聚；素有"月到中秋分外明，人逢佳节倍思亲"的诗句。远在他乡的游子，也借月来寄托对故乡和亲人的思念之情，唐代诗人李白的"举头望明月，低头思故乡"、杜甫的"露从今夜白，月是故乡明"、宋代王安石的"春风又绿江南岸，明月何时照我还"等诗句，更是千古绝唱。

中秋应景的是"月饼"，象征着团圆。苏东坡诗："小饼如嚼月，中有酥和饴"；清朝杨光辅诗："月饼饱装桃肉馅，雪糕甜砌蔗糖霜"。看来从唐代以后的月饼和现在已颇为相近了，并有亲友间互赠月饼的风俗。每当中秋皓月当空，将月饼、石榴、枣子等瓜果供于桌上，拜月后，全家人围桌而坐，品饼赏月，谈天说地，尽享天伦之乐；所以，中秋又称"团圆节"。现在，祭月拜月活动已被规模盛大、多彩多姿的群众赏月游乐活动所替代，到处是"中天皓月明世界，遍地笙歌乐团圆"的盛世胜景。

在节日赏明月、品月饼，如何巧吃月饼保安康也是一门学问。月饼的原料虽为莲子、杏仁、核桃、绿豆、芋头、水果等健康食品，但制成馅料后加入了大量的糖与油，已摇身变为高油、高糖、高脂肪的"三高"食品，一个

中等大小的月饼所含热量超过两碗米饭。多吃不但会使血糖、血脂增高，还不利于胃肠健康。要注意月饼不能当正餐吃，也不要把月饼当早餐，不要认为无糖月饼就可多吃，其实无糖月饼（包括水果、蔬菜馅的素食月饼）只要外皮含有淀粉，碳水化合物就可能转化为葡萄糖，从而导致血糖升高；也不要把月饼代替水果作为餐后甜点，无论吃何种月饼最好是"浅尝辄止"；也可边吃月饼边喝热茶，茶可促进消化道分解月饼里的油，减少"积食"，有助于消化。吃月饼时，可配吃味酸、富含维生素 C 的水果，有助于人体对脂肪的吸收代谢。

温馨提示 对于高血压、高血脂、冠心病、胆囊炎、胆石症、慢性胰腺炎、慢性腹泻、急性或恢复期肝炎、痛风患者都不宜吃月饼。消化系统疾病和患龋齿患者也要少吃月饼。糖尿病患者即使是吃无糖月饼也要减少饭量。

最好把一个月饼切成若干小块，和亲友们分享；既能感受与家人朋友欢聚一堂的乐趣和气氛，还能多品尝一些不同口味的月饼，又可避免摄取过量脂肪和糖分。

26
中秋月，圆又亮，巧吃月饼保安康

㉗ 九月九，摘石榴

解评　石榴因其花果并丽、火红可爱、子多饱满，是我国人民喜爱的吉祥、喜庆之果，被称赞为"榴开百子"，象征多子多福、子孙满堂。中秋佳节送石榴，成为民间彼此馈赠吉祥礼品的民俗，因"榴"与"留"同音，故被人赋予"送榴传谊"。

石榴原产地在伊朗、阿富汗等地，据说是四千多年前西汉张骞出使西域时由骆驼驮至中国的"驼来品"。西班牙把榴花尊为国花，国徽上亦有红色的石榴。我国陕西西安、安徽合肥、河南新乡、山东枣庄等城市把石榴花定为市花；西安户县称钟馗为"石榴花神"。历代文人墨客对石榴花赞誉有加，杨万里的"不肯染时轻着色，却将密绿护深红"，运用拟人手法，趣说石榴花不肯为初夏点染艳丽颜色，却把火红的花朵深藏在密绿丛叶之中。杜牧的"一朵佳人玉钗上，只疑烧却翠云鬟"，美人儿用玉钗将一朵火红的石榴花簪到头上，真担心石榴花烧掉美人的青丝、翠鬟；想象奇特，倍添生活情趣。

传说杨贵妃非常喜爱石榴花，爱吃石榴，爱穿绣满石榴花的彩裙。唐明皇投其所好，在华清池西绣岭、王母祠等地广栽石榴，每当榴花怒放，风流天子即于"炽红火热"的石榴花丛中设酒宴。唐明皇特欣赏宠妃饮酒后，双腮绯红的妖媚醉态，将贵妃粉颈红云与石榴花相比，谁红得艳丽？"拜倒在石榴裙下"这句俗语由此而来，用以比喻男子对风流女性崇拜倾倒的痴心。

石榴的果实、果皮、根及花均可入药。石榴含有鞣质、生物碱、熊果酸等，有明显的收敛作用，可以涩肠止血，有较好的抑菌作用，可治疗痢疾、泄泻、便血、尿血、遗精、脱肛、崩漏带下等症。石榴皮及石榴树根皮均含有石榴皮碱是驱虫杀虫的良药，特别对绦虫的杀灭作用最强，可治疗虫积腹痛、疥癣等，对治疗肾结石、糖尿病、乳糜尿也有效，所以，老话说："**石榴止肚痛，简便又易行**"。

石榴花具有较好的止血作用，亦可止赤白带下；石榴花泡水洗眼，有明目效果。石榴汁是比红酒、西红柿汁、维生素E等更有效的抗氧化果汁，据报道，每天坚持吃两个石榴或喝一杯石榴汁，能将患心血管疾病的几率降低30%。用石榴籽煎汁后含漱，可以防治口臭和扁桃体炎；石榴汁的多酚含量比绿茶高得多，是抗老防衰与防治癌瘤的明星水果，被誉为"天下之奇树，九州之名果"。石榴生吃有生津解渴、解酒排毒的作用，还可酿酒、制醋及加工成糖浆、上等清凉饮料，其皮可做蜜膏。

> **温馨提示** 石榴性温，含糖多并有收敛作用，还会助火生痰，糖尿病、肺气肿、痰湿咳嗽患者忌食；感冒和急性炎症、实热积滞者、大便秘结病人要慎食；石榴呈酸性，胃炎患者若多吃石榴，会加重病情。石榴多吃会损伤牙齿，吃完石榴要及时漱口，以防牙齿变黑。儿童要少吃石榴，多吃容易引起发热，甚者会加重急性支气管炎等症状。小心不要将果汁溅到衣服上，因不易清洗掉。

28 九九重阳节，高山皆有情

解评 我国古代把九叫作"阳数"，农历九月九日，两九相重，都是阳数，因此称为"重阳"。古人认为这是值得庆贺的吉利日子。九九重阳节，早在春秋战国时就已出现，据文献记载，当时民间就有登高、饮菊花酒的风俗，故重阳节又叫"登高节"。一般是登高山、登高塔，还有吃"重阳糕"的习俗。到明代，重阳节，皇帝要亲自到万岁山登高，以畅秋志，皇宫上下要一起吃花糕以庆贺，此风俗一直流传到清代。1989年，我国把重阳节定为老人节，将传统习俗与现代文明巧妙结合，成为尊老、敬老、爱老、助老的敬老日。

重阳节已近晚秋，秋风冷雨，天气转凉常常会引起情绪上的波动，尤其是一些中老年人目睹秋风萧瑟、花木凋零、万物萧条的深秋景况，常在心中引起凄凉、伤感、焦虑、垂暮之感，易产生抑郁情绪，常令人顿生秋愁。"愁"字竟是"秋"和"心"相叠而成，老祖宗创造汉字是多么形象啊！老话说：**"食多伤胃，愁多伤身"**，把重阳节定为老人节也许就有帮助老年人调整心态、安度"多事之秋"的良好用意吧！

天高气爽，是登高远眺、舒畅胸怀的好时光。历代许多文人雅士，在菊花傲霜怒放的重阳节里，登上高处，饮菊花酒、吟诗取乐，留下无数诗篇。如孟浩然的《过故人庄》"故人具鸡黍，邀我至田家。绿树村边合，青山郭外斜。开筵面场圃，把酒话桑麻。待到重阳日，还来就菊花"；王维的九月九日忆山东兄弟"独在异乡为异客，每逢佳节倍思亲。遥知兄弟登高处，遍插茱萸少一人"；唐代刘禹锡的《秋词》"自古逢秋悲寂寥，我言秋日胜春朝。晴空一鹤排云上，便引诗情到碧霄"，赞颂了秋天的美好，借黄鹤冲霄，表现了奋发进取的豪情和豁达乐观的情怀，真是一曲非同凡响的秋歌。

许多名诗绝句伴随着重阳节一起流传下来，有的诗句欢快喜悦、感人肺腑，有的缠绵悱恻、催人泪下。但都比不上毛泽东的《采桑子·重阳》"人生易老天难老，岁岁重阳，今又重阳，战地黄花分外香。一年一度秋风劲，不似春光，胜似春光，寥廓江天万里霜"。这首词融诗情、画意、豪情、哲理于一体，以壮阔绚丽的诗境，昂扬振奋的豪情，唤起人们为理想而奋斗的英雄气概和高尚情操，为重阳佳节的诗坛留下永垂不朽的华彩乐章。

温馨提示 登山能增强人体的呼吸和血液循环功能，使人的肺活量及心脏收缩力增大；登山能使人吸收空气中更多的负氧离子，对人的神经系统具有良好的营养和调节作用。登山比较适合中、青年，对儿童和老年人在体力允许的情况下，也可偶尔为之，但一定要注意不能选择过高、过长的登山线路，以免过于劳累引发身体不适。

常想一二，不思八九

解评 粗看"**常想一二，不思八九**"这句谚语，是什么意思呢，叫人丈二和尚摸不着头脑，但是细加琢磨，这倒是一句耐人寻味的养生保健之道。

老话说："**人生不如意事十有八九，如意事仅一二而已**"。这倒是大实话、大真话。宋代诗人辛弃疾曾写道："叹人生、不如意事，十常八九"，在漫漫的人生道路上常遇艰难与坎坷，许多的失意事、痛苦事、烦心事、苦恼事，如果把几十年的苦难事全堆在脑子里、闷在肚皮中，人就会感到悲观失望、消极苦恼，以至于举步艰难，甚至于伤身损寿。

古人如此，今人又如何呢？婴儿一离开娘胎就哇哇大哭，人是哭着来到这个世界，送走他的也是一片哭声。人们似乎早有预见，人间并非天堂，世上也不是乐园。尽管人们在亲朋好友之间不断地祝福"万事如意""路路顺风"，但是这只不过是人们表达最美好的祝愿与最深切的期望而已。明白人早就明白"家家都有难念的经，人人都有难唱的曲，最风光的人背后也有苦楚寒凉，最幸福的人内心也常常有纠结无奈。谁的人生都不容易"。

既然人生不如意事常八九，古今中外莫不如此，那么该如何解脱呢？善于摆脱烦恼而使自己高兴真是一门艺术。古人教导我们：不如意的八九索性不去想它，干脆忘记它；除了这八九之外，还有那十分之一二的开心事、满意事、欣慰事；不妨多想想这些高兴事，眼前就会一亮、心情就会舒畅，活得洒脱坦然、活得轻松快乐，健康随之而来，这不是很好吗？有人讽刺这是阿Q精神胜利法，错了！其实这是人们达观的生活态度与美好的阳光心态哩！

苦难既是祸又是福，一生多磨难者，并非都是坏事，生活的魅力就在战胜苦难的过程中。遇到的虽然是挫折与坎坷，但在逆境中不气馁、在困难面前不低头，勇往直前，得到的是勇敢和坚韧不拔的高尚品格。纵观古今中外所有大人物都是受过苦难的，他们的一生都是"人生不如意事十有八九"的真实写照；但他们不逃避，而是笑对苦难、勇对苦难，从而战胜苦难，苦难成为他们生命中最肥沃的土壤、事业成功中最宝贵的财富。春秋战国时期，越王勾践沦为阶下囚受尽屈辱，但他在苦难中卧薪尝胆、牢记苦难，一点一滴地积蓄力量，终于在 20 年后消灭吴国，迎来了"山穷水复疑无路，柳暗花明又一村"的光辉前景。

至于"常想一二"，也不能躺在昔日的一点欢乐上，自我陶醉，故步自封；而是要多追求"一二"，有追求就要耕耘，有耕耘就有收获，收获了就有快乐；尽一切努力，创造出更多、更好、更新的"一二"喜事，才能使今后的好日子喜事连连，喜上加喜啊！老话说：**"人逢喜事精神爽"**，人生永远年轻的奥秘是"好心情"，它是人生一支特效的"青春剂"。只要拥有一个好心情，心存一份对生活的热爱，看任何地方都是一道美丽的风景。

> **温馨提示** "常想一二，不思八九"是古人养生保健之道。多想、多创"一二"，笑对、勇对"八九"应成为当今人生修身养性之法。人生不如意事常八九，想得开便自我解脱、想不开必然自寻烦恼，做人就得不断地摒弃烦恼，让开心永驻心田。在生活中，该高兴时应该痛快淋漓地去享受欢乐。

30 吸气到丹田，寿命超百年

解评 老话说：**"吸气到丹田，寿命超百年"**。也就是说，采用腹式呼吸寿命可超百岁，成为众人羡慕的老寿星。我国古代医家早就认识到腹式呼吸有祛病延年的奇功，也是对腹式呼吸的高度评价。

人的呼吸有两种：胸式呼吸和腹式呼吸，这两种呼吸区别很大，功能也大不相同。

一般人常用胸式呼吸，主要是依靠肋间肌的收缩来带动胸廓，从而牵动肺部而进行的呼吸。因活动范围少，只有肺的上半部肺泡在工作，而占全肺4/5 的中下肺叶的肺泡却在"睡大觉"，长年累月不用，得不到锻炼，易使肺叶老化、肺活量下降、呼吸功能减弱，就不能获得充足的氧气输送到身体各组织器官；机体的新陈代谢受影响，抵抗力就下降，尤其是老人偶感风寒就发生肺部感染或呼吸道疾病。

腹式呼吸也叫养生保健呼吸。因膈肌上下活动范围加大，胸腔容积得到最大范围的扩展和回缩，全肺组织得以利用，使中下肺叶的肺泡参与换气得到锻炼，提高了肺活量，增强肺部血液循环，保持良好的弹性，预防肺的纤维化，延缓老化。腹式呼吸好就好在，10~15 秒呼吸一次，能吸入1000~1500 毫升空气，使机体获得充足的氧，随血液运行散布到全身，满足大脑和各器官对氧的需求，使人精力充沛、神清气爽；肺功能增强的同时增强肺部免疫细胞吞噬病菌和清除尘埃的能力，预防肺部疾病发生。

腹式呼吸的好处多着呢！腹式呼吸，促进胃肠道的蠕动、对消化道起到极好的调节作用，还可舒肝利胆、促使胆汁分泌，增强消化和吸收功能；同时促进腹腔、盆腔、肠系膜的气血运行，加快肠道内粪便和毒素的排出，可预防习惯性便秘、内外痔、大肠癌等病；也可增强生殖系统的健康。腹式呼吸，有效的锻炼腹肌，消除腹部脂肪，起到防治血脂异常、高血压、动脉硬化、冠心病、糖尿病、肥胖症等作用；腹式呼吸时，精神集中，意守丹田、使生命节律井然有序，大脑的兴奋与抑制平衡，对神经衰弱、情绪抑郁、失眠等症有很好的辅助疗效。

古代的养生术中有一句名言：**"呼吸到脐，寿与天齐"**，意思是说，如果呼吸可以深到肚脐的话，人的寿命就会很长，可以享受颐养天年的福气。唐代名医孙思邈对腹式呼吸尤为推崇，并身体力行、长年坚持不懈，据《唐书》记录孙思邈活了 101 岁，这得益于他常年坚持腹式呼吸有关。明代养生家冷谦在《修龄要旨》中写有："一吸便提，气气归脐；一提便咽，水火相见"，这十六字中包含了提肛、咽津、腹式呼吸三种保健方法，是他的养生秘诀。

腹式呼吸简单易学，站、立、坐、卧都行，随时可做，其中以卧床最佳，要练好腹式呼吸还需掌握以下 3 个窍门。

（1）用鼻吸气，用口呼气，即深吸气鼓肚子，屏息 1 秒，然后慢慢吐气回缩肚子，屏气 1 秒。每次练习 5~15 分钟，能做 30 分钟最好，每天练 1~2 次。

（2）无论是吸还是呼，都要尽量达到"极限"，即吸到不能再吸，呼到不能再呼为止；腹部也要相应收缩与胀大到极点，如果每口气能直达丹田（肚脐下 3 寸）则更好。

（3）呼吸时尽量做到缓慢、柔和、均匀和连绵不绝。

如果你练习到呼吸均匀、深沉、柔和，特别是呼吸频率逐渐缓慢时，那就该向你道喜了，你算是进入如古人形容的"吸气绵绵如春蚕吐丝，呼气微微似月影飘移"的最高境界，开始尝到强身健体的效果了。

生物寿命的长短与其呼吸频率密切相关，呼吸越慢、寿命越长。如乌龟每分钟呼吸 5 次，寿命约 300 年；狗每分钟呼吸 28 次，寿命约 16 年；人每分钟呼吸 16~18 次，寿命约 72~80 年。放慢呼吸可能是延长寿命的关键之一，人们只要根据自己的体质状况，练习腹式呼吸，放慢到生理能够承受的极限；相信会活到生命所赋予的生理寿限。

坚持练习腹式呼吸除上述好处外，还有着两个"额外的惊喜"，可能会让你收到"无心插柳柳成荫"的成果。

（1）中医说"肺主皮毛"，人肺气充足，其皮肤就会非常细腻、光滑、柔嫩、

30

吸气到丹田，寿命超百年

白皙、红润，达到美容的效果。

（2）"缩腹能瘦身"，每天练习腹式呼吸半小时，养成习惯，将军肚会慢慢消失，腹部变得坚实，同时注意控制饮食，瘦身效果会更好。

健康、美丽、高寿是人们不懈的追求，朋友们，多练和练好腹式呼吸，来享受那奇特的魅力吧！

温馨提示 练腹式呼吸要由少到多、由浅入深地进行。呼吸的幅度和深度，因人而异，初练者和久病者呼吸可短些。初练者，可能会产生胸闷憋气头晕等不适之感，这是因为没有掌握好呼吸的要领；如果呼气过于缓长、吸气时短促过猛不协调，可暂停练习，休息片刻，或用自然呼吸的方法做几个调息的动作，就可以得到缓解。

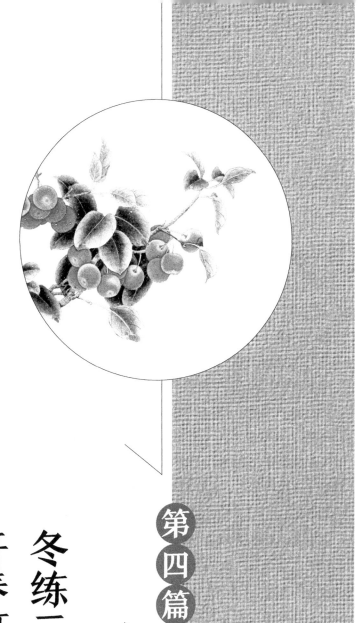

第四篇

冬练三九精气藏，
开春打虎有力量

冬季万物皆闭藏，养生敛阴又护阳

解评 冬季天寒地冻、冷空气频繁活动，每次冷空气到来都会出现一次明显的降温、刮风和雨雪交加的过程，而后又转晴、并逐渐转暖回升，形成"三日寒，四日暖"、寒暖交替的气候特点，是一年中气温最寒冷的季节。冬季包括立冬、小雪、大雪、冬至、小寒、大寒六个节气。冬至便进入"数九寒天"。大地冰封、阳气潜藏，阴气极盛、万物闭藏。生物在寒冷来袭的时候会减少生命活动，植物会落叶，动物会冬眠，候鸟会南飞到较为温暖的地方越冬。冬至日，是地球北半部夜最长、昼最短的一天，老话说："**吃了冬至饭，一天长一线**"，过了冬至后白天的时间越来越长，即"冬至阳生"。

冬季养生要顺应冬藏的特点，宜敛阴又护阳，即最宜固守元阳，重在补肾，以养真气。人们应该"**起居作息顺天时，老幼早卧晚起床**"，早卧晚起，指等到日出后起床，适当多睡，以达到养精蓄锐的目的。还必须"**避寒就温加衣裳，暴冷暴热要严防**"，衣着应以温暖舒适、利于气血通畅为原则。入冬进补应该围绕着"藏精益气"做文章，"**冬令进补忌过量，辨证施治重营养**"。白天多晒太阳多运动，以利阳气的生长，真正达到"**冬练三九精气藏，开春打虎有力量**"，来年方能体健得安康。

温馨提示 老话说："寒头暖足胜吃药"。一般人的头部相对地保持寒凉为好，这样才有利于健康。但是老年人冬天外出要戴帽子，中医认为"头为诸阳之会"；静止状态不戴帽子的人，在环境气温为 4℃时，从头部散失的热量占人体总散失热量的 60%，如果头部受寒，就会造成脑血管收缩，轻则会感到头昏、头痛，严重的还可能诱发一些疾病。因此，老话说："**冬天戴顶帽，如同穿棉袄**"，冬天在室外即使戴一顶单薄的帽子，其防寒效果也是非常明显。

颈部后背要保暖，谨防脚下寒气凉

解评　冬季气候寒冷，尤其是"小寒大寒，冷成冰团"的时期，人们较长时间生活在低温环境中易引发呼吸系统疾病和心脑血管疾病。所以，老话说："**颈部后背要保暖，谨防脚下寒气凉**"。

为什么要特别注意颈部、背部和脚的保暖呢？在冬季有的人穿开领服装暴露颈部，寒冷空气刺激造成不易治愈的持续感冒咳嗽、嗓子发炎。老话说："**感冒不避风，从春咳到冬**"，其实只要加条围巾或穿高领衣服，颈部得到保暖后症状便会自然消失。因为颈部充满血管，还有很多重要的穴位，如颈椎上有大椎穴、风池穴，还有延伸到肩部的肩井穴，都是人体的"要塞"。冬天是颈椎病高发的季节，但一条围巾可以为您挡住风寒，远离疾病。老话说："**脖子露的少，颈椎病不扰**"。

背部是人体的阳中之阳，风寒邪气极易通过背部侵入而引发疾病。背部受凉，肌肉容易痉挛、疼痛会放射到肩上区、肩胛区；长期反复受凉，小则患感冒，大则易患风湿病等。因此背部保暖十分重要，宜选择织物厚、透气性小和保温性良好的棉背心，睡时也要盖好被子保暖背部，避免寒邪的侵袭损伤阳气。老话说："**加件小棉袄，腰背不烦恼**"；另外，蹲起运动也能很好地温暖腰背，时常用搓热的双手捂在腰眼上也有很好的温热作用。

脚远离心脏、供血不足、热量较少、保温力差，所以脚的保暖很重要；还因为足为人体之本，是三阴经之始、三阳经之终，与人体十二经脉、脏腑、气血相联系。足部可以反映内脏的病症，因此足部保暖又能增强内脏的功能；足部保暖对身体抗寒防病起着举足轻重的作用。老话说："**寒从脚下起**""**养树护根，养人护脚**"。健康养生必须从养足做起，足部保暖除了穿厚袜子、棉拖鞋，还可在看电视时，站立踮脚尖再放下，重复做至额头微微冒汗。

散步具有暖足的功效。外出穿松软轻便保暖的鞋，白天注意对脚的保暖外，对付脚凉，最好的办法就是热水泡脚。老话说："**足是人之根，泡脚治全身**""**热水洗脚，如吃补药**""**睡前泡泡脚、胜服安眠药**""**三天吃只羊，不如泡脚再上床**"，同时用力揉搓脚心。还有老话："**常搓脚心，防病健身**""**脚为第二心脏，搓涌泉保健康**""**春天泡脚，升阳固脱；夏天泡脚，暑湿可祛；秋天泡脚，肺肠润泽；冬天泡脚，丹田温灼**"。晚饭后 1 小时或睡前，有条件的可买足浴养生盆，能够保持水温，以 38~43℃为宜，泡 30 分钟左右。足浴时，还可根据自己体质和爱好选择在水中加入细辛、红花、艾叶、穿山甲、肉桂、丁香等具有通经、活络、开窍功效的中药，使足浴保健效果更佳。这样既能御寒保暖，促进全身的血液循环；又能补肾强身，增强机体防御能力和消除疲劳、促进睡眠、延缓衰老。著名诗人陆游把睡前洗脚当作生活中的快事，有诗为证："老人不复事农桑，点数鸡啄亦未忘。洗脚上床真一快，稚孙渐长解晓汤"。

> **温馨提示**　老话说："**冬不过暖，夏不过凉，有利养生，有利健康**"。穿衣以人体感觉温暖而不出汗为度。冬季室温以 18~25℃最合适，室内温度过高或过低都对健康不利；室内温度过高，就会造成室内外温差过大，易引发感冒；还应注意室内空气流通和湿度调节，天气晴朗的时候要及时开窗通风换气。
>
> 对患有下肢动脉闭塞症和糖尿病足的人，不宜长时间高温泡脚，因会加重血液淤积，反而会加重病情，甚至可能导致截肢！

③ 冬睡不蒙头，夏睡不露肚

解评 冬天寒冷，有些人喜欢用被子蒙着头睡觉，以为这样可以暖和些，其实这是对健康有害无益的坏习惯。每个人每时每刻都在不停地呼吸，吸入氧气到肺，肺中毛细血管的血液将新鲜氧气送到身体各器官，保证细胞进行新陈代谢，呼出二氧化碳，排出体内的代谢产物，即使睡着了也是生命不息、呼吸不止。

蒙头大睡时，因棉被的阻隔使氧气供应受限。被窝里的氧气不断减少，二氧化碳越来越多，而人体又在整个睡眠过程中会自然散发出潮湿的热气，被子里是相当潮湿污浊，必将严重影响体内细胞新陈代谢，大脑会严重缺氧，造成易做噩梦，睡不好觉；醒后则感到头昏脑胀、浑身乏力、精神萎靡。如果经常蒙头睡觉，会对人体的生理和心理都产生不良影响，使疲劳难以恢复，工作和学习效率低下，甚至易诱发心脑血管疾病。因此老话说："**冬睡不蒙头，夏睡不露肚**""**蒙头贪睡，添病减岁**"，是有其科学道理的。

温馨提示 冬季睡觉时，被子要盖紧，但要露出头面部，让鼻腔利于呼吸，肩胛要盖上，免受风寒而患漏肩风（即肩周炎）、感冒等。最好睡觉前能开一下窗通通风，老话说："**睡前开开窗，一夜睡得香**""**每天睡得好，八十不见老**"。

4 日咽唾液三百口，保你活到九十九

解评 唾液，俗称口水，它是各种腺体分泌到口腔的黏稠状液体。古人称唾液为"玉泉""甘露""琼浆""神水""华池之水""金津玉液"。古诗赞道："津液频生在舌端，寻常漱咽入丹田。于中畅美无凝滞，百日功灵可驻颜"，确实唾液就像泉水，取之不尽、用之无穷，一口唾液约为3毫升，一个人每天分泌唾液约有1~1.5升。口中津液聚集了五脏之精、气血之华，唾液充足、口腔湿润是肾精充盈、心气旺盛、经脉通畅、水火相济、身体康健的象征。所以，老话说：**"留得一分津液，便有一分生机"**。

中医理论认为，唾液从口腔壁涌出后，经舌根、咽喉，肺转肝脏，进肾经，贮于丹田，再化津还丹，遂成精气。唾液能"润五官、悦肌肤、固牙齿、强筋骨、通气血、延寿命"，即起到和脾健胃、灌溉五脏六腑、滋润肌肤、强肾补元、补益脑髓、延缓衰老的作用。

现代医学研究表明，唾液中包含血浆中的各类成分、黏蛋白、球蛋白等10多种酶，近10种维生素和钾、钠、钙、磷等多种微量元素；特别是含有大量酵素，是人体各种生物化学反应的催化剂。人体唾液差不多全部被吞下，经胃肠道吸收入血，因此可以强健肠胃。所以老话说：**"金唾玉液肚里咽，脾健肠健胃也健"**。

唾液中有一些特殊的化学物质，如唾液生长因子、血管活性丝氨酸蛋白酶等，能促进血液凝固，具有快速止血、软化血管的作用，在口内外伤或拔牙引起出血时可帮助止血；还有能促进神经细胞和皮肤表皮细胞生长的"神经生长因子"和"表皮生长因子"，能显著地缩短伤口愈合时间。因此，在突然受伤、清洗不便的情况下，可以在伤口上涂些唾液，能加速皮肤的愈合。

食物残渣积存在口腔，给细菌繁殖创造条件。唾液含有黏液素，在口腔内不断流动，对牙齿进行及时清洗，从而保持口腔的清洁与健康。唾液中含有溶菌酶和分泌型免疫蛋白球 A 等抗菌成分，能够溶解细菌，杀灭微生物，如抑制或消灭溶血性链球菌、伤寒杆菌、大肠杆菌及葡萄球菌等，从而预防牙龈、口腔和咽喉发炎。

舌头要在唾液刺激味蕾的帮助下，才能辨别食物的甜酸苦辣；没有唾液的帮忙，把嚼碎的食物揉成一个个柔软"食团"，食物就无法吞咽下肚。唾液润滑口腔、咽喉、食道，使利于吞咽。唾液中含有大量淀粉酶，能把淀粉水解为麦芽糖，不仅让人感觉到甜味，使食物易被消化吸收。每日三餐之后吞咽 6 口唾液，还可以预防胃病呢。

唾液所含的钠、钾、磷酸、钙、蛋白质、葡萄糖等营养成分能维持口腔酸碱度，调节 pH 值。唾液中的钙离子、磷酸根离子和氟离子等在保护珐琅质和减少龋齿方面起着重要作用。

唾液所含最具魅力的物质，是日本已故医家绪方知三郎发现的"唾液腮腺激素"，被认为是"返老还童"的荷尔蒙。它能刺激人体的造血功能，能增加肌肉、血管、结缔组织、骨骼软骨和牙齿的活力，延缓衰老，使人到老年还红光满面、充满青春活力。

唾液中的过氧化物酶和维生素 C 的解毒功能最强。美国佐治亚大学科学家曾做实验，将人的唾液加入亚硝基化合物、黄曲霉毒素和苯并芘等强致癌物，以及烟油、肉类烧焦物、焦谷氨酸钠等可疑致癌物中，唾液能使致癌物质在 30 秒内转化为无害物质。唾液的消毒过程不仅在口腔中，还会在胃里持续 30 分钟。如果进餐时慢慢品尝，每口食物咀嚼 30 次，细嚼慢咽，在食物的持续刺激下，唾液就一定会分泌得多，唾液与食物充分混合，抗癌功效自然会增强。

人体自制自备的精华唾液是身体的保健利器，也是养颜美容与护肤减肥的圣品。所以老话说：**"唾液一口，价值千斗""日咽唾液三百口，保你活到九十九"**，是有其科学依据的。咽唾养生法简便易行，具有健身祛病、延年益寿的奇特功效，朋友，只要你每天坚持并持之以恒，一定能获得健康美丽，何乐而不为呢？

此外，唾液取样简单，操作方便，唾液检测将成为医学发展的趋势。科学家用唾液代替血液样本检查人类免疫缺陷病毒（HIV）感染已开始应用到临床。唾液排卵检测仪，能自测安全期、排卵期与排卵日，有助于自然避孕。当人罹患心脏病时，心肌会不时地发生缺氧，会产生心肌酶，出现在唾液中，取少许唾液检测心肌酶，便可帮助诊断心脏病；目前心电图诊断心脏病，其正确率约75%，如果结合唾液心肌酶检测，正确率可提高到95%。还可用唾液样本检测病人体内的药物含量。目前，通过唾液检测糖尿病、癌症等疾病的方法也正在研究中。

中医根据唾液盛衰来判断疾病状况，认为唾液充盈者必体质强壮。中医认为："五脏化五液，心为汗、肝为泪、肺为涕、脾为涎、肾为唾，是为五液"，意思是说，出汗异常可从心脏上找问题，眼泪异常要从肝上找根源，鼻涕多了要看肺有没有问题，唾液异常就是脾和肾的问题。唾液多而黏稠，且口中发苦，往往是脾热，这时候一定不能吃辛辣的食物，牛、羊肉也尽量少吃，可吃一些清脾热的药；口水多，且有咸味的话，这是肾虚的征兆。

有些人睡觉时流口水，是由于吃太多的辛辣食物，导致脾胃上火而致；这时，就要注意不要再吃辛辣的食物，尤其晚上不要吃太饱。口水多了是问题，少了同样是问题，口水过少，说明津液不足，是内燥的表现；当一个人心情烦躁、精神紧张、疲惫不堪时，口干舌燥是常见症状；糖尿病人口干，是因肾水不足胃火上延引起的；年老体弱者口水分泌不足，常出现口干舌燥、皮肤干枯、面失光泽、耳鸣重听、大便秘结等情况，运用吞口水养生法，可重拾青春、延缓衰老。

温馨提示 爱嗑瓜子的朋友，不能一次吃太多瓜子，因为瓜子嗑得多了，口水流失、津液不足，会导致脾胃难以运化食物。一个人一天话说多了也会消耗大量的唾液，要注意节制。

⑤ 饭后一支烟，害处大无边

解评 老烟枪们常常说："饭后一支烟，赛过活神仙"，这是嗜好吞云吐雾的朋友们自我陶醉、自我麻痹、自欺欺人的谎话。

吸烟致肺癌的机制现在已经研究清楚，全世界医学界做过非常严格的、大队列的前瞻性研究，流行病学资料和大量的动物实验也已完全证明吸烟是致肺癌的主要因素。吸烟人群的肺癌发病率，要比不吸烟的人高 10~20 倍；如果每天吸 40 支，烟龄超过 20 年的人，得肺癌危险性增加 20 倍；男性肺癌患者中 90% 以上是烟君子；而且肺癌发病率与开始吸烟的年龄也有关系，未满 20 岁即开始吸烟的肺癌患者，占肺癌患者总数的 1/3，可见开始吸烟的年龄越小，患肺癌的危险性越大。

吸烟为什么会生癌？香烟不完全燃烧过程中要发生一系列的热分解和热合成化学反应，产生的烟雾中存在 2000 多种有害物质，其中至少有 64 种是极其强烈的致癌物质。科学家们已经证明，亚硝胺是三大强致癌物之一，香烟燃烧后会产生多达 43 种使人致癌的亚硝胺。动物实验表明，亚硝胺可引发几乎所有的癌症，例如：肺癌、口腔癌、鼻咽癌、肝癌、胃癌、食道癌、皮肤癌、乳腺癌、膀胱癌、睾丸癌和白血病（血癌）等。

据美国辐射防护委员会公布的资料显示，如果一天吸 30 支香烟，吸烟人所受钋 -210 的辐射量，将超过核电厂工作人员的安全标准。据推算每天吸一盒烟，相当于一年做 250~300 次 X 光透视；钋 -210 还在吸烟人的淋巴结、骨髓、膀胱和血液中累积，由于它的半衰期长达 138.4 天，进入体内后将会长期对人体进行辐射，是诱发肺癌、白血病和膀胱癌的原因之一。因此，在某种意义上讲，吸烟就是在吸致癌物质。吸烟对人体最大的危害是得肺癌，另外还会引起冠心病、脑血栓、脑卒中等心脑血管疾病。

实验证明，一支香烟所含尼古丁可毒死一只小白鼠，20 支香烟中的尼古丁可毒死一头牛，人的致死量是 50~70 毫克，相当于 20~25 支香烟尼古丁的含量。你要说了，一个人每天吸 20~25 支香烟就可以达到这个剂量，为什么人不会立刻死去呢？因为尼古丁是逐渐进入人体的，而人体也有一定的解毒作用，所以不会迅速死亡，但对人体的伤害也是逐渐的，所以说吸烟是"慢性自杀行为"。也有因一时吸烟过多而当即死亡的事例。美国曾有一团体举行吸烟比赛，一位彪形大汉一连吸了 200 支烟，得中状元，可是他还来不及去领奖，就当场一命呜呼了。

"起床就抽烟，患癌机会添"，研究人员比较了近 5000 名患肺癌的烟民数据发现，起床后半小时内开始吸烟的烟民患肺癌的几率比起床至少 1 小时后才开始吸烟的烟民足足高出 8 成。分析显示，不管这些烟民每天吸烟的总量如何，越迫不及待吸"起床烟"，那么患肺癌风险就相对越高。研究人员解释，可能那些一醒来就吸烟的人吸入烟气更猛烈、更深入，从而导致他们血液中的致癌源——亚硝胺的代谢产物水平更高，患肺癌危险性增加。

"烟酒不分家，患癌几率加"。吸烟的人常说："烟酒不分家"，有的人特别喜欢边饮酒边吸烟，还认为"一杯酒、一支烟，快乐似神仙"。烟酒不分家，双管齐下，除增加患肺癌危险外，患喉癌、口腔癌、食管癌的机会明显增加，因为烟雾中的致癌物质容易溶解在酒精中，黏附在口腔、咽喉黏膜表面，而酒精会使黏膜上皮充血、肿胀、分泌物增多，加上烟雾中的致癌物质共同作用，加重了对黏膜上皮细胞的刺激，抽烟和喝酒双管齐下，会对致癌产生"相加"效应。边喝酒边抽烟，是既伤肺又伤肝，两害相加不仅使致癌风险增加，而且还会使烟酒中各种"毒素"易于通过黏膜层而扩散到血液中，特别是对肝脏和心血管的伤害不容忽视。

吸烟所散发的烟雾，可分为主流烟和侧流烟。主流烟就是吸烟者吸入口内的烟，侧流烟就是烟草点燃后外冒的烟。由吸烟者呼出的烟气和香烟点燃时所散发的烟雾所组成的混合物被称作二手烟，又称被动吸烟。二手烟含的有害物质往往比主流烟还要多，因为，二手烟直接从香烟燃烧的一端冒出，没有像主流烟那样被过滤嘴过滤；其次，当人吸烟时，烟头燃烧的温度高，而香烟自燃时温度则较低，较低的燃烧温度使得二手烟中含有浓度更高的一氧化碳和致癌物质。根据美国政府的职业安全与健康署的测定，二手烟中主

第四篇　冬练三九精气藏，开春打虎有力量

要有害物质的浓度，比主流烟高出几倍或几十倍；受二手烟危害最重的人，是吸烟人自己，同时，还有与他生活在一起的家人；一些与吸烟者共同生活的女性，其患肺癌的几率为一般人的 2.6~6 倍。

"三手烟"指的是吸烟者在将烟熄灭后的一段时间内，烟雾在室内墙壁、地毯家具、衣服表面和灰尘中残留的有毒物质，包括亚硝胺等致癌物、重金属、辐射物质、尼古丁衍生物等。"三手烟"可以在室内持续至少 200 天，也会使生活在其内的人受害不浅。

女性吸烟不仅脸上皱纹多、显得衰老，生理上也会出现月经不调，有时还会不孕，纵使受孕也会使胎儿发育缓慢、体质虚弱、智力低下，吸烟女性分娩畸形婴儿的几率是非吸烟女性的 2~3 倍。已证实烟草具有经胎盘致癌性，使胎儿癌发病率提高，真是吸烟不但害自己，还殃及后代啊！

中国是全球最大的烟草生产国，烤烟种植面积世界第一、烤烟产量世界第一、烤烟增长速度世界第一、卷烟产销量世界第一、卷烟增长速度世界第一；中国亦是世界上最大的烟草消费国，有 3.5 亿烟民，由于中国居民的吸烟率仍处在高峰时期，吸烟危害的延滞效应决定了中国未来 20 年内，肺癌仍将处于上升趋势。世界银行预测，如果情况得不到改善，到 2030 年，中国肺癌患者数量将增加 5 倍，届时将有近 740 万肺癌患者。党中央和国务院看到问题的严重性和迫切性，中共中央办公厅、国务院办公厅于 2013 年 12 月印发《关于领导干部带头在公共场所禁烟有关事项的通知》要求，各级领导干部要充分认识带头在公共场所禁烟的重要意义，模范遵守公共场所禁烟规定，以实际行动做表率，自觉维护法规制度权威，自觉维护党政机关和领导干部形象。

由于烟叶中含有尼古丁使吸烟者成瘾，对于长期大量吸烟者来说，大脑和身体对香烟产生了严重的依赖性，戒烟也不是一件很容易的事，戒烟时就会出现烦躁不安、头昏脑涨、失眠焦虑等不适感。但只要熬过它的暂时折磨期，就一定能够取得戒烟的成功。很多吸烟的人戒烟之后，才真正体验到呼吸道的洁净、肺功能的提高、咳嗽吐痰的减少、呼吸气味的清新、精力的充沛、心情的舒畅、家人的喜悦等等戒烟的好处。希望置身于烟雾缭绕之中的朋友，不要贪图一时吞云吐雾的"乐趣"而积累了隐患，如果你将要做爸爸了，为了你妻子和未来的孩子不遭受二手烟和三手烟的危害，请马上下决心与香烟决裂吧！

温馨提示　目前市场上出现了不少名目繁多的新型卷烟，如"淡味烟"、"降焦烟"、"滤嘴烟"、"低尼古丁烟"、"中草药烟"等，与传统卷烟相比，它们在宣传时突出了健康科技的噱头，宣称吸这种烟可以降低吸烟对人体的危害。世界卫生组织指出，任何形式的烟草都能吞噬生命，香烟、烟斗、鼻烟、丁香烟、湿鼻烟、雪茄等都是致命的；所谓的温和、淡味、浓香型、水果味、巧克力味、自然不上瘾、有机香烟、潜在烟雾减少的产品、低害烟等，不过是香烟的"伪装"而已，是烟草企业在欺骗性宣传，误导了消费者，促进烟草销量大幅攀升。世界卫生组织总干事陈冯富珍说得好，烟草业是"脱下羊皮、露出牙齿的狼"，所以说，温柔"淡味烟"杀你更阴险。

⑥ 风寒感冒初，神仙粥来煮

解评 冬季容易患风寒感冒。对于感冒，除了严重的病人需要吃药打针之外，其实风寒感冒初期，食疗是最好的调理方法。民间广为流传的"神仙粥"歌诀说："一把糯米煮成汤，七根葱白七片姜，熬熟对入半杯醋，伤风感冒保安康"。此粥专治由风寒引起的头痛、浑身酸懒、乏力、发热等症；方中糯米、葱白、生姜性皆温，能温暖遭受外界风寒侵袭的身体；葱白、生姜有辛温发散功效，能将风寒祛出体外，使病情缓解；醋有温胃和中的作用，在方中能辅佐生姜、葱白并能防止其辛散过度，故不宜过量使用，以免影响药粥的发散作用。

"神仙粥"具体做法和用法是：糯米 50 克冲洗干净，加适量水煮成稀粥，再加入葱白 7 根（约 30 克）、生姜 7 片（约 15 克）共煮 5 分钟，然后加入米醋 50 毫升搅匀起锅。趁热服下后，上床盖被，使身体微热出汗。

温馨提示 神仙粥是治疗风寒感冒初期的食疗方。特别是患病 3 天内服用，一般连续服用 3~5 次，即可收到"粥到病除"的奇效。"趁热"服和"盖被"均能加强发汗作用，但要注意只能微微汗出，不能大汗淋漓，以免伤正气。

7 萝卜小人参，常吃有精神

解评 萝卜有白皮、红皮、黄皮、青皮、红心等很多品种，是老百姓喜欢的大众养生食品。冬季雨水少、气候干燥，人们常常感到口干唇裂、皮肤干燥、干咳少痰，萝卜削皮生吃，能除燥生津、清凉解毒、化痰止咳。萝卜各种营养成分胜过梨子，故有"萝卜赛雪梨"之美誉。你知道这美誉的来历吗？

传说，有三个果农合伙贩了一船山东雪梨到如皋。船到江苏如皋刚拢岸，他们就上街看行情，只见岸上卖白萝卜的倒不少，卖梨的却没有，心想明儿可以卖独市了。第一天上街卖雪梨，大户人家的公子小姐都来买，生意挺兴隆，超过卖萝卜的，也真赚了不少钱；第二天上街卖雪梨，大户人家都买足了，买的人也就少了，而卖萝卜的生意仍然丝毫不减；第三天上街卖雪梨，来问津的人就更少了，卖萝卜的生意却超过了他们，后来打九折、打八折、打七折……，买的人还是不多，没过几天，雪梨就开始溃烂，最后把烂梨子倒下了河，三个人相互抱怨起来。一个说："这次蚀得惨，回家怎么向娘子交账"？另一个说："树上长的雪梨，卖不过地下长的萝卜，别说老婆不信，只怕连鬼也不信，咱还是头一回碰上这怪事"。还有一个说："这几天我在街上听人说，如皋萝卜原是长在蓬莱仙山上，供不食人间烟火的仙家吃的。道人带种子种到如皋，价格低，口味好，听说还能化痰止咳、助消化，咱的雪梨自然抵不上它。何妨买它一船萝卜带回家，若是谁家娘子问起，咱就说如皋萝卜是仙种，生吃能够赛雪梨，害咱蚀了本"。三个人果真买了一船萝卜离开如皋。他们的船行到紫金山城外，三人身边的钱用光了，肚子饿得呱呱叫，想起如皋萝卜可以生吃，就坐在船头上大啃生萝卜。正好有艘官船泊在他们船旁，坐在船上的大官人，看到他们吃得很香，就差人买了几个萝卜品尝。哪知大官人尝了之后，大为赞赏，连声说："这萝卜确实好吃，洁白脆嫩，滋味甜润，汁水又多，甚是可口"。他又拿些银子，买上两大蒲包，还说是要进贡给皇

第四篇　冬练三九精气藏，开春打虎有力量

232

帝。大官人的话传出去后，大家听说这萝卜能进贡给皇帝，也都纷纷争着来买，三人一会儿就把船上的萝卜卖光了，算算账，雪梨上蚀的本钱都捞回来了。贩萝卜比贩雪梨还有利，"如皋萝卜赛雪梨"，从此也就传开了。

如皋萝卜凭着皮薄肉嫩、爽脆多汁、味甘不辣、木质素少、嚼而无渣等优点蜚声海内外。如皋萝卜不仅生吃、热吃味美，加工成萝卜干后更好吃，如今如皋萝卜干每年出口千余吨，为国家换来不少外汇哩！

泰安红心萝卜是泰山脚下的著名特产，个头不大，长得扁圆形或椭圆形，绿皮红心，肉质爽脆、甘甜带有辣味，风味独特深受百姓喜爱，早在清代泰山香客就传有"鸭梨、黄梨、莱阳梨，不如泰安萝卜皮"的赞语。至今中外登泰山的游客，无不争相品尝这个价廉物美的红心萝卜来止渴解燥，故有"吃不上泰山的赤磷鱼，也要尝尝泰安的水萝卜"之说。

萝卜有很高的药用价值，元代著名诗人许有壬赞美萝卜诗："熟食甘似芋，生荐脆如梨。老病消凝滞，奇功值品题。"短短的几句话，萝卜的种种优点便跃然纸上。

萝卜中的芥子油和粗纤维可促进胃肠蠕动，有很多糖化酶能分解食物中的淀粉，帮助消化、增进食欲、利大小便，有助于体内废物排出和有减肥的功效，对于消化不良、胃脘胀满、胸闷气喘、伤风感冒有较好的疗效，萝卜籽疗效更佳。传说慈禧太后自垂帘听政后，由于山珍海味各色精美食品吃得过多，再加公务繁忙，非常疲惫。御医便用上等人参、鹿茸等高贵药品给她进补;不但不见效果，反而日甚一日地觉得胃胀、胸闷，浑身无力，不思饮食，并且脾气暴躁、鼻孔流血;御医们束手无策，只得四处张榜求医问药。有一位长老看了皇榜，经过分析，便揭榜进宫给慈禧诊断之后，献上"小罗汉丸"，说是灵丹妙药用萝卜汤送服。慈禧服药后不过三、四天，竟然病全好了，胃口大开。慈禧大喜，并追问葫芦里究竟装的什么药？长老笑着说："罗汉丸是三钱莱菔子（萝卜籽），将其研为细末，再用茶水、面粉调匀做成的，用萝卜汤送服，不过是加重药效罢了"。慈禧赐给这位郎中一个红顶子（清代官衔的标志），这就是"三钱莱菔子，换个红顶子"的佳话来历。自此以后，只求对（对症用药）不选贵（不选高贵的药物）就成为名医治病给药的金科玉律了。

常吃萝卜可预防冠心病、动脉硬化、降低血脂、软化血管、稳定血压，预防胆石症等疾病。所以，老话说：**"常吃萝卜菜，啥病也不害""萝卜响，咯嘣脆，吃了能活百来岁"**。

萝卜维生素 C 含量高，可以阻断亚硝胺等致癌物在体内生成；萝卜含有能诱导人体自身产生干扰素的多种微量元素，能提高巨噬细胞的活力，增强机体免疫力，消灭癌细胞，对防癌、抗癌有重要作用；肺癌患者治疗前后都常有痰，食管癌、胃癌患者有时也会泛溢痰液，常吃萝卜是癌症患者化痰的食疗佳品；癌症患者常有消化不良，萝卜可以开胃、帮助消化。因此，老话说：**"吃萝卜，喝热茶，郎中改行拿钉耙""十月萝卜赛人参，家家药铺关大门"**。

很多人洗萝卜时把萝卜缨给扔了，其实萝卜缨是中医常用的良药，名为莱菔叶，具有健胃消食、清肺理气、化痰止咳、止泻止痢、散瘀消肿、润肤养颜等功效。萝卜缨还含有丰富的微量元素钼，钼是组成眼睛虹膜的重要成分，虹膜可调节瞳孔大小，保证视物清楚。因此，常食萝卜缨，有预防近视眼、老花眼、白内障的作用；萝卜缨和菠菜、油菜、苔菜等绿叶菜一样具有极高的营养价值。所以老话说**"萝卜缨子不要钱，止泻止痢赛黄连"**。

胡萝卜栽培历史有 2000 年以上，约在 13 世纪，胡萝卜从伊朗引入中国。胡萝卜是世界上公认的营养佳品，荷兰人将它列为国菜，日本人称它为"长寿菜"。胡萝卜切开就像人的眼睛，有瞳孔、虹膜及放射线条；而科学研究表明，胡萝卜素能促进人体血液流向眼部，保护视力，让眼睛更加明亮、炯炯有神。

胡萝卜含有大量胡萝卜素，摄入人体后在胡萝卜素分解酶的作用下，可转变成维生素 A。有补肝明目及对皮肤的表层有保护作用；因此，胡萝卜对维护眼睛和皮肤的健康很有好处，有皮肤粗糙和夜盲症的人，多吃胡萝卜可改善病状；胡萝卜对电脑族有保护视力的作用。将胡萝卜粉碎、捣成泥，作为面膜使用，能使皮肤润泽、白净细腻，因此被人们称为"美容菜"。维生素 A 也是骨骼生长发育的必需物质，是机体生长的要素，有助于细胞生长、增殖，可促进婴幼儿的生长发育。胡萝卜含有降糖物质，是糖尿病人食疗佳品；槲皮素、山奈酚还有降压强心作用，是高血压、冠心病患者的保健食品。

胡萝卜含大量的果胶，能与汞离子结合，加速体内汞离子排出，避免汞中毒。白萝卜、红萝卜、青萝卜也具有上述功效。

萝卜可作菜肴，凉拌、炒、煮、炖（鹅肉炖萝卜是道名菜，可顺肺气、止咳化痰、平喘）等俱佳，又可当水果生吃，味道鲜美，还可腌制酱菜、泡菜作为宴席上的凉菜。萝卜，这个价廉物美的养生保健菜，在绿色消费观念的推动下，将越来越被人们所珍爱。

"上床萝卜下床姜，不劳医生开药方"，这句老话的意思是清早下床时吃生姜，晚上吃萝卜；劳累一天，吃点萝卜，清热下气、润喉消食，有利于休息，有益于健康。

温馨提示 当吃得太多或进食肉类后出现腹痛、腹胀等消化不良时，别急着找药，先吃几块萝卜试试，有很好的下气消滞作用。

萝卜性凉主泻，脾胃虚弱（表现为胃纳不佳、大便溏泻）、慢性胃炎、胃溃疡者不宜多食，因会使脾胃虚弱的症状加重。

服用补气类药物（如人参、黄芪）时忌食萝卜，以免影响疗效。

胡萝卜最好不要生吃。因胡萝卜素属于脂溶性物质，只有溶解在油脂中时，才能在人体肝脏转变成维生素 A，为人体所吸收。如生食胡萝卜，就会有 90% 的胡萝卜素成为人体的"过客"而被排泄掉，起不到营养作用。

7 萝卜小人参，常吃有精神

8 白菜是个宝，赛过灵芝草

解评 白菜原产于我国，据考古发现距今约 6000 多年前的西安半坡原始村落遗址发现了一个陶罐里有白菜籽，说明栽培历史悠久，且比其他原产中国的粮食作物都要远古。白菜古代叫菘，老话称**"春初早韭，秋末晚菘"**；之所以得名为"菘"，蕴涵着白菜有着"凌冬不凋，四时长有，有松之操"的特点。文人雅士赞美诗很多，韩愈有诗："晚菘细切肥牛肚，新笋初尝嫩马蹄"，韩愈赞白菜赛过牛肚，冬笋胜过嫩马蹄的味道。苏东坡有诗："白菘似羔豚，冒土出熊蟠"，他把大白菜比作羊羔和熊掌。大白菜像松柏一样，顶严寒、抗冰雪、经风霜，从遥远的古代一路走来，饱众人口福，博得老百姓的喜爱。

据史料记载，明朝时白菜传入朝鲜，成为现今朝鲜泡菜的主要原料。19 世纪白菜传入日本、欧美各国。

白菜之所以能久传不衰广为传播，不仅是因为它的营养丰富、口味鲜美，同时它具有很高的药用价值。白菜对人体有清肺热、止痰咳、养胃、生津、消食、通便、利尿等作用，可用于辅助治疗肺热咳喘、感冒、便秘、腹泻、粉刺、丹毒、冻疮等症。在龙门石窟药方洞的石壁上，共刻有古药方 140 多个，能治 40 多种疾病，其中就有用菘菜治病的单方。

现代研究发现，一杯熟的大白菜汁能提供与一杯牛奶一样多的钙。白菜含有丰富的维生素 C、维生素 E，可预防维生素 C 缺乏症（坏血病）。白菜是铝的克星，因其含有硅元素，能迅速与铝结合成铝硅酸盐排出体外；可预防因铝超标引起的智力衰退和老年痴呆症。硅还有软化血管、预防人体衰老的功能。

多吃白菜，可以起到很好的护肤和养颜效果。据说，土耳其妇女皮肤白嫩，很少出现青春痘等皮肤病，因她们经常用白菜叶来敷贴脸的缘故。

这种面膜取材简单，把新鲜白菜叶洗净，在菜板上摊平，用擀面杖轻轻碾压，直到叶片呈网糊状贴在脸上 10 分钟，每天做一次，连换三张菜叶。因白菜富含维生素等营养，能去油脂，还有独特的清热解毒作用；有"痘"一族不妨试试，但若出现皮肤变红或起小疙瘩等过敏现象就要赶紧停用。

白菜富含粗纤维，能促进肠胃蠕动、帮助消化、润肠排毒，对预防肠癌有良好作用。美国科学家研究报道，每 10 万名妇女中，每年乳腺癌的发病率为：中国 9 人，日本 21 人，北欧 84 人，美国 91 人；中国和日本妇女乳腺癌发病率比西方妇女低得多，可能与常吃白菜有一定关系。白菜中有一些微量元素，能帮助分解雌激素，因此降低了乳腺癌的发病率。白菜中含有许多物质具有防癌抗癌的作用，在防癌食品排行榜中，白菜仅次于大蒜，名列第二。白菜富含维生素 C 和微量元素钼，能够阻止致癌物质亚硝胺的生成，起到防癌作用。白菜含有吲哚 -3- 甲醇的化合物，它能促进人体产生一种重要的酶，可有效抑制癌细胞的生长。白菜富含维生素 A，能减少咽喉、食管和胃肠等上皮组织的炎症，可预防发生癌前病变。白菜中的硒是新陈代谢不可或缺的微量元素，被誉为"生命火种"。所以，老话说：**"白菜吃半年，医生享清闲""白菜萝卜汤，益寿保健康"**。

白菜无论是炒、熘、烧、煎、烩、扒、涮、凉拌以及做馅、配菜都可做成各种各样的美味佳肴；既营养味美，又兼具保健功效，素有"百菜不如白菜，白菜可做百样菜""冬日白菜美如笋""立冬白菜赛羊肉"之美名。

齐白石老先生有一幅写意的大白菜画，并题有："牡丹为花中之王，荔枝为百果之先，独不论白菜为蔬菜之王，何也？"于是"菜中之王"的美称不胫而走，流传至今。实际上，我们老祖宗在谚语中早就赞美"肉中就数猪蹄美，菜里唯有白菜鲜。"白菜，白菜，人见人爱，真是价廉物美、延年益寿的养生保健菜。

白菜除供熟食之外，还可以加工为菜干或制成腌制品、泡菜等。

温馨提示 忌食隔夜的熟白菜和未腌透的白菜及腐烂的白菜，因含有亚硝酸盐等毒素。白菜性偏寒凉，胃寒腹痛、大便溏泻及慢性痢疾者忌食。为使白菜易煮熟，切菜时宜顺丝切；在烹饪白菜时，适当放点醋，使白菜中的蛋白质凝固，不致外溢而损失，同时使白菜中的钙、磷、铁元素分解出来，有利于人体吸收；但醋应晚点放，以免破坏白菜中的维生素C。

⑨ 多吃小辣椒，寿数节节高

解评 吃辣椒好处多着哩！我国许多地方都有长期吃辣椒的习惯，如四川人不怕辣，贵州人怕不辣，湖南人辣不怕。他们所以这样喜爱辣椒，除了制成的菜肴具有香辣的美味外，还由于它有着既多又好的养生保健功能。

诸葛亮使用辣椒治疗风湿病、使"辣椒除湿"发源于蜀国而名扬天下呢。诸葛亮辅佐刘备攻取益州（成都）时，因蜀军官兵多来自中原或湖北，不适应益州冬季霜雾迷漫、夏季雨水频繁的气候，不少人患了风湿病，出现关节疼痛、四肢无力、食欲不振等症；医生诊治，仍难除疾。诸葛亮见蜀军病员满营、士气低落，便亲自暗寻治疗方法，他发现，喜吃辣椒的四川人较少患风湿病，便吩咐张飞带领士兵采摘赤岸山的野生红辣椒，洗净后用数十口大锅将其熬水，令患病官兵饮用和用辣椒水洗澡。结果士兵周身汗出，食欲大振；诸葛亮又叫官兵食用辣椒豆瓣酱和油辣椒，药食两用，结果营中风湿病神奇消失，军心振奋，战斗力恢复。后来蜀兵达十万，而辣椒奇缺，诸葛亮又命张飞派人广种辣椒，以满足蜀军治疗和食用。现代研究证明，辣椒有除湿止痛功效，如今以辣椒制作的辣椒酊、冻疮膏仍是很好的镇痛消肿药物。

辣椒含有一种特殊的物质辣椒素，能加速促进脂肪的新陈代谢，有利于降脂减肥、降血糖、增强体力、御寒防病、保持身材苗条。据报道，近年来食用辣椒已成为一些女性减肥的时尚。辣椒素能清除鼻塞，可使呼吸道畅通，可用于治疗咳嗽、感冒、鼻窦炎和支气管炎。美国加州大学教授艾文奇曼曾说："许多在药房出售的感冒药、咳嗽药的功效和辣椒完全一样，但我觉得吃辣椒更好，因为它完全没有不良反应"。辣椒素还能够通过发汗而降低体温，刺激大脑释放内啡肽，缓解肌肉疼痛感，因此具有较强的解热镇痛作用。辣椒素可促进血液循环、增加血液凝结的时间来阻止血块的形成，预防心脏病和动脉硬化及脑卒中发作，对牙龈出血、贫血等疾病都有辅助的治疗作用。

辣椒富含维生素C（是茄子的36倍、苹果的21倍）和微量元素以及维生素K，可降低血液中的胆固醇，可使体内多余的胆固醇转变为胆汁酸，从而预防胆结石；已患胆结石者多吃富含维生素C的青椒，对缓解病情有一定作用。辣椒强烈的香辣味能刺激唾液和胃液的分泌、增加食欲、促进肠胃蠕动、帮助消化，老话十分形象地说：**"有辣椒，能多吃二两饭"**。辣椒还有杀菌和杀抑胃内的寄生虫的功效。

辣椒富含胡萝卜素，在体内可转变为维生素A，对增强视力、防止夜盲症很有效。辣椒含有较多抗氧化物质，促进荷尔蒙分泌，有预防癌症和其他慢性疾病及润肤美容、抗衰老的作用。难怪老话说：**"多吃小辣椒，寿数节节高"**。吃点辣椒既可调节口味，又能促进健康何乐不为呢？

辣椒既可作为调味品使用，又可作为菜肴使用，适用于炒、拌、炝和做泡菜、配料等，如"辣子鸡丁"、"青椒炒肉丝"、"糖醋青椒"等，为菜色增姿不少。从辣椒中提取的辣椒素还被应用到戒毒治疗中，以取代患者的毒品兴奋反应。

温馨提示 凡事都有利有弊，辣椒亦不例外，辣椒是大辛大热之品，具有极强的刺激性，过多食用辣椒会剧烈刺激胃肠黏膜，引起胃痛、腹泻，并使肛门有烧灼刺疼感、诱发痔疮出血。患食管炎、慢性胃肠病、痔疮、皮炎、结核病、慢性气管炎、高血压、肾炎、甲亢，有发热、便秘、鼻血、口干舌燥、咽喉肿痛等热症者，红眼病、角膜炎等眼病患者、体型偏瘦阴虚火旺的人、产妇在产后一周内均应少吃或忌食辣椒；在切辣椒时，先将刀在冷水中蘸一下，再切就不会辣眼睛了；研究发现牛奶中的酪蛋白能有效缓解辣味，尤其是脱脂牛奶。

多吃芹菜叶和根，降血压和胆固醇

解评　芹菜可分为本芹（中国类型，又名药芹、香芹、旱芹）和洋芹（欧洲类型，又名西芹）两种。本芹，菜根大，空心，叶柄细长，纤维较粗，香味浓；洋芹，根小，棵高，叶柄宽肥，实心，香味较淡，菜质脆嫩。古往今来，人们都将芹菜视为佳肴。相传唐代宰相魏征，就嗜芹菜如命，几乎每天都用糖醋拌之佐膳。民间素有**"芹菜平肝降血压"**的养生歌。芹菜四季均有供应，是有"厨房药物"美名的超级营养蔬菜，是减肥者的首选食物。

芹菜性凉，味甘，具有清热除烦、祛风利湿、平肝健胃、利尿消肿的功能。现代医学研究发现，芹菜中的钾含量丰富，能排出体内多余的水分和钠，可预防高血压；钙、磷含量高，有镇静和保护血管作用。常吃芹菜能预防心血管疾病，可减少患心脏病风险25%；对原发性高血压、妊娠性及更年期高血压有明显的防治效果；对神经衰弱、失眠、水肿、妇女月经不调、白带过多、小便不利、乳糜尿等有辅助治疗作用。芹菜富含维生素K，对咯血、呕血等有辅助治疗的作用；同时有促进骨头生成，强健骨骼，预防骨质疏松症。

芹菜是高纤维食物，可抑制肠内细菌产生的致癌物质，可加快粪便排泄，减少致癌物与结肠黏膜的接触，达到预防大肠癌的目的。研究表明，芹菜中提取的芹菜素在体外实验中可有效抑制前列腺癌、卵巢癌、乳腺癌、胃癌等细胞增长的作用。

芹菜大量的膳食纤维可减缓消化道对葡萄糖的吸收，降低人体对胰岛素的需求；芹菜中含有的类黄酮物质可改善微循环，促进糖在肌肉和组织中的转化，也在降低血糖方面发挥着作用，因此对糖尿病患者有辅助治疗的作用。

芹菜含铁量高，能补充妇女经血的损失，多食可使人目光有神、头发黑亮、使皮肤有光泽，还有助于清热解毒、缓解皮肤瘙痒。经常吃些芹菜，可中和尿酸，对预防痛风有较好效果。芹菜叶茎含有挥发性的甘露醇，别具芳香，能增强食欲。

　　值得一提的是，不少人在吃芹菜时，大都喜欢去掉根和叶片，留下顶端鲜嫩的部分，殊不知，这种吃法浪费了芹菜的营养和药用价值。事实上芹菜叶和根的营养成分含量更丰富，营养学家曾对芹菜的茎和叶片进行过 13 项营养成分的测试比较，发现芹菜叶有 10 项指标超过了茎；其中，叶中胡萝卜素含量是茎的 88 倍，维生素 C 的含量是茎的 13 倍，维生素 B_1 是茎的 17 倍，蛋白质是茎的 11 倍。芹菜叶子部分含吡嗪这种香气成分，能促进血液循环；而芹菜根的药用价值更高。芹菜根洗净切碎，炒鸡蛋吃，可治头痛；芹菜根 90 克，加酸枣 9 克熬汤，睡前饮服，可治失眠；芹菜根切碎放入粳米中熬成芹菜粥，加一点冰糖，对高血压、血管硬化、神经衰弱等都有食疗作用。故老话说："**若要双目明，粥中加旱芹**"。

　　芹菜可炒、可拌、可煲，做馅、配菜都可做成各种各样的美味佳肴。

　　温馨提示　芹菜性凉滑利，脾胃虚寒、便泻者不宜食用；芹菜有降血压作用，故血压偏低者慎用；芹菜叶有苦涩味，宜先用开水烫一下。芹菜不宜久煮，以免所含挥发油损失。

芝麻开花节节高，麻酱麻油营养好

解评　芝麻，俗称"胡麻""脂麻""油麻"等。芝麻，自古被誉为"仙家食品"，有着许多美丽的传说。相传汉明帝时，浙江郯县人刘晨和阮肇到天台山采药迷路，遇到仙女邀他们到家中用胡麻当饭。他俩吃了胡麻饭返老还童、得道成仙；返回老家时，看到景物全非，子孙繁衍到了七代，"一饭胡麻几度春"就成了后世传颂的佳话。这当然是虚构的传说，但芝麻药用价值确实不凡，自古以来就是人们喜爱的健身延年保健佳品。

早在浙江湖州市钱山漾新石器时代遗址和杭州水田畈史前遗址中，就发现有古芝麻的种子。古籍书中很多记载它被作为食品和药物，《神农本草经》记载："芝麻主治伤中虚羸，补五内，益力气，长肌肉，填髓脑。久服轻身不老"。晋代葛洪说："芝麻能使身面光泽，白发还黑"。自古就有许多用芝麻和芝麻油制作的名特食品和美味佳肴。苏东坡曾用"胡麻茯苓面"治愈痔疮呢，至今民间仍流传此法：用少量晒干的黑芝麻与茯苓粉混合，每天服用20克即可。

芝麻有黑、白两种，白芝麻食用为好，黑芝麻药用为良。芝麻的茎、叶、荚壳、花都可以入药。

中医认为黑芝麻具有补肝肾、益精血、润肠燥、长肌肉、填脑髓的作用，可治疗肝肾精血不足所致的头晕眼花、须发早白、病后脱发、耳鸣耳聋、腰膝酸软、四肢乏力、皮燥发枯、肠燥便秘等病症。

现代研究证实，黑芝麻含维生素 E 居植物性食品之首。维生素 E 具有抗氧化作用，它可阻止体内产生过氧化脂质，减少体内脂褐质的积累。黑芝麻含有的多种人体必需氨基酸在维生素 E、维生素 B_1 的作用参与下，能加速人体的代谢功能，能促进细胞分裂、推迟细胞衰老、预防贫血、活化脑细胞、增强记忆力、起到健脑益智和延年益寿的作用。

黑芝麻富含的卵磷脂，可以分解、降低胆固醇。如果常吃黑芝麻可防治胆结石。黑芝麻中的亚油酸可降低胆固醇、预防高血压、冠心病，头发早白脱落，还可美容润肤、使皮肤白皙润泽、保持和恢复青春活力；黑芝麻有"永葆青春的营养源"美誉。另据报道，黑芝麻对于慢性神经炎、末梢神经麻痹也均有疗效。

小磨制成的芝麻油，香气扑鼻，在国际市场上畅销不衰。灭菌的芝麻油涂于皮肤或黏膜表面，有减轻刺激、消炎止痛、促进皮肤或黏膜修复等作用。可治疗疮肿、蜘蛛和诸虫咬伤及火烫伤等。

与芝麻油齐名的芝麻酱也是一宝。有人称赞"一汤匙芝麻酱胜过三块鱼"，鱼肉含有丰富的 ω-3 不饱和脂肪酸，被人称为"脑黄金"，对健脑益智、促进儿童智力发育、对中老年人保护心脑血管非常有好处。20 克芝麻酱，其中的脂肪酸含量超过半斤草鱼或鲤鱼！每 100 克芝麻酱含有 612 毫克钙，远高于牛奶、豆腐等补钙食品，经常食用对骨骼、牙齿发育很有好处。芝麻酱富含叶酸，不仅是造血的原料，还是胎儿神经管发育不可缺少的营养素；女性在怀孕开始 3 个月内每天吃点芝麻酱，能避免胎儿发生神经管畸形。芝麻酱中含有较高的锌和钾，锌参与胰岛素的合成与降解；而钾有舒张血管、促进钠排泄的作用，有利于血压正常，因此对防治糖尿病和高血压有很好的作用。所以，老话说：**"麻酱麻油营养好，补血润肠抗衰老"**。

芝麻花中有蜜腺，它与油菜、荞麦并称为我国三大蜜源作物，品质以芝麻蜜为上乘。

> **温馨提示** 患有慢性肠炎、便溏腹泻者不宜食用芝麻。吃过多的芝麻会造成内分泌紊乱，引发头皮油腻，导致毛皮枯萎、脱落。因此，食量应是每天半小匙，不能超过一瓷勺。
>
> 芝麻连皮一起吃不容易消化，建议压碎或磨碎食用更有助于人体吸收。把芝麻粉和蜂蜜一起搅拌，涂在面包上或放入沙拉酱里，对电脑族缓解视力疲劳很有好处。

宁可无肉，不可无豆

解评　1873 年在奥地利首都维也纳世界博览会上，中国有上海、天津、杭州、广州等 14 个城市组织了产品参展，其中展出了籽粒滚圆的大豆，当时很多外国人从未见过颗粒如此大而圆的大豆，一时轰动，中国大豆名扬四海，被称为"大豆王国"。

大豆（包括黄豆、黑豆、青豆、褐豆、双色大豆）极高的营养价值和优良的保健功能，被人们称为"植物肉"、"绿色乳牛"。所以，老话说：**"宁可无肉，不可无豆""人不可一天无豆""五谷宜为养，失豆则不良"**。大豆富含蛋白质，多种人体必需的氨基酸，尤其富含赖氨酸，可提高人体免疫力。大豆富含磷脂可清除血管壁上的胆固醇，改善脂质代谢，防止血管硬化，预防心血管疾病和脂肪肝。人的大脑 20%~30% 由磷脂构成，多食大豆可使脑中乙酰胆碱的释放增加，提高人的接受和记忆能力。大豆磷脂中含磷脂酰肌醇、甾醇等营养素，可增强神经功能和活力。大豆是构筑聪明大脑的重要物质，能帮助提高学习和工作效率，因此被称为"智慧豆"。

大豆所含异黄酮与雌激素相似，被誉为"植物雌激素"，当体内雌激素不足时，大豆异黄酮可起到类雌激素效果，而当体内雌激素超过正常时，它又可起到抗雌激素作用。因此可调节妇女体内雌激素水平，减轻更年期综合征症状、减少骨骼中钙的流失，促进骨生成、预防骨质疏松症。美国《食品科学与营养评论》杂志刊登一项新研究发现，一些豆类中白藜芦醇含量可与红酒媲美，其中黑豆和扁豆中含量最多；白藜芦醇可阻止 DNA 损伤，延缓细胞衰老、使皮肤洁白保持弹性，故被称作"养颜美容天使"。

大豆所含蛋白酶抑制素、肌醇六磷酸酶和异黄酮都具有抑制癌细胞生长的作用，尤其是乳腺癌、肝癌、前列腺癌、肺癌、胃肠道癌，被誉为"防癌抗癌卫士"。所以，老话说：**"抗癌蛋白最优秀，吃肉不如吃黄豆"**。

大豆所含的皂苷有明显抗氧化、降血脂、抗血栓作用。大豆含有低聚糖和可溶性纤维，能促进肠道益生菌繁殖，既可通便，又有减肥作用。美国《医药食品杂志》刊登一项涉及 35 名肥胖男性为期 8 周最新研究发现：吃豆最多的参试者体内脂肪、胆固醇水平、血压及能量代谢都得到大幅改善。大豆还含有一种抑制胰酶的物质，对糖尿病有治疗作用。

大豆所含的铁，不仅量多，且容易被人体吸收，对生长发育的儿童及缺铁性贫血患者很有益处。大豆中的钾可促使体内过多的钠盐排出体外，因此对高血压患者降血压和预防脑卒中很有好处。大豆含钙、磷对预防小儿佝偻病、老人骨质疏松症及神经衰弱和体虚者很有用。

大豆按制作方法可分为发酵和非发酵豆制品。非发酵豆制品如豆浆、豆腐皮、豆腐、腐竹、豆腐干、百叶、素鸡、豆芽、煮豆、炒豆等。整粒的黄豆消化吸收率仅 65.3%，而磨成豆浆消化吸收率可提高到 84.9%。现在，许多家庭都买了豆浆机，在家磨豆浆喝，但人们往往把豆腐渣当作废物扔掉；其实，豆腐渣比豆浆更有营养，更多的抗癌物质异黄酮，可预防乳腺癌、胰腺癌、前列腺癌和大肠癌呢！豆腐渣更具有排毒、降血脂、降血压、调节血糖的作用；豆腐渣富含纤维素，可吸收糖分，可解除饥饿感抑制脂肪生成，是瘦身减肥的好伙伴；豆腐渣含大量钙，是补钙强壮骨骼的保健食品。给豆渣平个反吧，豆渣是渣又是宝啊！

黄豆做成豆腐消化吸收率可达 92%~96%，做豆腐时使用盐卤，可增加钙、镁等无机盐含量，成为补充钙的良好食物来源。豆腐是一种生热皆可、老幼皆宜、价廉物美、养生保健、延年益寿的美食佳品。

我国是豆腐的故乡，源远流长，已形成了自己独特的"豆腐文化"。如"珍珠（剩饭）翡翠（白菜）白玉（豆腐）汤"，救了危难中饥寒交迫的明朝开国皇帝朱元璋。苏东坡巧做的"东坡豆腐"美名远扬。高寿君王乾隆爷的长寿秘诀是每日必食豆腐，他所食豆腐在百种以上，如鸭丁炒豆腐、鸡肝炖豆腐、锅塌豆腐、什锦豆腐、清拌豆腐等；乾隆游西湖时，对杭州民间的"鱼头豆腐"赞赏不已，从此，"鱼头豆腐"名闻天下；他最爱的淮南八公山豆腐被誉为"乾隆豆腐"。清代文学家袁牧酷爱豆腐，他说："豆腐得味，远胜燕窝"，他的《随园食单》就收集有不少豆腐名菜，他为了请教"雪霞羹"的豆腐菜做法而向豆腐三鞠躬，遂得其妙；好友毛俟园吟诗记此事："珍味鲜推郇令庖，黎祁尤似易牙调。谁知解组陶元亮，为此曾经一折腰"，袁枚为豆腐折腰，一时传为美谈。

川菜中的麻婆豆腐，赫赫有名。创始于清朝（1862年），开业于成都北郊的万福桥，店家女主人陈氏善于烹调菜肴，尤其她用牛肉末、蒜苗、辣椒、花椒、豆瓣酱等烧制的豆腐，味美可口，麻辣鲜香，深受人们喜爱，特别是挑夫们吃了麻婆豆腐，胃口大开、浑身舒畅、脚力倍增。文人骚客也常来品尝，因陈氏脸上几颗星星点点的麻子，笑称为"麻婆豆腐"而得名。晚清文人冯家吉还题诗："麻婆陈氏尚传名，豆腐烘来味最精。万福桥边帘影动，合沽春酒醉先生"，真是一幅川菜风情画，好一个川酒神仙图。麻婆豆腐含有植物蛋白和氨基酸，可降胆固醇；牛肉补气养胃；蒜苗杀菌、降血脂；花椒可去腥、健胃除湿。所以麻婆豆腐不但美味，而且健康。据《成都通览》记载清朝末年麻婆豆腐被列为成都著名食品，流传至今成为家喻户晓、享誉国内外的名肴。

以上无一不显示着豆腐无穷魅力与神奇，成为当之无愧的"素食之王"。难怪有人戏称豆腐是中国古代四大发明之外的"第五大发明"。

鉴真和尚东渡将我国豆腐的制作技术传入日本，宋朝时又传入朝鲜；在19世纪中叶，来华传教士又将豆腐技术辗转带入欧洲、美洲。20世纪，豆腐逐渐发展成为世界性保健食品，1999年10月美国食品药物管理局已将豆腐列为"具有减少冠状动脉性心脏病风险"的健康食物。

大豆发芽后维生素C的含量增加，胡萝卜素增加2~3倍，维生素B_{12}增加10倍以上，其蛋白质利用率比黄豆大约高10%；由于酶的作用，更多的钙、磷、铁、锌等矿物质元素被释放出来，增加了人体的吸收利用率。黄豆生芽后天门冬氨酯急剧增加，因此吃豆芽能减少体内乳酸堆积，可消除疲劳，清心养身，具有"解酒毒、热毒，利三焦"之功效；而黄豆中含有的不能被人体吸收，又易引起腹胀的棉子糖等物质，在发芽过程中急剧下降乃至全部消失，这就避免了吃黄豆后腹胀现象的发生。近年还发现豆芽中含有一种特别可贵的干扰素诱生剂，能诱生干扰素，增加体内抗病毒、抗癌肿的能力。据近代老年医学研究，在有益寿延年功效的10种食品中，排在第一位的就

12

宁可无肉，不可无豆

是黄豆及黄豆芽；2013 年 4 月江苏省调查 2095 位百岁以上老人，九成老寿星喜欢吃豆制品。

豆芽是中国传统的菜肴，包括黄豆芽、绿豆芽、小豆芽等。古人赞誉它是"冰肌玉质""寸长金芽""白龙之须"，豆芽的样子像一把如意，所以人们又称它为如意菜。豆芽与笋、菌并列为素食鲜味三霸。在寒冷的冬季，现在虽然有大棚蔬菜，但蔬菜的种类仍然有所减少，而豆芽却是此时的一道时令美味，不仅营养丰富，而且无污染，是无公害蔬菜，也称为"活体蔬菜"，一年四季都可以在市面上看到它的踪影。豆芽价廉物美，是老百姓家常菜，老百姓亲切地称它为"添岁菜"、"延龄菜"。

发酵豆制品有豆豉、豆酱、豆腐乳、酱油等。豆类发酵可改变其营养成分，增加异黄酮、卵磷脂、低聚糖、皂苷、功能肽、维生素 B、维生素 E 等保健益寿成分，被认为是营养与保健成分最集中、最合理、最丰富的食品。如豆腐乳含有大量的维生素 B_{12}；豆豉中含有大量能溶解血栓的尿激酶，被称为"溶栓第一豆"，是打通血管最好的"药"。因此，老话说："**豆豉不起眼，能防脑血栓**"。更使人惊奇的是，豆豉所含的细菌能产生大量维生素 B 和抗生素；豆豉中钴的含量是小麦的 40 倍，有良好的预防冠心病的作用；钼的含量是小麦的 50 倍，硒的含量比高硒食物大蒜、圆葱还高，而钼和硒都具有极强的抗癌作用。难怪老话说："**每天吃豆三钱，何须服药连年**"。

大豆可榨成豆油，亦可将大豆磨成粉，与米粉掺和后还可制作团子、糕饼、小吃等食用。所以，老话说："**黄豆营养顶呱呱，养生养颜全靠它**""**要长寿，吃大豆**"。

温馨提示 大豆不宜生食，因含有不利健康的抗胰蛋白酶和凝血酶，夹生黄豆也不宜吃；不宜干炒食用，宜高温煮烂。不宜食用过多，以免消化不良而致腹胀；消化功能不良、有慢性消化道疾病的人应尽量少食；患有严重肝病、肾病、痛风、消化性溃疡、患疮痘期间不宜吃黄豆及其制品；低碘者应禁食。豆腐每次以 100 克为宜。豆豉也每日 50 克以内为宜；豆豉中盐分多，如向菜肴中加入豆豉，则应减少烹调用盐量。豆芽均性寒，尤其绿豆芽更为寒凉，容易损伤胃气，冬季烹调时最好放点姜丝，以中和其寒性；慢性胃炎、肠炎及脾胃虚寒者不宜多食。

巧存豆腐方法：取一保鲜盒，可按 500 克豆腐 50 克盐的比例，用开水溶化后，将鲜豆腐浸泡其中，不仅能将豆腐中的豆腥味排出，存放一个星期不变质。也可将豆腐冷冻，冻豆腐营养成分不会受到破坏，吃起来别具风味。

⑬ 果中栗，最有益

解评 唐代名医孙思邈说："栗，肾之果也，肾病宜食之。"冬季肾经最旺盛，是补肾最佳时期，栗子是最适宜冬季食用的滋补佳品。素有"人参果"和"干果之王"的美称，是大自然赐给人们价廉味美、强身健体、延年益寿的药食两用圣果，古人称糖炒栗子为"灌香糖"，有诗为证："堆盘栗子炒深黄，客到长谈索酒尝。寒火三更灯半灺，门前高喊'灌香糖'"。北京的糖炒栗子曾有"糖炒板栗赛过甜蜜"的美誉，刚出锅的"糖炒栗子"冒着热气、飘着异香，深褐油亮、咬开裂口，果仁金黄，吃到嘴里，满口酥甜，回味绵长。

历代皇室贵族喜食板栗，慈禧太后就爱吃栗面窝头。乾隆皇帝堪称养生专家，对栗子十分青睐，是四季常用御膳。他到民间私访，还带糖炒栗子当点心，有《食栗》诗为证："栗子伴君私访，聪明身强力壮，知民明断国事，常行赛过唐皇，栗子利国利民，功劳不逊名将"。乾隆说栗子赛过唐皇，不逊名将，对栗子评价真高啊！

苏东坡对板栗情有独钟，他亲自炒板栗招待佛印和尚，并戏言需作对联，赢家才能吃板栗，便吟出上联："栗破凤凰（缝黄）现"，意为板栗破了缝，黄酥酥的栗仁现出来；佛印和尚不慌不忙，续了下联："藕断鹭鸶（露丝）飞"，意为莲藕断了露出了飞丝，"鹭鸶"与"凤凰"相匹配，对得惟妙惟肖，两人相视一笑，尽兴地品尝板栗、大快朵颐。

明代诗人吴宽讲究栗子的食用方法，喜欢用栗子和米一起煮粥，以增加营养。有《煮栗粥》为证："腰痛人言食栗强，齿牙谁信栗尤妙。慢熬细切和新米，即是前人栗粥方"。

板栗有很高的营养价值，也是药用上品，对身体有较好的滋补功能。鲜板栗所含维生素 C 比西红柿还多，是苹果的十多倍；所含矿物质很全面，有钾、镁、铁、锌、锰等，尤其是富含钾，含有的不饱和脂肪酸和多种维生素，能防治高血压、冠心病、动脉硬化、骨质疏松、老年肾亏、小便频数等症，栗子富含核黄素（维生素B_2），对日久难愈的口腔溃疡有疗效。

栗子全身是宝，果肉益肾气、健脾胃、壮腰膝、强筋骨、活血、止血、消肿等功效；花可治瘰疬与腹泻；鲜叶外用治皮肤炎症；壳和树皮有收敛作用；根能治疝气。所以老话说：**"果中栗，最有益""常吃栗子营养好，延年益寿抗衰老"**。

栗子可生食、可蒸、煮、炒食、做汤、煮粥，还能制成栗干、栗粉、栗浆、栗酱、糕点、罐头等；栗子还是制作糕点和饮食的好原料，如栗蓉月饼、栗子糕、栗子香酥鸡等，都是由栗子制作的名吃佳肴。杭州有一道传统风味的滋补小吃，叫桂花鲜栗羹，用杭州的市花——桂花与鲜栗，配以西湖藕粉作成羹，色彩绚丽、栗子脆嫩、藕羹稠浓、桂香四溢，清甜可口。它既是饱览西湖名胜古迹的助兴佳品，又是宴会酒席上不可缺少的时令滋补名点。

温馨提示 栗子容易变质霉烂，吃发霉栗子会中毒。栗子生吃不易消化，熟食又会滞气，脾虚消化不良者、湿热重者、糖尿病人都不宜食用。以栗当药最好的服食方法是早、晚各吃6~7颗生栗子慢慢地咀嚼、徐徐地咽下。巧去生板栗内皮小妙招：将板栗切成两瓣，去外壳放入盆里，加上开水浸泡一会儿后用筷子搅拌，内皮就很容易脱去。

14 甘蔗甜又甜，清热又消炎

解评　在干燥的冬天补充水分是必不可少的，甘蔗水分含量占80%以上；素有"经霜甘蔗老来甜"的谚语，甘蔗含糖量高、浆汁甜美，被称为"糖水仓库"，理所当然成为冬季能清、能润、甘凉滋养的食疗佳品。唐代诗人王维在诗中称赞甘蔗："饮食不须愁内热，大官还有蔗浆寒"。

甘蔗是氨基酸的大本营，含有天门冬氨酸、谷氨酸、丝氨酸、丙氨酸等多种有利于人体的氨基酸，以及维生素 B_1、B_2、B_6 和维生素 C 等。中医将甘蔗列入"补益药"，入肺、胃二经，具有清热解毒、补肺和胃、生津止渴、滋阴润燥的功效。对低血糖症，高热烦渴、津液不足、口干舌燥、咽喉肿痛、胃热呕吐、大便干结、肺燥引发的咳嗽气喘、痰多色黄等病症有一定的效果，故被称为"天然复脉汤"。

甘蔗含铁量雄踞各种水果"冠军"宝座，故有"补血果"的美誉。据研究报道甘蔗含有五碳糖和六碳糖等多糖，对小鼠癌细胞有抑制作用；另外，饮甘蔗汁还可解酒精中毒。人们在咀嚼甘蔗时就像用牙刷刷牙一样，把残留在牙缝中的垢物一扫而净，故能提高牙齿的自洁和抗龋能力；咀嚼甘蔗可很好锻炼牙齿和口腔肌，故被誉为"口腔清洁工和脸部美容师"。因此，老话说："甘蔗赛过参，美容添精神"。

甘蔗除削皮直接吃外，还可切成20~30厘米的段，放入锅里煮十多分钟后吃，会更甜。若嫌蔗汁单调，还可用蔗汁煮饭、煮粥、做汤等。

温馨提示　甘蔗发霉变质绝对不能吃，变质甘蔗闻之有霉味，咬一口带酸味或酒糟味，误食后容易引起呕吐、抽搐、昏迷等中毒症状，严重者还会导致视神经或中枢神经系统受到损害以致双目失明、全身痉挛性瘫痪等难以治愈疾病。

　　青皮甘蔗性寒凉，脾胃虚寒和胃腹疼痛、呕吐、便泄者不宜食用；紫皮甘蔗性较温和滋补，喉痛热盛者不宜食用；糖尿病患者在血糖高时不能食用。

15 天天枸杞水，活到两百岁

解评 枸杞的功效是古今公认。《神农本草经》记载："枸杞味苦寒。主治五内邪气，热中消渴，周痹。久服坚筋骨，轻身耐老"。枸杞可谓全身皆宝，四季可以采摘：春采枸杞叶，名天精草；夏采花，名长生草；秋采子，名枸杞子；冬采根，名地骨皮。春天枸杞嫩叶亦称枸杞头，被称为"新型保健蔬菜"，其营养丰富，可凉拌、炒食、煲汤。常食枸杞子有润肺补气、养肝明目、治虚安神、滋阴补肾、养血强精、提高免疫力、抗衰老等保健功能。枸杞根皮有清热凉血的功效。

枸杞根皮为什么在中药中叫"地骨皮"呢？这还有一段传说。有一天，慈禧太后觉得胸闷、视物模糊，御医诊治多次，仍未好转。有位钱将军对御医们说，他母亲也曾患过这类眼病，是土郎中用枸杞根皮、煎汤服治好的。慈禧即令钱将军回乡取药。钱将军取回药后煎好药汤，照护太后用药。几天后，太后眼睛渐渐明亮，精神也好起来，便问这是何种妙药。钱将军思忖，枸杞的"枸"和"狗"同音，怕太后恼怒，便择个吉利名称——"地骨皮"。太后听后果然很高兴赞叹说："好，我吃了地骨之皮，可与天地同寿"！从此，枸杞根皮便叫地骨皮了。真是太后眼疾难愈、地骨皮药到病除啊！

宁夏枸杞最为著名，宁夏中宁县更是中国著名的枸杞之乡，这里的枸杞早在明朝就被列为贡品。

现代研究证实，枸杞含有 14 种氨基酸和大量的胡萝卜素，还含有甜菜碱、莨菪碱、牛磺酸、核黄素、烟酸、抗坏血酸、亚油酸、多种维生素以及钙、磷、铁等物质。枸杞中的维生素 C 含量比橙子高，β 胡萝卜素含量比胡萝卜高，铁含量比牛排还高呢。

枸杞含大量 β 胡萝卜素，进入人体后可在酶的作用下，转化成维生素 A。

维生素 A 被称为保护眼睛、防止视力退化的特效维生素，对肝血不足、肾阴亏虚引起的视物昏花、见风流泪、白内障和夜盲症有较好疗效。β 胡萝卜素可增强人体免疫功能，有预防日照引起的皮肤损伤和抗癌及抗衰老作用。南宋大诗人陆游年老时眼睛昏花，经大夫建议坚持每日吃一杯枸杞羹，最终治愈了老花眼；有诗为证："雪霁茅堂钟磬清，晨斋枸杞一杯羹"。以枸杞为主药的"杞菊地黄丸"是著名的滋补良药。故老话说：**"常饮枸杞菊花茶，八旬眼睛赛童娃"**。

枸杞子含有的甜菜碱可抑制脂肪在肝内沉积，防止肝硬化和肝功能紊乱，可促进肝细胞再生，具有保护肝脏作用。

枸杞子有很强的激发性功能的作用，有报道，每日服用枸杞子 50 克，连续 10 日可使男性血中睾酮含量显著升高，同时能促进女性排卵、增强性功能、对各种不育、不孕症均有良效。枸杞子的壮阳功能令西方人喜出望外，精明的英国商人为枸杞打出"水果伟哥"的广告。

枸杞子还有兴奋大脑神经、兴奋呼吸、扩张血管、降低血液中的胆固醇与甘油三酯水平、调节血糖、防治高血压、心脏病、动脉硬化等作用。枸杞子有促进乳酸杆菌生长，促进胃肠蠕动、助消化的作用。因枸杞子可提高皮肤吸收营养的能力，故有美白养颜作用。

枸杞子一年四季皆可服用，用开水冲泡，一并吃下，也可做菜。而直接嚼食，对营养吸收更充分，更有利发挥枸杞子的保健效果。但嚼服时要注意，数量上最好减半，否则容易滋补过度。健康成人每天吃约 20 克比较合适；如果要治疗的话，每天最好吃 30 克左右。

枸杞银耳羹是陕西传统滋补名羹。具有止眩晕、除头痛、去目疾、润肌肤等功效。其来历也有典故：相传西汉开国元勋三杰之一张良看到刘邦大肆杀戮功臣名将，深悟"飞鸟尽，良弓藏；狡兔死，走狗烹；敌国破，谋臣亡"的古训，决心急流勇退，遂辞官归隐，为寓意自己"清白"、"高洁"，经常在山间采集银耳加枸杞炖食，使他健康过百年驾鹤仙去。现在枸杞银耳羹是筵席上一道珍贵名羹，更是大众喜爱、老少皆宜的滋补佳品。一碗羹能够流传千年不衰，不仅仅是它味道甘美、滋补效能高，可能还与它深刻含义有关吧。

温馨提示 枸杞子温热身体的效果相当强，因此正在感冒发烧、身体有炎症、腹泻、患有高血压，容易上火人群最好别吃。枸杞子含糖量较高，每100克含糖19.3克,糖尿病患者对枸杞子用量应权衡利弊、仔细斟酌。

枸杞子保存宜干燥、通风，忌高温，防虫蛀。选购枸杞子时应注意不可单纯注重外表，因用硫黄熏制过的枸杞子外观鲜红、发亮。有酒味的枸杞已经变质，不可食用。

田补河泥水草，人补桂圆红枣

解评 桂圆的鲜果叫龙眼。龙眼带壳带核晒干后，叫龙眼干；去壳去核，只留果肉，晒干后就叫桂圆。其实大多数人没有分得那么清楚，认为桂圆就是龙眼。

龙眼是我国历史上推崇的四大名果之一。龙眼形色喜人，又具有很高的营养和药用价值。《神农本草经》记载："龙眼，味甘平。主治五脏邪气，安志，厌食。久服强魂，聪明，轻身不老，通神明"。《本草纲目》记载："龙眼主治思虑过度，劳伤心脾，健忘怔忡，虚烦不眠，自汗惊悸"。在古典名著《红楼梦》中，主人公贾宝玉因悲伤过度，导致魂魄出窍、心悸怔忡，俗称"丢心症"，就是用桂圆汤治好的。自古以来龙眼被视为滋补佳品，获"果中神品"的美誉。

明代文学家、字画家宋钰描写龙眼："圆如骊珠，赤如金丸，肉似玻璃，核如黑漆，补精益髓，抑渴扶饥，美颜色，润肌肤，种种功效，不可枚陈"。他还写《龙眼》诗："外衮黄金色，中怀白玉肤。臂破皆走盘，颗颗夜光珠"，该诗犹如谜语，巧妙地运用拟人和比喻的手法，赞美龙眼的珍贵。

清代王士雄写的著名营养学专著《随息居饮食谱》中，记载的玉灵膏做法：龙眼肉一两，西洋参一钱，白糖少许，蒸 100 次。现在通常用龙眼肉 250 克，西洋参 15 克，白糖适量；将龙眼肉捣烂如泥，西洋参研末，二物连同白糖一并拌匀，放密封的瓷器内，置锅中用文火蒸 2 小时。龙眼肉与西洋参制膏，龙眼补正、养心血，而西洋可把龙眼的热气化掉。每日早晚各 1 次，每次 1 匙，开水化服；用于"衰羸老弱""产妇临盘，服之尤妙"。因它"大补气血，力胜参芪"，所以有"代参膏"美称；不但效力大，且味道极好。但咳嗽痰黏、痰火郁结者不宜食用。

龙眼含葡萄糖、蔗糖、蛋白质、脂肪、多种维生素和钾、镁、磷、硒、钙、铁等矿物质及酒石酸、烟酸、腺嘌呤、胆碱等成分。对年老体弱、体衰贫血、久病体虚、头昏、失眠、心悸、健忘、产妇气虚浮肿者很有补益效果，是珍贵的补心健脾、强身健体、抗衰老的调补食品。

龙眼营养丰富，甜美可口。除鲜食外，还可制成龙眼干、罐头、酒、膏、酱等。桂圆煮鸡蛋、桂圆煨米粥都是不错的选择，所以，老话说：**"心虚气不足，桂圆煨米粥"**。

除龙眼肉外，龙眼核、龙眼壳、龙眼叶、龙眼花皆可入药。

核研末，名骊珠散，敷刀刃、跌打诸伤，立即止血止痛，愈后无瘢。若伤鬓发际，愈后更能生发。

龙眼壳煅炭、研成细末，调麻油涂痈疽或溃疡久不收口处，效果明显；调桐油涂烫火伤处，立即止痛，愈后无瘢；龙眼壳15克左右，煮水饮用，祛风明目，治疗头痛、头晕和耳鸣等。

龙眼花期长、花粉多，蜜汁丰富，龙眼蜜是蜂蜜中的上等蜜。

龙眼树冠繁茂、树姿优美，可作为风景林和防护林；龙眼树木质坚硬、纹理细致优美，可制作高级家具，还可雕刻成精巧工艺品。

温馨提示 桂圆性温，肝火旺、舌苔厚腻、风寒感冒、痰多、消化不良者忌食。脾胃虚寒者不宜多服。儿童、青少年不宜多食，尤其是年幼儿童特别爱吃新鲜龙眼，家长一定要控制好量，不然很容易引发小儿便秘，易使鼻、齿龈出血。

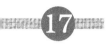

常吃双耳汤，美容又健康

解评 老话说:**"有钱人吃燕窝，没钱人吃木耳"**，老百姓常有吃木耳滋补身体的习惯。木耳是生长在朽木上的一种食用真菌，被誉为"菌中之冠"，我国人工栽培木耳已有一千多年历史。木耳有两大类，即白木耳和黑木耳。白木耳晶莹透白，色如银，故又名银耳;黑木耳营养丰富、味道鲜美，可与动物性食物相媲美，故有"素中之荤"的美誉。

白木耳富含的植物胶质绝不亚于燕窝，是补充胶质的最佳食物。人体内的"胶质"和"骨质"就好比房子的"水泥"和"砖块"。人随着年龄的增长，皮肤内胶质会渐渐流失，皮肤渐渐松弛，失去弹性;多吃白木耳可让皮肤保持弹性，更加润泽，还能祛除脸部雀斑、黄褐斑，是美容养颜的食补佳品;更有润肺生津、补养气血、滋肾益精、防病健身、延年益寿的功效，被誉为"长生不老药"，特别适合呼吸系统较弱、久咳少痰、咽燥口干的人群。肺癌患者经常干咳，或痰中带血;鼻咽癌患者放射治疗后，常口干舌燥、大便秘结;胃癌术后，出现舌红、口干等症，都可吃白、黑木耳起到辅助治疗作用。

黑木耳能抗血栓、降血脂、降低血黏度、抗血凝、使血液流动顺畅，软化血管，减少心血管病发生。有报道，每天食用 5~10 克黑木耳，它所具有的抗血小板聚集作用与每天服用小剂量阿司匹林的功效相当。现在心肌梗死的人越来越多、年龄越来越小，心肌梗死是完全可以预防的，其方法就是常吃黑木耳。在各种素食中黑木耳含铁量最多，可防治缺铁性贫血。黑木耳所含的植物碱具有促进消化道、泌尿道各种腺体分泌，润滑肠道和泌尿道，对胆结石、肾结石有较好的化解功能，使结石排出体外。黑木耳还有较强的吸附作用，有利于使体内垃圾及时排出;特别是对从事开矿、冶金、水泥制造、理发、面粉加工、木工、纺织、护路等空气污染较重工作的人员，经常食用黑木耳可减少粉尘对肺的伤害，获得良好的保健作用，因此，黑木耳被誉为

"最佳的人体清道夫"。

黑白木耳搭配食用，营养会相补叠加；两种木耳都含有多糖类物质，具有增强免疫力、抗病毒的作用，有滋阴补肾、润肺生津、强心健脑、提神补气等功能，因此对阴虚火旺受不了参茸等温热滋补的病人是一种良好的补品。

温馨提示 不要买纯白木耳，如颜色很白，对舌有刺激或辣的感觉，很可能是用硫黄熏蒸过的。没有经过硫黄熏蒸的银耳，颜色是很自然的淡黄色，有自然芳香。

要想身体好，菌汤是个宝

解评　听到"菌汤是个宝"，可能有人会丈二和尚摸不着头脑，会误解为吃什么细菌之类的东西，以至敬而远之，不敢领教。要是说得详细一些，劝大家多吃些"蘑菇、香菇、金针菇、猴头菇、茶树菇等做的菌菇汤，恐怕大家都会笑逐颜开、个个同意了。古罗马人将食用菌列为"上帝的食品"，只有节日才食用，古希腊人认为食用菌能提高武士的战斗力。目前食用菌已成为人类的三大食物之一，因其富含高蛋白、多种维生素和微量元素，而且具有低脂肪、低热量等特点，是食疗的山珍，多吃可增强人体免疫力、提高机体抵御各种疾病的能力。冬季来临，各种菌类更是成了火锅爱好者的健康首选材料。难怪老话说：菌菇汤是**"肉香三天，汤鲜七日"**。

　　菌类食物含有蛋白质、碳水化合物、粗纤维、多种维生素和氨基酸，还有钙、铜及磷等微量元素。就拿"蘑菇皇后"的香菇来看，每 100 克干香菇含蛋白质 12.5 克，蛋白质中的氨基酸有 18 种，人体必需的 8 种氨基酸它就含有 7 种，还有维生素 D 及丰富的微量元素。香菇具有消食、去脂、降压等功效，含有香菇嘌呤等核酸物质，能促进分解胆固醇，降低总胆固醇及甘油三酯。平菇在蘑菇中有"平民皇后"的美称，因为它是最常见、价廉物美的蘑菇，但是它的营养、保健价值却不一般，尤其在降血压、降胆固醇上有较好的作用；金针菇却享有"增智菇"美誉，因为它赖氨酸含量很高，在增强记忆力方面效果十分明显；100 克水发榛蘑含钾 732 毫克，位于蔬菜榜冠军。食用菌中最名贵的品种要算猴头菇，其状如猴头而命名，它利五脏、助消化，对消化道溃疡的愈合很有帮助，可作为晚期消化道癌症患者的食疗。

　　蘑菇滋味鲜美而名闻中外，自古以来就被当作珍贵食品。蘑菇含有降低胆固醇和降血压的成分，还能提高人体白细胞功能。蘑菇提取物对金黄色葡萄球菌、伤寒杆菌、大肠杆菌以及某些病毒有抑制作用，而且还有滋补、助消化和一定的抗癌作用。因此，菌类食物是营养丰富、老少皆宜的大众蔬菜，不仅能清肠养胃、还能帮助瘦身，是名副其实的"长寿食品"和"保健食品"。

在福建闽南地区，妇女分娩时必食红菇补充营养，他们视红菇为"南方红参"。当地炖鸡、炖鸭、炖蛋、炖猪肚、炖猪排之类配些红菇，不仅使其色彩夺目，更能使汤水增甜、味道鲜美。

温馨提示　干香菇浸泡时，最好用20~35℃的温水，这样既能使香菇更容易吸水变软，又能保持其特有的风味。因其本身拥有特别的香味和清甜，烹调菇类料理时，不宜下太重的调味，以免遮掩了它天生风采。蘑菇等含有一定量嘌呤，尿酸高的人要少吃。

19 **木瓜鲫鱼汤，绝配好搭档**

解评 木瓜素有"百益果王"之称。是一种营养丰富、百益无害的果之珍品。世界卫生组织公布 2016 年健康食品排行榜，木瓜被列水果榜冠军。

木瓜含有一种"木瓜蛋白酶"（未熟的青木瓜含量大约是熟木瓜的 2 倍），是最好的蛋白质分解酶，饭后食用可帮助消化，对肠胃炎、消化不良等有较好的食疗效果；还能消暑解渴、润肺止咳；帮助分解并去除肌肤表面的老化角质，促进新陈代谢，帮助分解脂肪排出体外，去除赘肉，是润肤、养颜、通便、美容和减肥圣品。因此，常吃木瓜能够保持青春、延缓衰老。

木瓜维生素 C 含量是苹果的 48 倍，还富含番木瓜碱、凝乳酶、胡萝卜素、维生素 A、维生素 B_1、B_2 和 17 种以上氨基酸及多种营养元素。常吃木瓜具有平肝和胃、舒筋活络、软化血管、抗菌消炎作用；还有阻止致癌物质亚硝胺合成的本领，木瓜碱具有抗淋巴性白血病的作用。木瓜含有的齐墩果酸具有护肝降血脂、抑菌消炎等功效。

民间认为木瓜是天然丰胸果品哩！因木瓜富含的木瓜酶对乳腺发育很有帮助；木瓜酵素能刺激分泌女性激素，使乳腺畅通，以达到丰胸的目的。将木瓜内种子去掉，切块放在杯中，倒入牛奶，放微波炉高温加热 2~3 分钟，就成了有滋有味的木瓜牛奶盅，对产后缺乳的奶妈有滋补催乳的作用。因此有"万寿果、丰胸圣果"的美誉，被世界卫生组织列为冠军也是众望所归哦！

在先秦时期木瓜与美玉等同视之，被作为男女青年表达爱慕的礼物，在人们心目中木瓜的珍贵可想而知了。不信吗？有《诗经·卫风·木瓜》名诗为证："投以木瓜，报之以琼琚。匪报也，永以为好也！"。琼琚即美玉，你送给我木瓜，我报答你美玉，不是什么回报，而表示永远相亲相爱啊！当你读该诗句，一定会被男女青年凭借木瓜来表达爱情的高尚情操所折服。

除水果木瓜外，还有一种药用木瓜，亦称铁脚梨，为我国特有的野生果，因它产于安徽宣城,故称为"宣木瓜",其芳香往往让人陶醉,果实坚硬易存放,常作为香果放在案头、茶几,满室清香,沁人心脾,有舒心健身的效果。想听宣木瓜治疗风湿痹痛的神奇功效吗?传说安徽广德人顾安中腿脚肿痛,不能行走,只好乘船回家;在船上,他将两脚放在装货的袋子上,下船时突然发现肿胀疼痛的腿脚竟然好了许多,感到十分惊奇,就问船家袋中装的是何物?船家说是木瓜。顾安中回家后,就买了一些木瓜切片装于袋中,每日将脚放在上面,不久,他患的腿脚风湿病就痊愈了。宣木瓜可以治疗腿脚风湿病被传开了,自此宣木瓜成为治风湿性关节炎、腰膝酸痛、腿痛肿胀、转筋、湿痹、脚气的药物哩。

鲫鱼肉质细嫩、味鲜美,营养丰富,所含蛋白质,质优齐全、容易消化吸收;含糖分多、脂肪少,以半斤到一斤的鲫鱼肉最好,鲜而不腻、略感甜味。鲫鱼有健脾益气、和中开胃、止咳、活血解毒、利水消肿、通络下乳等功效,对脾胃虚弱、溃疡、气管炎、哮喘、肝炎、肝硬化腹水、慢性肾炎水肿、营养不良性水肿、高血压、心脏病、糖尿病、痔疮出血、慢性久痢者及康复期的癌症患者有很好的滋补食疗作用。也适宜小儿麻疹初期或麻疹透发不快者食用。另外,鲫鱼子能补肝养目,鲫鱼脑有健脑作用。

木瓜鲫鱼汤气味清甜、香润鲜美,为秋冬季的清润补汤,也是病愈后滋补上品;特别对产妇,既可以补虚,又有通乳催奶效果哩!木瓜性略偏寒,鲫鱼性温,两者搭配真是:木瓜鲫鱼汤,绝配好搭档,清心益脾胃,润肺催奶下,养颜抗衰老,天下第一汤。

老话说:**"冬吃鲫鱼夏吃鲤"**,不同季节吃什么鱼最有益,也是很有讲究的。一是跟不同鱼的属性有关,鲫鱼性温,具有和中补虚、活血通络、祛寒补阳的功效,冬季天寒地冻、冷气袭人,应该选择一些温热助阳的鱼类有利于养生;鲤鱼性寒,有祛火补阴、清热解毒、平喘止咳、健脾开胃、利尿消肿、安胎通乳等功效,夏天热浪滚滚,人们往往食欲不振,应该选择清热开胃的鲤鱼,尤以1~2斤的肉质鲜嫩的鲤鱼。二是从鱼肉的味道来看,冬季鲫鱼、夏季鲤鱼比其他季节更为肥美。

鲤鱼全身都是宝,鱼肉蛋白质含量高,质量好,人体消化吸收率可达96%。含有人体必需的氨基酸和多种维生素,含视黄醇和维生素A,对提高视力有益；鲤鱼的脂肪多为不饱和脂肪酸，能很好的降低胆固醇，预防动脉硬化和冠心病，辅助降血脂、抗血栓、降血压，具有养肺健脾、平肝补血的作用；含钾离子丰富，可防治低钾血症，增加肌肉强度。鲤鱼头含有俗称"脑黄金"的卵磷脂，多吃可增强人的记忆、思维和分析能力，能补脑、健脑和延缓衰老。鲤鱼与冬瓜、葱白煮汤服食，治肾炎水肿。大鲤鱼留鳞去肠杂，煨熟分服之，治黄疸肝炎、肝硬化腹水。用活鲤鱼、猪蹄煲汤服食治产妇少乳。鲤鱼与川贝少许煮汤服用，治咳嗽气喘等。鲤鱼适宜食欲低下、工作太累和情绪低落者食用，尤其适宜患心脏性水肿、营养不良性水肿、脚气水肿、妇女妊娠水肿患者作为夏季的滋补食疗佳品。

温馨提示 除了木瓜鲫鱼汤外，木瓜猪脚汤、青木瓜排骨汤、木瓜炖雪蛤也是广为人知的催乳妙方。鲫鱼豆腐汤，除有催乳作用外，两小块豆腐，即可满足一个人一天钙的需要量，起到补钙、降低血脂和预防心血管疾病作用。

美味海珍，牡蛎独尊

解评 牡蛎又名蚝。牡蛎是世界上产量最大的水产养殖动物，分布于温带和热带各大洋沿岸水域，牡蛎肉肥、鲜美爽滑、营养丰富，素有"海底牛奶"之美称。在西方国家称其为"神赐魔食"。在《圣经》中被誉为"海之神力"。日本人则称其为"根之源"，还有"天上地下牡蛎独尊"的美誉。

相传古罗马帝国的宫廷，把牡蛎誉为"海中美味——圣鱼"，曾派人到沿海一带采收新鲜的牡蛎，供国王和王公贵族们享用。传说恺撒大帝当年远征英国就是为了泰晤士河肥美的牡蛎。

牡蛎中钙含量接近牛奶，含磷丰富，而钙的吸收需要磷的帮助，食用牡蛎有助于骨骼生长。尤其老年人钙磷代谢失衡者多见，食用牡蛎补充钙质，能养骨、健齿、益智、还有调整老人体内环境的平衡作用。牡蛎所含的碳酸钙有收敛、制酸、止痛等作用，有利胃及十二指肠溃疡的愈合。

牡蛎富含锌元素，对男性性功能和生精有促进作用，只需2~3个牡蛎就可为正常男人提供全天所需的锌。锌能够调节人体防御功能，改善整体状况，提高人体免疫力和抗病能力，对儿童智力发育也非常有益。另外，牡蛎富含优良的蛋白质、肝糖原、维生素与矿物质、含有18种以上的氨基酸，可使血液的循环得到改善，促进新陈代谢，提高肝功能、增强体力抗衰老。

牡蛎富含硒可以调节神经、稳定情绪，有调节整个大脑皮层的功能。晚饭吃牡蛎炖百合，可滋阴养血、治疗心悸失眠、烦躁不安、头晕目眩及耳鸣等症状。牡蛎生吃时镇静、软坚、解热的效力良好；煅用则涩而带燥，收敛固涩之力较强，可治胃痛泛酸。

牡蛎是一种不可多得的抗癌海产品。美国国立癌症研究所报道，牡蛎含有可以除去自由基的谷胱甘肽，有较好的抗癌功效。癌症患者放、化疗时作为食疗，可增强癌细胞对放、化疗的敏感性。

牡蛎所含的蛋白质中有多种优良的氨基酸，有解毒作用，将体内有毒物质排出；丰富的牛磺酸能有效地减少胆固醇，预防动脉硬化和心脑血管疾病。还有明显的保肝利胆作用，是防治孕期肝内胆汁淤积的良药。

牡蛎肉能细肌肤、美容颜、补血气、降血压、滋阴养血、健身壮体等多种作用。古今中外不少名人雅士都与牡蛎结下不解之缘。据资料记载，拿破仑一世在征战中喜食牡蛎以保持旺盛的战斗力。

从十月开始到次年的三月是吃上品牡蛎的季节，因此时牡蛎体内糖原达到高峰、体内的甜菜碱的成分也增加，提高了鲜美的滋味。所以，老话说：**"冬至到清明，蚝肉肥晶晶"**。

牡蛎的食用方法较多。鲜牡蛎肉通常有清蒸、生炒、炒蛋、鲜炸、煎蚝饼、串鲜蚝肉和煮汤等多种。牡蛎肉亦可加工成干品，称为蚝豉；加工蚝豉剩下的汤，经过滤、浓缩后即为有名的调味品蚝油。

> **温馨提示** 急慢性皮肤病患者忌食；脾胃虚寒或有慢性肠胃炎者不宜多食；买牡蛎时，要挑选外壳完全封闭的，如果外壳已张开，很容易受到嗜盐菌的污染。有些人喜欢将牡蛎肉拌酱料生食，或用沸水一烫就吃，生食固然鲜嫩，却不利于消化吸收，也不符合卫生要求。

天寒食参茸，地冻进补汤

解评 人参至少有 4000 年的中医药用历史，《神农本草经》记载人参："补五脏，安精神，定魂魄，止惊悸，除邪气，明目，开心益智"。古人认为它"形态如人，功参天地"，所以为它取名人参。野生者称为"野山参"，栽培者称为"园参"，朝鲜产者为"高丽参"，美国和加拿大产者为"西洋参"。我国以东北三省产者历史悠久、品质优良。

人参因产地、加工方法及药用部位的不同，功效亦有差异。野山参大补元气，功效卓著，故多用于危急重症的急救；园参补益之力稍逊，适用于一般的虚弱证候；红参性偏温，适用于气虚阳弱者；西洋参、生晒参性偏凉，适用于气阴不足者；参须补益力弱，多用于气津亏损轻者。

现代研究表明，人参含多种人参皂苷，迄今为止，共分离出 30 余种人参皂苷；人参含有挥发油、柠檬酸、亚油酸、人参酸等有机酸，含维生素 A、维生素 B_1、B_2、维生素 C、维生素 E 及烟酸、叶酸等；人参中含多种糖类、果胶、少量糖蛋白；含有铜、锌、铁、锰等 20 多种微量元素，还含有甾醇、木质素、酶类、黄酮类等多种成分。

人参最主要是人参皂苷的功能和药理作用，它可促进脂质代谢，使胆固醇及血中脂蛋白的生物合成、分解、转化、排泄加速，而降低胆固醇；人参皂苷对机体各组织的核糖核酸（RNA）、脱氧核糖核酸（DNA）和蛋白质合成均有促进作用，能调节平衡中枢神经系统兴奋和抑制过程；对失血性休克者，有保护心、肝和肺等组织的作用；促进和加强造血功能，在刺激骨髓造血同时具有抑制血小板聚集的作用；促进和加强性腺功能，预防早衰，它能刺激功能低下的生理系统，使其生理生化反应趋于正常，以达到延年益寿的目的。多种人参皂苷、人参多糖及人参挥发油共同发挥其抗肿瘤作用，提高免疫功能，明显提高对感染的抵抗力。

人参非皂苷部分均有降血糖作用，既能降低血糖，又可使低血糖症的血糖增加。能使大脑更合理地利用葡萄糖，合成更多的三磷酸腺苷（ATP）供学习记忆、提高智力等活动之用。

人参最重要的特点是它的双向调节作用：小剂量人参对心脏功能有兴奋作用、使血管收缩、升血压、促进淋巴细胞增殖；而大剂量有抑制心脏功能的作用、扩张血管、降血压、抑制淋巴细胞增殖的作用。人参对人体的心血管系统、血液系统、神经系统、免疫系统、消化系统和生殖系统都具有良好的补益、抗衰老作用。难怪人们称它为"世间灵丹""百药之长""补气之最""补虚第一品"。

当出现身体虚弱、疲乏无力、精神不振、记忆力下降、眩晕、眼花、阳痿、血崩、内脏下垂及病后康复等虚症时可用人参进补。

人参长至四年方始开花，名"神草花"，一棵人参每年仅开一朵小花，取之不易，物以稀为贵哦！人参花富含锗元素，锗被医学界誉为"神奇元素"，能消除体内自由基、改善机体环境、维持正常的新陈代谢、避免细胞老化，令人精力充沛，可增强人体免疫力、防癌抗癌。人参花不寒不燥，适合各种体质的人食用，有提神、降血糖、降血脂、强身益智等综合功效，对阴虚火旺不宜用人参滋补者，可饮用人参花茶补气强身、延缓衰老。

鹿在古代被视为与仙为伍的神兽、美的精灵，历代壁画、绘画、雕塑、雕刻中都有千姿百态的鹿。敦煌壁画中更有令世人称奇的九色鹿。在中国传统文化中，鹿是吉祥如意、幸福和长寿的象征。现代许多城市街心广场、小区庭院矗立着群鹿、母子鹿、夫妻鹿、独鹿等雕塑，奔鹿雕塑更寓意快乐！无独有偶，欧美国家的圣诞老人就是乘坐鹿车，给小朋友送来圣诞礼物！可见古今中外，鹿与人类和谐相处，相得益彰。

鹿茸与人参齐名，并称为"参茸"，二者都被誉为不老的长寿珍品。鹿茸是雄鹿的嫩角没有长成硬骨时，带茸毛、含血液，被锯下来当作灵丹妙药。鹿茸药用最早见于马王堆汉墓《五十病方》中（公元168年），记载燔鹿角治疗肿痛；远在汉代，即有"鹿身百宝"之说，除鹿茸外，鹿鞭、鹿胎、鹿血、鹿心、鹿肾、鹿筋、鹿肉、鹿骨等均可入药。因此，鹿被称为"中医钻石"。

中医认为，鹿茸具有壮肾阳、补气血、益精髓、强筋骨之功效，主要用于精亏血虚、眩晕耳鸣、耳聋、腰膝酸软、精神疲倦、阳痿滑精、尿频遗尿、宫冷不孕、产后虚弱、崩漏带下等症。在医生指导下，鹿茸还可用于小儿肝肾不足、发育不良、行迟齿迟、囟门过期不合等症。现在市场上的鹿茸主要产于东北的梅花鹿和西北的马鹿，但药用质量以梅花鹿为佳。素有"东北三件宝，人参、貂皮、鹿茸角。"

鹿茸的活性成分主要有:（1）滋养神经组织的磷脂，如脑磷脂、卵磷脂、神经鞘磷脂、神经节苷脂、糖脂、胶脂等。具有消炎、抗癌、降血糖等作用的多肽。（2）具有多种生理作用的前列腺素等。（3）多种高不饱和脂肪酸，如亚麻油、亚油酸等可以降低胆固醇浓度，预防心血管疾病和动脉硬化、保护大脑，提高脑神经功能和增强记忆力，预防大肠癌、肺癌等功效。（4）含有20多种极丰富的游离氨基酸（其中8种为人体所必需），尤以谷氨酸、甘氨酸、牛磺酸含量甚高。（5）富含维生素A、维生素B_1、B_2、维生素D、维生素E、维生素K等。（6）20多种无机元素（含多种微量元素），如锗、钙、磷、镁、钠、硒等。（7）生物胺类化合物，如多巴胺、精胺、胼胺等，其中多巴胺用于创伤性、感染性和心源性休克的抢救，可强壮心肌、增加肾血流量，是刺激RNA和蛋白质合成的有效成分之一。

中青年人用鹿茸进补，可起到精神饱满、容光焕发、头发乌黑、神采奕奕的效果，老年人冬季适当服用，可强壮身体、延年益寿。所以，老话说:**"天寒食参茸，地冻进补汤""人参补气第一品，鹿茸壮阳第一药"**。

著名的抗衰老名方——龟龄集，是我国传统的中成药，它采用珍贵药材如人参、鹿茸、肉苁蓉、海马、淫羊霍等，应用传统的升炼技术炼制而成。据传该方是明代著名的道士邵元节和陶仲文根据道教的千年古方《老君益寿散》，从中吸取精华并加以增减，把这个炼制成仙丹，敬献给嘉靖皇帝。嘉靖服后果然身强体健，一连得了八位皇子、五位公主，于是龙颜大悦，将此药封为"御用圣药"，并赐名"龟龄集"，寓意广"集"天下珍品，如"灵龟"一样长寿。几百年来，龟龄集流行国内各大城市及港澳，并漂洋过海行销世界各地，有华人的地方就有龟龄集，成为现代一些名人益寿延年的秘享之宝、男科"圣药"。

温馨提示 人参虽是百补之王，但用时并非百无禁忌。生长发育期的青少年，不要用人参滋补；盲目食用，如同拔苗助长，只会导致青少年发育不良。感冒、急性发炎者、实热体质、失眠容易烦躁的人、高血压肝阳上亢者忌用人参。月经不顺、气滞、瘀血型的女士，不要在经期前或来经期中服用人参。服用人参后出现疹子等过敏反应，须立即停用。更不能因为人参能大补元气而过量服用，过量常可出现副反应甚至中毒，如出现烦躁、失眠、腹胀、面部灼热、鼻出血、皮肤瘙痒、神经过敏等。对此古人早就说过"滥用人参，毒如砒鸠"，古今都出现过滥用人参使人致死的事例，应该引以为戒。

当发现服用人参过量时，可采用下列方法：(1)莱菔子30克煎水内服。(2)鲜白萝卜500克至1000克煎水内服。(3)大米50克至100克，炒焦煎水内服。同样道理服用人参进补时不宜与莱菔子同用，不宜同时吃萝卜或喝茶及寒凉滑肠泻下食品，以免影响补益效果。

鹿茸虽然对全身虚弱、久病患者，有较好的强身作用，但使用也要因人而异。有内热症状（咽喉干燥或干痛、烦渴、小便黄赤）者、血热（女子行经量多、血色鲜红、舌红脉细、常流鼻血）者、外感热病未愈（感冒，出现头痛鼻塞、发热畏寒、咳嗽多痰）者、阴虚阳亢（高血压、头晕、走路不稳、肝火旺易动怒）的人均应忌服鹿茸。炎夏季节忌食鹿茸。服用鹿茸宜从小量开始，缓缓增加，不宜骤用大量，以免阳升风动、头晕目赤，或助火动血而致鼻出血。

22 冬吃羊肉赛人参，春夏秋食亦强身

解评 老话说："**想健康，多喝汤**"。数九寒冬，来一碗热气腾腾的美味羊肉汤，顿觉浑身暖洋洋；不仅可以补益营养，而且能够温暖胃肠、驱除寒气，是冬季防寒温补的美味佳肴，故老话说："**地冻进补汤**""**冬天常喝羊肉汤，不找医生开药方**"。羊肉有暖中补虚、补中益气、健脾开胃、益肾气，是助元阳、补精血、益劳损之佳品。

羊吃百草，全身是宝，羊肉比猪肉要细嫩，容易消化吸收，脂肪比猪肉和牛肉都要少，热量比牛肉高。羊肉高蛋白、低脂肪、含磷脂多，维生素 B_1、B_2、B_6 及铁、锌、硒的含量丰富。磷脂可清除血管壁上的胆固醇，改善脂质代谢，防止血管硬化，预防心血管疾病和脂肪肝。

据最近瑞士科学家报道，发现在牛、羊肉中存在着一种被称为共轭亚油酸（CLA）的物质，具有明显的抗癌效果；特别是治疗皮肤癌、结肠癌以及乳腺癌有着明显的疗效。

羊肉的脂肪熔点为 47℃，脂肪熔点指的就是它由固体转化为液体所需的温度，猪肉为 30℃、牛肉 40℃，而人的体温为 37℃，就是说，吃了羊肉的脂肪身体不吸收。因羊肉富含"肉碱"，科学研究发现，肉碱有极强的促进脂肪代谢作用；在 100 克肉中肉碱含量：猪肉 21 毫克、牛肉 95 毫克、羊肉高达 281 毫克，所以吃羊肉不容易发胖，有利于减肥，特别适合虚胖的男士食用。

常吃羊肉对老人夜尿多、怕冷、四肢不温等阳气虚症状更有明显效果，对产妇气血大虚和虚寒腹痛者也有疗效。羊肉还可增加消化酶、保护胃壁，有助于消化和增强机体的抗病能力。所以，老话说："**羊肉暖肠胃，健脾又健胃**"。

羊肉可制成各种风味独特、醇香无比的佳肴。涮羊肉，烤、炸羊肉串，

葱爆羊肉等，是老少皆宜的美味食品。老话说："**冬吃羊肉赛人参，春夏秋食亦强身**"。在冬季，人体的阳气潜藏于体内，所以身体容易出现手足冰冷、气血循环不良的情况。冬天吃羊肉，既能抵御风寒，又可滋补身体，实在是一举两得的美事。

春季吃涮羊肉火锅益处多多，在配制火锅时加入去火中草药，如加菊花、雪梨茶，吃了不仅不上火，而且起到利肺的效果。

在我国徐淮大地的百姓信奉**"夏天吃伏羊，健康又壮阳"**的老话，所谓伏羊，即入伏以后的羊肉。在炎热的三伏天人体内存有积热，吃性热的羊肉补阳补气，伴以葱、姜、蒜、花椒等热性作料，能刺激人体排汗，有助于释放体内毒素。所以徐州民谚有**"彭城伏羊一碗汤，不用神医开药方"**的说法，这个养生谚语，正是中医所说"冬病夏治，以毒攻毒"的实际体现。

秋季食用羊肉用于温补对身体大有裨益。民间有所谓"秋补"比"冬补"更重要、先"补重阳"后"补霜降"的说法。注意结合自身的体质，搭配好材料能更好地发挥羊肉的功效。如煲羊肉汤，阴虚火旺的人加一些党参、黄豆、花生一起煲，在发挥羊肉本身补中益气作用的同时对羊肉的"燥补"起到一定的缓冲作用；阳虚的人则可加上杜仲、党参、枸杞子、桂圆肉，既可去膻增鲜味，又有养肝益肾的作用。

临朐全羊宴选用三年以上生长的羯黑山羊，食陡峭悬崖上的鲜嫩草及青草间生长的洁净植物，及含有纯正中药材的草类；渴饮峭壁间流淌着的含矿物质极高的甘洌清泉水，故称："吃着中药草料，喝着山泉水"成长起来的"绿色动物"。临朐全羊宴评为"山东名宴"，而蒙古全羊宴则是草原上独一无二的美味佳肴。

国际营养学界公认羊奶为"可与母乳相媲美"的天然营养品，被称为"奶中之王"。羊奶的脂肪颗粒细小，仅为牛奶的三分之一，更易于消化吸收。羊奶中的蛋白质、矿物质，尤其是钙、磷的含量都比牛奶略高；维生素 A、维生素 B 含量也高于牛奶，对保护视力、恢复体能更有好处。羊奶含有和人乳一样的活性因子——上皮细胞生长因子，对皮肤细胞有修复作用，可帮助呼吸道和消化道的黏膜细胞修复，提高人体对感染性疾病的抵抗力。羊奶无牛奶中可致过敏的异性蛋白，不会引起胃部不适、腹泻等乳制品过敏症，更适宜患有过敏症、胃肠疾病、支气管炎症或身体虚弱的人饮用。羊奶性温，可暖胃，对胃病有一定的疗效和有较好的滋补作用。脑力劳动者，睡前半小时饮用一杯羊奶，具有一定的镇静安神作用。羊奶极易消化，晚间饮用不会成为消化系统的负担，不会引起发胖。欧洲鲜羊奶的售价是牛奶的7倍。

羊自古以来都是作为吉祥如意的象征。"美"字是由羊与大字组成，大羊就是美。"三阳（羊）开泰"用以称颂岁首或寓意吉祥，是岁首人们互相祝福的吉利话。温顺善良的小羊自出生之日起，吃奶都是跪着的，跪着吃奶是感激妈妈的生养哺乳之恩。"羊羔跪乳"被人们视为"至孝"、"至礼"的美德。

温馨提示 羊肉属大热之品，凡有发热、牙痛、口舌生疮、皮肤疮疡、咳吐黄痰等上火症状者，以及肝病、高血压、急性肠炎或其他感染性疾病患者都应忌食。若为平素体壮、口渴喜饮、大便秘结者，也应少食羊肉，以免助热伤津。

烤羊肉串为了保证鲜嫩味美，往往烤得半生不熟、外焦里嫩。吃半生不熟的烤肉很容易感染旋毛虫病引起十二指肠炎，损害多种器官，并引起全身毒血症。更严重的是烤羊肉串会产生一种叫苯并芘的强致癌物和多种有害物质，虽然味美，但不可多吃，烤焦的羊肉串切勿食用。吃涮羊肉至少应该在沸腾的锅内烫一分钟，直到肉的颜色由鲜红变成灰白才可以吃。

去羊肉膻味方法：（1）每千克羊肉放1个萝卜同煮。（2）每千克羊肉加50克醋，待水煮开后换清水重煮。（3）每千克羊肉放入1包咖喱粉或5克绿豆煮沸10分钟后，换清水重煮。（4）每千克羊肉加入剖开的甘蔗200克同煮，可除去膻味，还增加鲜味。（5）烧煮羊肉时不要盖锅盖，并放入适量葱、姜、孜然、橘皮等调料，既可除膻气，又能增强滋补作用。

猪蹄功效赛熊掌，养生保健别遗忘

解评　熊掌的美味和滋补功效举世闻名，但因其价格十分昂贵，更重要的是名贵动物受到保护，只能让人望"掌"兴叹，殊不知廉价猪蹄的美味和滋补功效能与熊掌相媲美呢！

据营养专家分析，每 100 克猪蹄含蛋白质 22.6 克、脂肪 18.8 克。猪蹄还含有一定量的钙、磷、铁、维生素 A、维生素 B、维生素 C 等营养物质，尤其是猪蹄的蛋白质水解后所产生的半胱氨酸、精氨酸等 11 种氨基酸含量均与熊掌不相上下。所以猪蹄可以代替熊掌。

猪蹄不仅是一种美味佳肴，还是一味延年益寿的"良药"。古代医学家早就推崇吃猪蹄，民间一直认为是大补气血的食疗佳品，认为比猪肉更能补益身体。汉代名医张仲景有一个"猪肤方"，就指出猪蹄上的皮有"和血脉，润肌肤"的作用。中医认为，猪蹄味甘咸、性平，具有补血、通乳、滑肌肤、填肾精等功效。

猪蹄还有祝贺学业有成之意，相传从唐朝开始，殿试及第的进士们相约如果将来有人做了将相，就要请同科的书法家用朱书（红笔）题名雁塔。此后每逢有人赶考，亲友们就赠送猪蹄，因"猪"和朱同音、"蹄"和题同音，意为祝愿金榜题名、成为将相的意思。人衰老的一个重要因素是人体中胶原蛋白质缺乏。人体骨骼好比房子，钙就是沙子，复合骨胶原就是钢筋和水泥，没有复合骨胶原这个网架和黏合剂，人的骨骼大厦就无法稳固。胶原蛋白是骨胶原的重要组成部分。猪蹄内丰富的胶原蛋白可增强皮肤弹性和韧性，预防皮肤干瘪起皱，使面部显得水嫩光滑、丰满而有光泽。如经常啃啃猪蹄，能保持脸部健美，青春常在。胶原蛋白还能促进毛发柔软、指甲光泽。在众多护肤美容食品中，猪蹄是其中的佼佼者。故称猪蹄为"美容佳品"。

猪蹄的胶原蛋白，可促进儿童生长发育，促进毛皮生长，改善进行性肌营养不良症，预防骨质疏松症。可用于四肢疲乏，腿部抽筋、肢体麻木，消化道出血，失血性休克、缺血性脑病及心脑血管病患者食疗。对术后及重症恢复期有利于加速恢复生理功能，增强体质。

常食猪蹄可改善中枢神经过度兴奋、神经衰弱、失眠、焦虑等症，对中枢神经有镇静作用。

对哺乳期妇女还有温补、催乳、美容等多种功效，产妇阴血不足、乳汁缺少，可在猪蹄中加通草等催乳中药，少放盐、不放味精，催乳效果非常显著。还可用于肾虚所致的腰膝酸软等症，多吃猪蹄对女性还有丰胸作用呢！难怪老话说：**"猪蹄功效赛熊掌，养生保健别遗忘"**。

猪蹄炖黄豆是黄金搭档。黄豆富含钙，使其补钙、强筋、健骨的作用倍增；如果再加枸杞、花生、金针菜一起炖，滋补肝肾作用更强。烹饪时，可加点醋，既可使猪蹄中蛋白质容易被人体吸收利用，同时还可消除油腻、增加猪蹄风味。

温馨提示　胃肠消化功能较弱的老人和儿童每次吃猪蹄不可过多。患有肝炎、胆囊炎、胆结石、高血压、动脉硬化等患者也要少吃或不吃。睡前不要吃猪蹄，以免增加血液黏稠度。

冬令进补莫过量，合理膳食重营养

解评 老话说**"冬季进补，开春打虎""三九补一冬，来年无病痛"**。冬季进补是不少老百姓奉行的传统养生之道。冬季正是万物收藏之时，人体消化功能增强，胃口大开，营养更易吸收，是一年四季中最理想的"健康投资期"。冬季适当进补，对恢复体力、提高抗病能力、减轻宿疾都有重要意义，但进补要讲科学。首先要了解自身体质，辨证施补，进补前最好先向专业医生咨询，结合各种补药的性能特点，对症施用。

要牢记**"是药三分毒，无虚不可补"**。对于年老体弱的人，最好用食补，老话说：**"药补不如食补"**。许多食物就是很好的滋补品，如羊肉、牛肉、鸡肉、鲫鱼等均属美味，又是进补的佳品。但过多地进食温补类食品，容易上火。对于偏于阴血不足的老人，食补宜以鸭肉、鹅肉为主。老话说：**"常吃素，好养肚""多吃蔬菜少吃肉，滋养身体能长寿"**。如多吃萝卜可健胃消食、顺气宽胸；多吃白菜清热解毒、养胃生津；多吃辣椒、豆腐、豆芽菜，护肤美容添精神。日常食用的胡桃、花生、桂圆、红枣、芝麻、黑豆等也是进补的佳品。冬季滋补汤有：骨头汤，可补充身体所需的骨胶原、钙、磷脂等，增强骨髓的造血能力，加强抵抗力，减缓衰老过程；鸡汤对治疗咳嗽、感冒、哮喘等疾病有较好的效果，特别是对老、弱、病者过冬很有利；鲜鱼汤含有大量的具有抗炎作用的特殊脂肪酸，健脾开胃，可预防呼吸道炎症、哮喘发作，尤其对冬季儿童和老年哮喘防治效果更佳。

老话说：**"冬令进补莫过量，合理膳食重营养"**。合理膳食：食物多样，谷类为主；鱼禽肉蛋，常吃适度；多吃豆奶，胜过药补；多喝开水，多吃果蔬；清淡少盐，添加蒜醋。老话说：**"五谷杂粮，什么都尝，七八分饱，青春不老"**。

温馨提示 冬令进补一定要忌慕名进补。不要认为价格越高的药物越能补益身体；还有些人认为保健品的安全性高，其实保健品和药品一样也有不良反应。许多保健品添加了多种药物或微量元素，会对人体各项生理功能产生影响或造成体内沉积。保健品选用不当，也会对健康产生不利影响。

25 冬练三九，生命长久

解评 人体的许多疾病都与季节和天气变化有关。在严冬寒风凛冽、万物凋零，容易引起人们的悲伤之感，特别是抑郁症患者更容易出现悲伤、忧郁、失眠、沉闷的情绪，自觉全身疲惫，整日无精打采、百无聊赖，严重者甚至丧失生活自理能力。还有许多人不愿意参加体育运动，有些人更有"猫冬"的习惯。这些主要是人体生物钟不能适应冬季昼短夜长、阳光微弱、缺少紫外线照射的变化，而导致生物节律紊乱和内分泌失调，造成情绪与精神状态紊乱。

增加户外活动和日光照射是防治冬季抑郁症的关键。紫外线可促使皮肤上的初级维生素 D 转变成活性维生素 D，对心血管系统及骨骼组织有着很重要的保护作用；老话说："**常晒阳光，身体如钢**"。散步和运动还能够对脚掌（如涌泉等穴位）起到刺激与按摩的作用，促进心血管系统的功能、增强中枢神经系统体温调节功能，使身体与寒冷的气候环境取得平衡，适应寒冷的刺激，有效地改善肌体抗寒能力，增强体力和精力。

实践证明，长期坚持冬季锻炼的人，耐寒力强，不易患感冒、支气管炎、肺炎、冻疮等病，还能够预防骨质疏松症。所以，老话说："**冬天动一动，不会有病痛；冬天懒一懒，多喝药一碗**""**冬练三九，生命长久**"。

老话说："**要想身体健，天天去锻炼**"，冬天锻炼贵在坚持。冬季宜早睡晚起，"必待日光"，所以锻炼最好是在日出后。运动量的大小要因人而异，循序渐进，使身体发热微微出汗即可，不可运动过度。

年轻人由于身体对气候的适应能力较强，体质较好，体力恢复快，可以安排在早上和下午选择跑步、打球、游泳等高强度运动，特别是冬泳，是一项融空气浴、日光浴、冷水浴为一体的健身运动。

中年人可在下班后选择快走、慢跑等低强度运动，老话说："**大步走，**

精神抖"。年老体弱多病者和少年儿童,最好选择上午 10 点以后到室外锻炼,同时要根据身体状况,量力而行,可打太极拳、做健身操、走路等。老话说:**"踢踢腿,弯弯腰,病魔见了跑;打打拳,练练操,寿星见了笑""天天走步,青春常驻"。**

运动前不要忘记做准备活动,因为在寒冷天,人体的肌肉僵硬、关节的灵活性差,易发生肌肉拉伤或关节挫伤。在进行健身运动时,衣服厚薄、轻软、宽松要适宜,热身后,就要脱去一些厚衣服;锻炼后,要及时擦干汗液,换下汗湿的运动服,同时穿衣戴帽,防止热量散失。患感冒或发烧时,千万不要从事剧烈运动;否则,会加重病情,甚至诱发心肌梗死或心肌炎。

另外,特别对于脑力劳动者和老年人,可选择一些简易、有效的健身方法,如用木梳或手指梳头,可刺激头皮,促进局部血液循环,松弛头部神经、调节经络,达到消除疲劳、强身益寿的效果。因此,老话说:**"梳头十分钟,可防脑卒中""头梳百遍,益寿延年"。**

别小看这些简单易行、既不需要设备、也不必花钱、随时随地都可练习的运动,如勤走路、手指梳头、腹式呼吸等,那都是古代长寿老人代代相传的养生保健好经验哩!老话说:**"再好的钢铁,也要千锤百炼;再好的身体,也要经常锻炼""锻炼就是灵芝草,何必苦把仙方找"。**

我们所讲的"运动"不仅仅是指跑步、游泳、打球、太极拳等体育运动,还包括跳舞、郊游、散步及家务劳动等。别小看每天从事家务劳动,实际上是整套的全身运动,如买菜,可以练腿,洗衣、晒衣可以练腰,拣菜、洗碗可以练手指和大脑,打扫卫生、下厨做饭……这些家务活,或站或动,可使手足及腰部肌肉、筋骨都得到全方位的锻炼,干 1 小时家务活,能消耗约 285 千卡热量,相当于每小时进行 5 公里的步行锻炼;据报道,现在有些聪明能干的家庭主妇,有意识地把目前流行的爬行运动健身法创造性地应用到家务劳动中来,她们干脆丢掉扫把、拖把,双脚跪地,用抹布来抹地板,边爬边抹、边抹边爬,从东房抹到西房、从客厅抹到厨房,几个月下来,身体越来越健康,真是"扫扫抹抹手脚勤,家务劳动也健身"啊!

温馨提示 运动可以代替药物，而药物不能代替运动。其实有些慢性疾病，可通过合理和适量的运动锻炼逐渐增强体质而得到痊愈，不必再用药物进行治疗。总之，科学的运动，是怡情悦目的花朵，是诗意浓郁的歌曲，是健康长寿的良药，是幸福美满的保障。

26 要活好，心别小；善制怒，寿无数

解评 有人说："发怒是人类的本能，无论男女老幼，生下来就会发怒。人生不如意事十有八九，哪有不发怒之理。"一个人从小到大，可能都有过发怒的经历。或咬牙切齿鸣不平，或怒发冲冠为红颜，不论因何事而起，若怒火烧身，则两败俱伤。研究发现，容易发怒或脾气暴躁者发生脑卒中的风险会增加 3 倍；人类 65%~90% 的疾病，如癌症、动脉硬化、心绞痛、高血压、消化性溃疡、月经不调等都与心理的压抑有关。老话说：**"冲动是魔鬼，发怒是祸水"**，告诉人们不要冲动发怒。中医认为："发怒是百病之源"。经常发怒对身心损害很大，甚至五脏六腑都会蒙受其害。

伤肝：发怒时，会直接导致肝细胞缺血，使肝胆不和、肝区疼痛。有"肝和则目能辨五色，肾和则耳能闻五音"之说，暴怒伤肝，就会影响耳目，导致视物模糊，眼疼眼胀或耳聋、耳鸣等许多病症。经常发怒的人比心态平和的人易患肝病。若每月发怒 5 次，肝发病率翻倍。怒伤肝，表现为肝气郁积、肝血瘀阻、肝失疏泄、肝阳上亢等病证。

伤脑：发怒时，大量血液涌向头部，怒发冲冠，血液中氧气减少，毒素增多，出现激动亢奋、青筋暴跳、面红目赤、头脑胀痛、眩晕失眠、烦躁易怒等阳亢症状。气愤之极，浑身颤抖，血压骤升，有可能导致脑出血而骤然死亡。

伤心：发怒时，心跳加快、血压升高，血液黏滞，心绞痛，甚至昏厥。有心脑血管病者，可导致病情加重，危及性命。

伤肺：发怒时，呼吸加快急促，出现呼吸性碱中毒的症状，如手指麻木、手足抽搐，还可致肺胀、气喘、咳嗽，危害肺健康，严重时也会致命。

伤胃：发怒时，可引起胃肠痉挛、胃痛、不思饮食、气得消化功能紊乱，造成胃溃疡等疾病。

此外，发怒还会影响身体免疫功能，降低身体抵抗力，所以，老话说："要

活好，心别小；善制怒，寿无数"。心小了，小事就大了；心大了，大事都小了。大其心，可容天下之物。

愤怒到疯狂的地步，是世界上最愚蠢、最恐怖、最要不得的事情，是埋在人生路上的地雷，轻者害病，重者瞬间引发脑出血和心肌梗死，不给人留下后悔的机会。至于伤情误事更不用说了。

《三国演义》中周瑜文韬武略，不可一世，但他胸襟狭窄、小肚鸡肠、忌才妒能、目光短浅、容易冲动、意气用事。蜀国宰相诸葛亮就是利用他的弱点设计三气周瑜，把周瑜气得怒发冲冠、忍无可忍，大叫一声，旧伤复发，不治身亡。还有张飞大怒大骂下属而被杀。蜀国五虎上将张飞，为替关羽报仇，强令下属限期内做出孝服，让全部士兵都披白头巾穿白孝服，下属说限期内做不出，张飞大怒扯着下属衣领大骂，不然格杀不论，逼得下属与其被斩，不如先下手为强，趁张飞酒醉，取其首级，投奔东吴去了。同样刘备为替关羽报仇，大怒之下亲自统兵讨伐东吴孙权，结果中了陆逊的计谋，火烧连营，大败而归，最后落得个白帝城托孤的可悲下场。这些都说明带着愤怒去做事，十有九败。

"生气是拿别人的错误来惩罚自己"，真是至理名言。发怒是人的本能，制怒却是人的本事，是一种智慧、一种修养，需要克制忍耐，要靠不断修炼。

古代曾经流传下来一种"万众通用的制怒妙法"，就是先咬牙切齿，忍住气，再心中默念1，2，3，4，5；1，2，3，4，5；……方法简单而有效。有人说，在默念数字前，如再深深吸口气，还能使效果锦上添花哩！

现代人创导的制怒方法不少，主要有以下5种：

躲避法：在即将发怒时，迅速避开现场，以眼不见为净，耳不听不烦，让怒气逐渐消失。可出去散散步、逛逛公园、看看电影、听听音乐，也可赶回家里埋头苦干家务杂事，通过手脚不停而忘却烦恼。之后可能你会发现，原来以为不得了的事并不像当初想的那么坏。

自我劝慰法：在发怒时心中默念"别生气""别与小人计较""生气是拿别人的错误来惩罚自己"，进行自我安慰，待头脑冷静下来，怒气就烟消云散。如有一句秃顶者平衡心理的名言是："热闹的马路不长草，聪明的脑袋不长毛"，自我解嘲不失为一种有效的方法。

倾诉法：怒气满腔时，即去找亲朋好友尽情地倾吐苦水，宣泄自己的委屈和愤怒，这样可"一吐为快"；亲朋好友可能会告诉你问题所在，使你"茅塞顿开"，心情舒畅起来。

让步法：在即将发怒时，想想"忍字心上一把刀，遇事不忍把祸招"。人非圣贤，孰能无过？要有豁达的胸怀和涵养，多问己过、少责人非；推己度人，将心比心；不如做些让步为妥。真如老话说"退一步海阔天空"。

激励法：把怒气作为激发自己前进的动力，专心致志搞好自己的工作与事业，做出显著成绩，让对方更望尘莫及。或看一些名人的传记，用伟人所经历的困难及他们的激励名言告诉自己应该怎么办，是消除怒气的上上策。

以上这些措施均有一定的参考价值，各人可根据自己的个性与爱好选择试用。最后与朋友们分享一首好歌、两味奇药，让我们共同为"制怒"而加强修炼吧！

一首好歌为清代著名东阁大学士阎敬铭创作的不气歌："他人气我我不气，我本无心他人气。倘若生气中他计，气下病来无人替。请来医生将病治，反说气病治非易。气之危害太可惧，诚恐因气命要去。我今尝过气中味，不气不气真不气"。

二味奇药，来自明代医学家书中所载：

一味为无忧散。配方：除烦恼，断妄想。用法：上药等分，研极细末。用清静汤调服。功效：清气爽神。

二味为和气汤。配方：先用一个"忍"，后用一方"志"。用法：上药和匀，用不语咽下。功效：专治怒气、闷气、抑郁不平之气。

温馨提示 二味奇药，易得易行，不必求人，可自行炮制，既可单服一剂，也可二剂合用，效果妙不可言。既可避免一时之祸，又可消除常年之灾，常备常服，让你一生无忧，高高兴兴，颐养天年，岂不乐哉！

唱歌曲，听音乐，调节情绪是良药

解评 唱歌曲，听音乐不仅对人的精神健康有益，对身体健康长寿同样有益。

唱歌作为一种"有氧运动"，使呼吸系统的肌肉和各项功能得到锻炼提高，唱歌时必须发声、运气、调匀呼吸，讲究共鸣，这种周而复始的运动使肺部扩张、肺活量增加，呼吸深长、使支气管通畅。唱歌会引起胸腔震颤，使脏腑得到按摩，在增强胸部肌肉的作用上不亚于游泳、划船和练瑜伽。人的心跳和呼吸也都按照优美的音乐节奏运动，有研究表明患有肺气肿的病人在接受唱歌训练后，呼吸也有所改善。

精神压力会降低人体的免疫功能，而唱歌能起到缓解压力、调节情绪的作用。欢快的歌能增加快乐；忧伤的歌有助于宣泄压抑的不良情绪，无论是激情豪放的歌，还是轻快悠扬的歌，畅快淋漓地唱完之后，心情会无比放松。老歌还能唤起人们对青春岁月的回忆，让老人对生活充满希望，增加信心和乐趣，从而起到益寿延年的作用。美国加州大学的研究人员发现，唱诗班的成员在每次排练后，他们体内免疫球蛋白 IgA 含量增加了150%，而在一次公开演出后，这种免疫球蛋白更是增加了240%。唱歌确实是减压、缓解抑郁、抒发情绪的好办法，能增强人体的免疫系统功能。

唱歌时，大脑中会释放名为催产素的荷尔蒙。当妈妈给宝宝喂奶时、恋人含情脉脉地相互凝视时或夫妻在做爱时，他们的大脑中也都会释放出这种荷尔蒙，使亲人间增进感情、亲情。在一起唱歌能使音乐爱好者心境愉快、思想开朗，喜欢组成乐队、乐在其中、开发智能。如果在唱歌时练习腹式呼吸，则可以锻炼腹肌收缩，不仅有燃烧脂肪的减肥效果、减小肚腩，还可以改善腰痛症状。

德国有 10 多家医院推出唱歌疗法，让专业音乐治疗师带领患者合唱以促进身心康复，在放声歌唱中强身健体。美国科学家作过一项调查研究，对 20 名 28~65 岁的歌唱家和非歌唱家进行比较，结果发现歌唱家的心跳非常有力、胸腔肌肉强健、肺部发达；歌唱家的肺活量和功能等都比同龄人强。上海复旦大学一家附属医院也做过一项研究，一组是老年合唱团成员，另一组平常人，进行各种生化指标检测比较，发现老年合唱团成员的身体状况大大优于平常人。

再来看看专业歌唱家中的寿星们。90 多岁的老教授还在音乐学院带研究生，如著名女高音歌唱家、声乐教育家、上海音乐学院终身教授周小燕享年百岁，97 岁时她还在教学第一线，穿高跟鞋在舞台上打旋呢。还有女高音歌唱家喻宜萱享年 97 岁，女高音歌唱家郎毓秀享年 96 岁。我统计了《光荣绽放 2016 最令人感动的 20 位歌唱家》中年龄最小的是克里木 69 岁，有 12 位 80 岁以上，郭兰英和李光羲已是 87 岁高龄仍然活跃在舞台上。有人估计专业歌唱家要比一般人多活 20 年。有报道在广西巴马长寿乡，那里喜爱唱歌的女性 90% 都能享年 90 岁以上。

凡是爱好唱歌的人，大都长寿。勇敢地投入到唱歌的行列中去吧，无论男女老少，不管过去有无基础，都可以从零开始，循序渐进并坚持不懈。也许你说自己是个五音不全的人，不会歌唱，那么你就常听音乐吧！音乐无形的力量远超乎人们的想象，音乐和读书一样，都是人们生活中不可缺少的精神食粮。

音乐的神奇在于有限的八个音符，排列组合成一个个优美动听的旋律，无论在哪个国家、哪种民族，不同的人群都能听懂它、接受它、喜欢它。

两千多年前经典著作《黄帝内经》中就提出了"五音疗疾"的理论，它的理论基础是：中医生理学认为当音乐振动与人体内的生理振动（心率、呼吸、血压、脉搏等）相吻合时，就会产生生理共振、共鸣；中医心理学则认为，音乐可以感染、调理情绪，在聆听中让曲调、情志、脏器共鸣互动，达到振荡血脉、通畅精神的作用，进而影响身体健康。

现代医学研究认为：音乐可以刺激大脑，活化脑细胞，使脑细胞联结产生紧密网路；尤其是古典乐曲，对右脑的训练与发展很有帮助，因右脑分管音乐、舞蹈、绘画等形象思维，并支配人体左半身活动。在工作之余，唱唱歌，听听音乐，能促进右脑发挥作用，增强大脑的功能和左、右脑的协调，增加神经传导速率、增强记忆力与注意力，让人思维更清晰，提升智商和创造力及解决问题的能力，达到延缓大脑衰老的功效。

音乐的魅力是无穷的，从古至今妈妈就懂得哼催眠曲让孩子入睡。音乐的旋律可使婴儿呼吸平静、心跳减缓，不再哭闹不安，刺激大脑思维能力，婴儿将更聪明。日本幼儿开发协会曾做过试验，他们把几十位出生不久的孩子进行拍照、录像，作为原始资料；然后每天上、下午、晚上三次播放莫扎特的小夜曲，四个月后，这些孩子的面容发生很大变化，表情也比一般的孩子活泼，动作协调，就连眼神都与一般孩子有着根本的区别。美国有关研究发现，常听音乐能改变儿童的容貌，使孩子的脸孔变漂亮。科学家已经通过尝试用音乐来代替药物，对患有多动症的孩子进行非药物性的治疗。

音乐是驱除悲伤、解除烦恼的良药。当遇到烦心事不能自解时，听几首歌曲吧，一些曲调亲切爽朗、万物萌生、生机盎然的旋律，可以敲开封闭的心灵、纾解忧郁苦闷的心情、身心得到亲切的抚慰；一些风格清纯、优美柔润、如行云流水的乐曲会带走悲伤，使你忘却身边纷扰的世界，郁闷的心变得开心快活；陶醉在《梅花三弄》《塞上曲》《空山鸟语》《喜洋洋》《江南好》等音乐之中，心中的烦恼也就抛到九霄云外了。

让我们热爱音乐吧，欣赏音乐让我们变得更高雅，让我们身心更健康，何乐不为呢！

温馨提示 去 KTV 唱歌是一种很好的放松方式，但女性处于月经期、孕妇、体质较弱、患有心脏病、高血压的老人、处于发育期的孩子、变声期的青少年应尽量少去。唱歌以后不宜喝冷饮，要喝温水保持喉咙湿润。

有人对一些音乐爱好者做过调查，发现在经常欣赏古典音乐的家庭里，人与人的关系相处得和睦；经常欣赏浪漫派音乐的人，性格开朗，

27

唱歌曲，听音乐，调节情绪是良药

思想活跃；而热衷于嘈杂的现代派音乐的家庭里，会使神经系统受到强烈的刺激，甚至破坏心脏和血管系统的正常功能，成员之间经常争吵不休。因此欣赏音乐要注意选择有利健康的乐曲。

28 千保健万保健，心态平衡是关键

解评 心态平衡是指心理上的一种平和、安宁、相对稳定的状态。心理学家告诉我们，看一个人的心态是否平衡，关键是看这个人是否有乐观的性格。一个人只要拥有一个乐观、平衡的心态，就更容易拥抱健康。美国梅奥医院专家曾对800多人进行了30年的跟踪研究，结果发现性格乐观者生存率远远高于原来的预期值；与此相反，性格悲观者的实际寿命则大大小于预期寿命，提前死亡的可能性高达19%。"其实人活的就是一种心态。心态调整好了，蹬着三轮车也可以哼小调；心态调整不好，开着宝马一样发牢骚"，这是手机上的一条短信，它生动形象地说明了人心态的重要。

医学研究证明：当人处于平静快乐时，神经内分泌系统、各脏器间功能运转正常，自身免疫力强，疾病没有生长的土壤，身体自然健康。

其实，心理不平衡是暂时的，是可以通过适当的调整，缓解或消除不良情绪达到平衡。老话说：**"人生总会有烦恼，想开放下是个宝，谦让豁达心底宽，长生仙药不用找"**。人活在世上，凡事都要看远点、看淡点，心胸就会豁达开朗；相信"办法总比困难多"，没有搬不动的山和流不出的水，更没有钻不出的牛角尖。孔夫子说："仁者寿"，仁，是孔夫子道德哲学的核心；所谓仁者，都是宽容的人、善良的人、智慧的人、快乐的人、仁爱的人，长寿的人。

巴西医学家马丁斯对长寿老人经过长期追踪观察，发现约90%的百岁长寿者都是德高望重的。他认为："道德良好者每每与人为善，遇事常为他人着想，很少为名利与别人相争；办事出于公心，尊重别人，自然会受到周围人的尊敬，所以，总是处在心境宁静状态，人际关系良好，心情易于舒畅。"

被誉为"中国外科之父"的中国科学院院士裘法祖享年94岁，他有一

句座右铭，"做人要知足，做事要知不足，做学问要不知足。"这既是他的一种超然的人生境界，也是检验我们心态好不好的一面镜子，不妨经常照一照，看看自己的心态是否调整好了？

温馨提示　怎样调整自己的心态，每个人都有一套属于自我的生活理念，有的人生活得很快乐，有的人却对生活出奇的失望，归根结底是心态的问题。让我们向"仁者寿"的老人学习，用积极的心态激发我们的聪明才智，心态好，运气就好；精神打起来，好运自然来。当开始运用积极的心态并把自己看成是成功者时，我们就开始成功了。

眉开眼笑，养生之宝

解评 老话说："眉开眼笑，养生之宝"。笑很简单，笑是人天生的本能，人人都会笑；笑也很复杂，因为笑蕴藏着无穷的智慧与神奇的养生效果，有待人们不断地发掘与享用。

笑是良好的健身运动。每笑一声，从面部表情到腹部约有 80 块肌肉参与运动。捧腹大笑时连四肢的肌肉也一起运动，一次开怀大笑抵得上 30 分钟的体育锻炼，可增强呼吸系统和循环系统功能。

笑犹如做呼吸体操，使人不由自主地深呼吸，吸进更多的氧气，排出更多的废气，增加肺活量，促进新陈代谢。笑 100 次，对肺功能的锻炼，相当于划船 10 分钟的效果。笑对肺气肿和哮喘病人有一定的疗效；笑可帮你抵御感冒，因笑时免疫血清素 A 的浓度有所增加，它能抵御引起伤风、咳嗽、咽喉痛、感冒等疾病的细菌和病毒。

笑能加速人体血液循环，改善心肌供血，增强心血管功能；加速体内糖分、脂肪和乳酸更快分解及毒素排出。人经常笑，能降血压。这种奇妙的效果具有长期疗效。

笑是一种有效的消化剂，喜悦的笑声能促进消化液分泌，愉快的情绪可增强消化道蠕动，有助于食物消化和吸收，笑使消化功能紊乱患者症状得到改善。糖尿病患者也能从笑中得益，当笑逐颜开时，其血糖随之下降。

笑能增强人体的免疫力、使人体内产生大量免疫球蛋白，提高机体的抗病能力。有学者把 20~60 岁的志愿者请到演出厅观看了 3 小时喜剧小品，使之开怀大笑；结果从血液中测出的淋巴细胞比原来都有升高，笑了 3 小时尚且如此，那么经常欢笑的人肯定效果更好。不仅是大笑，就是微笑，乃至有个笑的表情，也能调动起淋巴细胞的积极性。

笑是治疗抑郁症的灵丹妙药。笑能调节心理和大脑神经功能，减轻压力，解除疲劳、消除烦恼、驱散忧愁，克服孤独寂寞的抑郁心理。传说，清朝有一位八府巡按大人，患忧郁症，多方医治无效。后来找到一位名医生为他治病，这位名医按脉后，十分认真地、慢吞吞地说："依老朽之见，大人患了月经不调症。"巡按大人一听，当场哈哈大笑，连说："庸医，连男女都分不清的庸医"，遂拂袖而去，心想这个名医徒有虚名，是个老糊涂。回家路上，每当想起此事，就要笑上一阵；待回到家里，又将此事说与夫人听，二人又笑了一阵，还经常把名医诊断告诉别人，并哈哈大笑，很快他的忧郁症就在不断笑声中不药而愈了。这个故事生动地说明，笑是我们祖先留给我们最可贵的资源，而且又是人人与生俱来、用之不竭的良药，不仅不用花费你一分钱，而且毫无副作用。还有国外的例子，英国著名化学家法拉第，因工作过分紧张，经常头痛失眠，虽经长期药物治疗，仍无起色。后来，一位名医对他进行了仔细检查，但却不开药方，临走时只是笑呵呵地说了一句英国俗语："一个小丑进城，胜过一打医生"，便扬长而去。法拉第对名医的话细加品味，终于悟出其中奥秘，从此，法拉第经常抽空去看滑稽戏、马戏和喜剧，常常高兴得发笑。愉快的心情使他的健康状况大为好转，头痛和失眠都不药而愈了。

会心一笑还能缓解疼痛呢！笑能刺激大脑分泌内啡肽，一种能让人心旷神怡，欢欣快乐的激素，其止痛作用相当于吗啡的 40 倍呢。人在笑时，可以缓解头痛、背痛、腹痛、肌肉痛等症状。笑使人心情开朗、精神振奋，有利于身心健康。笑能治病，国外已有一些康复医院聘请喜剧演员到病房表演，作为辅助方法出现在一些疾病的治疗中，笑星给患者带来满堂欢声笑语，病人在笑中忘却病痛，早日康复。笑的行业也应运而生，美国有笑医院，印度有笑诊疗所，日本有笑学校，法国有笑俱乐部，西班牙涌现出了"西奥多拉基金会微笑医生""无国界小丑""微笑医疗"等一批致力于推动"笑疗法"的组织，瑞士有笑面馆，德国有笑比赛等等。现在，笑的疗法，风靡世界；所以，老话说："笑口常开，百病不来"。

笑是天然美容良方，微微一笑牵动脸部肌肉收缩、舒展，会使肌肉更有弹性，使你容光焕发，看上去更年轻、美丽，更有魅力。世界名模辛迪·克劳馥曾说："女人出门时若忘了化妆，最好的补救方法便是亮出你的微笑"。微笑是人类最好看的表情，故老话说："笑一笑，十年少""天天笑，容貌俏"。

微笑是待人处事、得心应手的妙策。会笑的人重情义，人缘好朋友多；会笑的人重形象，有教养不树敌，碰到冤家也会"相见一笑泯恩仇"。微笑有助于克服羞怯情绪、缓解紧张和困窘、尴尬的感觉。笑能让人摆脱自卑的泥沼，有助于拉近人与人的距离，增进之间的交际和友谊。笑能帮助人更好地适应外界环境，取得事业成功。同时，笑还会传染。你大笑，你快乐，会传染给在场的亲朋好友，随着微笑与快乐，更能团结友爱互相帮助。纽约大百货公司的人事经理说："他宁愿雇一个有可爱笑容而没有念完中学的女孩，也不愿意雇用一个整天板着脸孔的高学历博士"。

据说女人平均寿命比男人长 6 年，就与女人爱笑有关；笑口常开，可益寿延年。"笑"字，上面是"竹"、下面是"天"，竹四季常绿，绿乃生命的象征。"笑"字，蕴涵生命之竹天天翠绿！老祖宗造的"笑"字，告诉人们"天天开心笑，寿比南山高"。

在人生道路上，遇到了种种烦心事，如何化解？"大可一笑了之"，不仅可以相安无事，而且更显示你的高智慧、高姿态、高风格与高品德哩！真如老话说：**"遇到好事哈哈笑，遇到坏事笑哈哈"**。

老话说：**"千金难买开口笑"**，这说明笑很可贵，笑不用花一分钱，但其价值连城。笑是唯一能蕴涵精神、身体、社会三方面的"全能"高手。笑是寒冷时的一片温暖阳光、饥饿时的一顿美味佳肴、干渴时的一股清凉泉水、生病时的一剂对症良药。伟大作家高尔基说："只有爱笑的人，生活才能过得更美好"。殷切期望朋友们能笑口常开，笑出快乐！笑出健康！笑出幸福！笑出高寿！笑出更加灿烂美好的明天！

> **温馨提示** 每天应该大笑的最少次数 15 次。但是患有心脑血管疾病和疝气患者，不宜狂笑、大笑，以防不测之祸。笑要发自内心、快乐的笑。特别注意不要对别人嘲笑、讥笑、冷笑、奸笑等，否则害人害己。

眉开眼笑，养生之宝

㉚ 药补不如食补，食补不如神补

解评 老话说："**药补不如食补，食补不如神补**"，这话的确是颠扑不破的真理。一般来说，药补针对性强、药效快，但药物毕竟不是人体长治久安的法宝，是药三分毒，吃药时间过长，往往会产生一定的毒副作用，严重的会危及生命。所以，药物可以适当用来治疗疾病，不能用来常补。

相对于药补，食补的优势是，食品一般无毒，药食同源是古往今来人们的共识，凡膳皆药，懂得吃，学会吃，很多种食物在某种程度上都是药物，小食物往往有大功效哩！虽然食疗调养最好的时机是在"未病"先防或"病后康复"的阶段，但正确合理的饮食，也是能够对人们的疾病有治疗作用的，所以说药补不如食补，这句话并不为过。

食补是一种享受，五彩缤纷的食品给人赏心悦目的感觉，如西红柿、黄土豆、绿菠菜、大白萝卜、紫茄子、黑木耳和形态各异的青、红辣椒等，绚丽多彩，尚未入口，给人美的享受，令人垂涎欲滴。精心烹饪的名菜佳肴，色香味俱全，把美味和保健融为一体。使人们在饱享"眼福"和"口福"的过程中防病治病，补充人体的"精、气、神"。

食补既方便又实惠。可以根据个人体质情况适当进补，通过食物的匹配和烹饪加工达到祛病强身的目的，例如，气虚（气力不足，体力和精力不足，稍微劳作便有疲劳之感，机体免疫功能和抗病能力都比较低）的人适合多吃牛肉、鸡肉；阳虚体质（脸色黄白、怕冷、小便清长、白带清稀量多）的人适合食用羊肉、兔肉；阴虚（经常口渴、喉咙干、容易失眠、容易心烦气躁、小便黄、大便干燥、虚不受补）的人适合吃鸭肉；相比之下，鱼肉和猪肉性味平和，各种体质的人都适合。神经衰弱、失眠多梦患者可多吃些补脑助眠食品，如猪脑、百合、大枣等；预防视力退化应多吃胡萝卜、猪肝、甜瓜等。高血压、冠心病等慢性病患者则可多吃芹菜、菠菜、黑木耳、海带、山楂等；

肾虚，腰背酸痛者，可多吃些补肾的食品，如栗子、核桃肉、猪肾、甲鱼等。食补更适于年迈体弱者，因食品性味多较平和，久用无明显毒副作用，对延年益寿大有好处。

历代医家非常重视"神补"，《内经》倡导"积精全神"。认为养生当以养神为要，因为精神活动关系到全身整体功能。身体健康者精神饱满，人生病时，精神也随之萎靡不振，许多疾病以至癌症，往往是由于精神上的创伤所致。《内经》提出调神的方法是，宜安静内养，使精神内守，主张清静安宁，不要贪欲妄想。老话也告诫人们**"食补不如神补"**。

"神补"是通过调节人体的精神、意识和思维活动，以保持身心健康的一种防病治病、延年益寿的方法。中医认为：心藏神，肝藏魂，肺藏魄，脾藏意，肾藏志。神，魂，魄，意，志，这是中医的五藏之神。中医说的喜伤心：范进中举成疯人，是喜伤心的典型表现；思伤脾：李清照思夫弄得"人比黄花瘦"，是思伤脾的范例；怒伤肝：诸葛亮三气周瑜，是怒伤肝的写照；悲伤肺：林黛玉忧思患肺痨，说的正是忧伤情绪对肺的损伤；恐伤肾：杯弓蛇影的故事，是疑惑和恐慌造成的案例，伍子胥过昭关一夜愁白头，亦是恐伤肾的结果。生活中这些例子都是指由于受到外界的刺激，在超过精神或情绪所承受的范围时，会对人体造成伤害，引发多种疾病。

中医和现代医学二者是相通的。现代医学认为，通过人体的精神作用，可以调节人体的内分泌激素，从而进一步调节人的生理功能，促进人体恢复健康。当人遇到害怕的事情时，可以使肾上腺增加分泌肾上腺素，以应对危险情况；但是遇到太过恐怖的事情时，肾上腺会分泌太多肾上腺素，使人的精神和生理产生问题，严重的会导致死亡。

洪昭光教授讲课中的一个典型例子：有个病人因肝区疼，去做B超，医生告诉他，肝脏上长了7厘米癌肿，病人一听脸色苍白，摔倒在地，回家整宿没睡，更疼了；第二天又到到医务所去看，大夫说，肝癌晚期，没办法，喜欢吃什么就赶紧吃。拖了半个多月就皮包骨头起不了床，工会主席去看他，问他最后还有什么要求，他说，最大的遗憾是没见过天安门，若能看看天安门，死而无憾。工会主席派4个小伙子抬担架上北京，看完天安门，有人说，既然到北京，看看有什么好医生，好办法。结果到北京一家医院，一辈子专门

30
药补不如食补，食补不如神补

做 B 超的老教授告诉他是吓出来的病，很多人都像你一样是囊肿，诊断成癌症，结果精神崩溃，一病不起了，实际上，什么病也没有。医生跟他这么一解释，回到东北又能吃能喝，去上班了，幸亏他想看天安门，他要不想看天安门早就变骨灰了。这个病例告诉我们，人的精神状态很重要，人们的疾病在很大程度上受精神因素影响。其实就是患了癌症也并不可怕，我参与撰写的《我与癌症斗争的经历》一书，记录了 21 位经浙江省肿瘤医院治疗后癌症康复者的故事，他们的共同特点是精神状态好，呈现在人们眼前的是抗癌勇士们丰富而又朝气蓬勃的生活画面。他们抗癌的精神，像金子一样在闪光，告诉人们在生活中遇到苦涩或无奈时，人战胜了自己，就会创造奇迹。

针对人体神补，中国儒家称为：存心养性；道家称为：修心炼性；佛家称为：明心见性；武术家称为：外练筋骨皮，内炼精气神。练太极拳就是很好的神补方法之一。现代医学则通过我们熟悉的心理疗法、自然疗法、音乐疗法等对精神的作用，从而达到对疾病的治疗，达到治病强身目的。

诺贝尔生理学奖得主伊丽莎白等总结出的长寿之道就是：人要活百岁，合理膳食占 25%，其他占 25%，而心理平衡的作用占到了 50%。心理健康是人身体少病、抵御衰老的首要条件。冬令养生重在养心补神，要注意心理的调节，正确对待各种事物与矛盾，做到得意淡然、失意泰然、顺其自然；注意饮食节制、作息有序；学会知足自乐、乐享人生，拥有一个健康、良好的心境，从而达到"心旷神怡百病消"的境界。

适当培养各种兴趣爱好，如书法、绘画、读书、集邮、养花、下棋、听音乐、跳舞等。广泛的兴趣爱好，有利于驱除烦恼与忧虑，能乐而忘忧，陶冶性情，增添情趣，以情养性，使思想专一而达到静心、养心之目的。读书是一种涉及全身的活动，尤其涉及大脑的反射和意识活动。读书能开阔思维视野、去除抑郁等不良情绪，一卷在手，置身于书海，心灵在读书中升华，读书让你身心俱健，达到延年益寿，岂不是抗老的良方！还可以广交朋友，多找人聊聊天，出去散散心。老话说：**"朋友多，寿命长"**。也可结伴散步、旅游观光，既锻炼筋骨，又使自己的视野更开阔、思想更活跃、心情更舒畅！

英国有句谚语："**一个小丑进城，胜过一打医生**"。因此，更需要多听幽默的相声、多看快乐的喜剧片，使我们笑口常开，天天欢笑，是青春长驻的灵丹妙药，是健康长寿的仙方诀窍。如老话所说的那样："**笑一笑，十年少**"。愿读者人人都像能容天下、笑容满面的大肚佛！健康长寿是人们共同的愿望，健康长寿好啊！健康长寿可以更多地享受生活和人生，健康长寿可以更多地创造与奉献。如老话所说的那样：**"仁者寿""乐者寿"**，愿读者个个都成为道德高尚、健康快乐、幸福逍遥、长命百岁的老寿星！

> **温馨提示** 神补很重要，但决不能因此认为"神补"可以代替食补和药补。药补、食补、神补三者不能相互代替，不同情况下互相配合才是最好的调补方法。

致谢

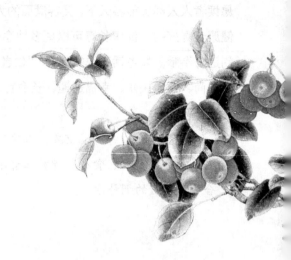

本版为了不过多地增加读者的经济负担，又获得更多的实用养生知识，在增加内容时，缩减了部分版面，把第 1 版中的图都删掉了。

第二版的写作过程中要感谢浙江省肿瘤研究所的大力支持，为我提供良好的写作环境。第一版我全部是利用业余时间完成的，第二版利用了部分上班时间，使我能够更加集中精力，在较短时间内完稿。

要感谢浙江省癌症基金会将本书列入义卖捐助的系列丛书之一，使癌症患者能够获到养生保健知识，辅助他们疾病的治疗；更多的贫困患者有幸得到基金会的资助，与癌症抗争获得了新生，你们真正是做了一件大好事、大善事！

要感恩我的姥姥，是她让我从小接受养生老话的熏陶，是她用这些养生知识培养我良好的生活习惯，使我有结实健康的身体。在即将跨入"人生七十古来稀"的门槛时，我还能够每天在办公室工作 13 个小时以上，仍然精力充沛、不知疲倦。

要感谢我 93 岁的老爸，非常支持与鼓励我进行科普创作，我每一篇科普文章他都是第一读者，总是提出宝贵修改意见，对全书进行审读、修改，贡献他的宝贵养生经验；同时还是我所倡导养生保健方法的忠实执行者，并在亲朋好友间进行宣传推广，无形中起到带头与示范作用。

要感谢我的家人，保证我的业余时间也能够遨游在写作的海洋中、沉浸在键盘有节奏的敲打中，我最开心的事是写的文章变成铅印的文字与读者一起分享！

在出版过程中，本书第 1 版获得了人民卫生出版社张苇老师的指导并接受其增加故事的建议，使书的趣味性跃然纸上；第 2 版得到编辑周宁老师的悉心指导和修改，在此一并表示诚挚感谢！

最后，衷心祝福：

愿每一位读者都健康长寿！幸福快乐！

许沈华 2017.6.26 于杭州